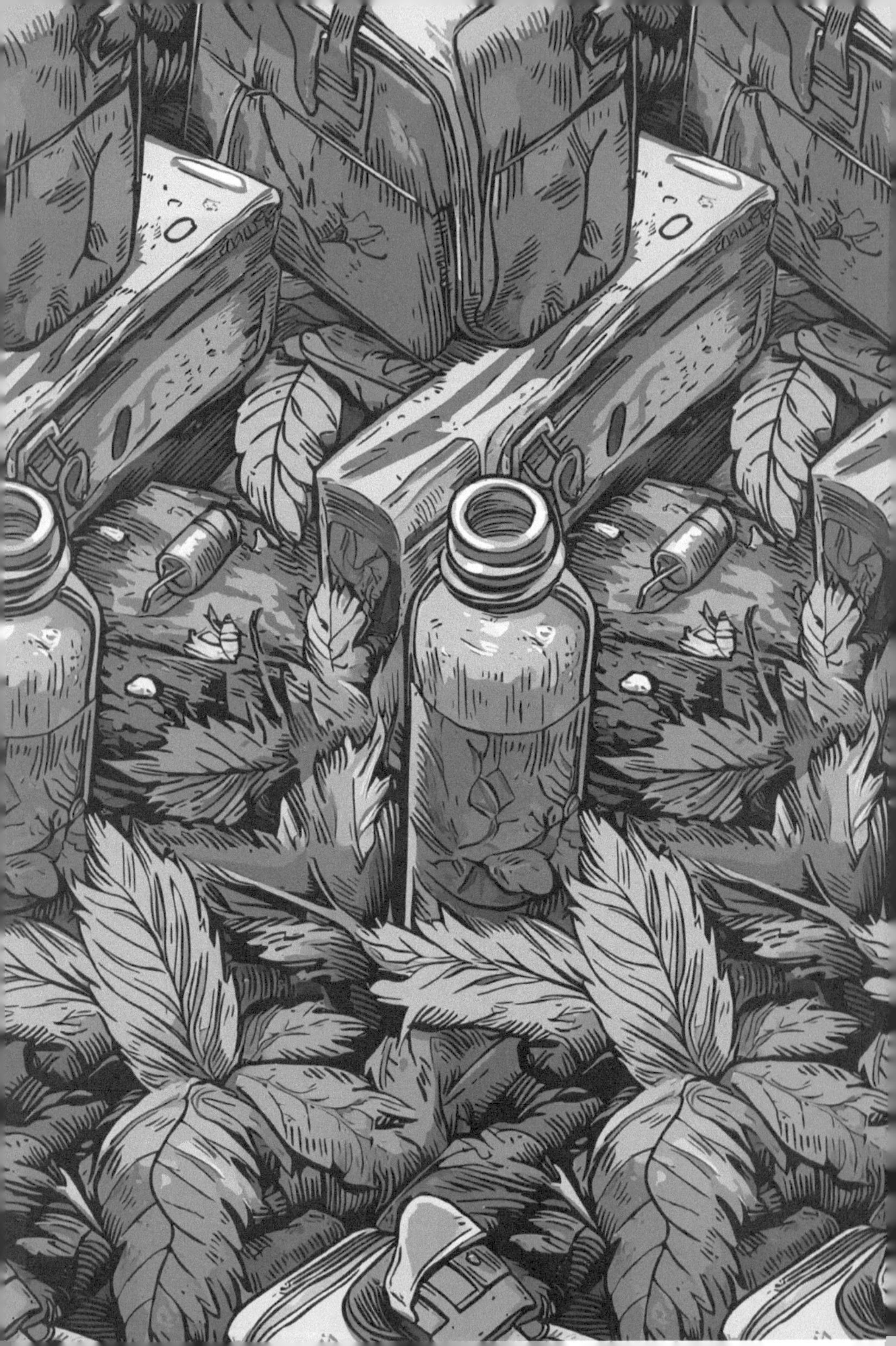

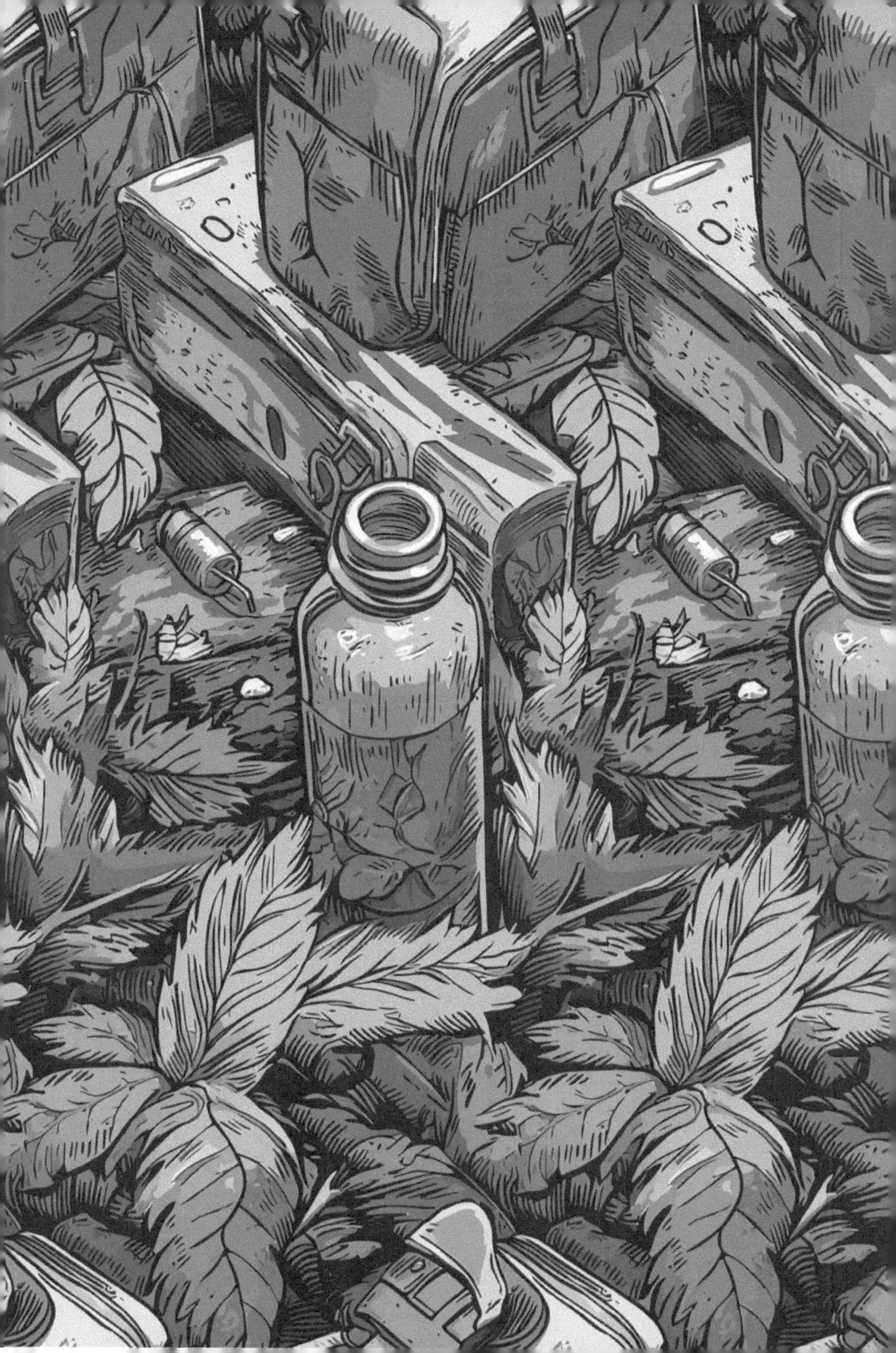

Colophon

Saage Media GmbH
c/o SpinLab – The HHL Accelerator
Spinnereistraße 7
04179 Leipzig, Germany
E-Mail: contact@SaageMedia.com
Web: www.SaageMedia.com
Commercial Register: Local Court Leipzig, HRB 42755 (Handelsregister: Amtsgericht Leipzig, HRB 42755)
Managing Director: Rico Saage (Geschäftsführer)
VAT ID Number: DE369527893 (USt-IdNr.)

Editore: Saage Media GmbH
Pubblicazione: 02.2025
Design della copertina: Saage Media GmbH
ISBN Brossura (it): 978-3-384-53025-7
ISBN Ebook (it): 978-3-384-53026-4

Note legali / Avvisi

I riferimenti e le citazioni contenuti in questo libro sono stati accuratamente ricercati e riprodotti nel loro significato. L'interpretazione e la presentazione del contenuto citato riflettono la comprensione dell'autore e non necessariamente corrispondono all'intenzione o all'opinione degli autori originali. Per le citazioni parafrasate, le dichiarazioni principali delle fonti originali sono state incorporate nel contesto di quest'opera secondo le migliori conoscenze e convinzioni, ma possono deviare dalle formulazioni originali e dalle sfumature di significato a causa del trasferimento e della semplificazione. Tutte le fonti utilizzate sono cómpletamente elencate nella bibliografia e possono essere lette lì nell'originale. La responsabilità dell'interpretazione e dell'incorporazione contestuale del contenuto citato è dell'autore di questo libro. Per domande scientifiche e informazioni dettagliate, si raccomanda di consultare le fonti originali. L'autore si è sforzato di presentare argomenti scientifici complessi in modo generalmente comprensibile. Non si possono escludere semplificazioni e generalizzazioni. Non può essere fornita alcuna garanzia per l'accuratezza tecnica e la completezza delle presentazioni semplificate. La riproduzione parafrasata di citazioni e scoperte scientifiche viene effettuata coscienziosamente in conformità con la legge sulle citazioni secondo § 51 UrhG e tutte le disposizioni pertinenti sul diritto d'autore di altri paesi. Quando si semplifica, trasferisce e possibilmente traduce contenuto scientifico in un linguaggio generalmente comprensibile, si possono perdere sfumature di significato e dettagli tecnici. L'autore non rivendica diritti sulle opere citate e rispetta tutti i diritti d'autore degli autori originali. Se viene rilevato un uso non autorizzato, l'autore chiede di essere informato per prendere le misure appropriate. Per scopi accademici e quando utilizzato come riferimento scientifico, si raccomanda espressamente di consultare le fonti originali. La presentazione semplificata serve esclusivamente per informazione scientifica popolare.

Le informazioni mediche, i metodi di trattamento e le istruzioni di pronto soccorso contenute in questo libro sono state accuratamente ricercate e compilate secondo la migliore conoscenza. Tuttavia, non sostituiscono in alcun modo il trattamento da parte di personale medico qualificato. In caso di emergenze, è fondamentale richiedere assistenza medica professionale ogni volta che sia possibile. Le tecniche di sopravvivenza, i metodi di guarigione e le misure mediche descritte possono differire nella pratica dalle rappresentazioni e comportano rischi intrinseci. L'applicazione avviene a proprio rischio. È esclusa qualsiasi responsabilità per danni a persone, cose e beni derivanti dall'applicazione dei metodi descritti. Le piante medicinali presentate e le loro applicazioni sono state ricercate con attenzione, tuttavia non è possibile garantire l'identificazione corretta e l'uso sicuro. È possibile confonderle con piante tossiche, il che può essere pericoloso per la vita. Quest'opera si intende come una guida per situazioni di emergenza estrema, in cui non è disponibile assistenza medica professionale. Non è espressamente un sostituto di una formazione medica adeguata o di un trattamento medico. Tutti i farmaci, i rimedi e i dispositivi medici menzionati possono essere soggetti a restrizioni legali. L'acquisto e l'applicazione devono avvenire nel rispetto delle normative legali vigenti.

Bendis Saage

Manuale di sopravvivenza medica: Medicina outdoor e di emergenza

Guida pratica per il pronto soccorso outdoor, medicina delle catastrofi e sopravvivere senza medico in situazioni estreme

102 Fonti
44 Diagrammi
99 Immagini
7 Illustrazioni

Cari lettori,

vi ringraziamo di cuore per aver scelto questo libro. Con la vostra scelta ci avete dato non solo la vostra fiducia, ma anche parte del vostro prezioso tempo. Lo apprezziamo molto.

In un mondo pieno di eventi imprevedibili, la conoscenza medica può decidere tra vita e morte. Cosa fare quando l'assistenza professionale non è disponibile? Questo manuale fornisce conoscenze approfondite sulla medicina d'emergenza e sulla medicina di sopravvivenza - dalle misure immediate salvavita all'uso di rimedi naturali. Le istruzioni pratiche ti abiliteranno a fornire assistenza medica di base in situazioni di crisi, durante attività all'aperto o nella natura. Impara tecniche collaudate per la cura delle ferite, il trattamento naturale del dolore e la gestione delle tipiche lesioni all'aperto. Questo manuale strutturato unisce la medicina d'emergenza moderna con la medicina tradizionale e trasmette conoscenze vitali per situazioni estreme. Preparati ora alle sfide mediche al di fuori della civiltà - perché in caso di emergenza ogni minuto conta.

Questa guida fornisce informazioni comprensibili e pratiche su un argomento complesso. Grazie a strumenti digitali autoprodotti che utilizzano anche reti neurali, siamo stati in grado di condurre ricerche approfondite. I contenuti sono stati strutturati in modo ottimale e sviluppati fino alla versione finale per fornire una panoramica ben fondata e facilmente accessibile. Il risultato: ottieni una visione completa e benefici di spiegazioni chiare ed esempi illustrativi. Anche il design visivo è stato ottimizzato attraverso questo metodo avanzato in modo da poter cogliere e utilizzare rapidamente le informazioni.

Ci impegniamo per la massima precisione, ma siamo grati per qualsiasi segnalazione di possibili errori. Visitate il nostro sito web per trovare le ultime correzioni e aggiunte a questo libro. Queste saranno incorporate anche nelle edizioni future.

Speriamo che vi piaccia leggere e scoprire cose nuove! Se avete suggerimenti, critiche o domande, attendiamo il vostro feedback. Solo attraverso uno scambio attivo con voi lettori le future edizioni e opere potranno diventare ancora migliori. Restate curiosi!

Bendis Saage

Saage Media GmbH - Squadra

- www.SaageBooks.com/it
- support@saagemedia.com
- Spinnereistraße 7 - c/o SpinLab – The HHL Accelerator, 04179 Leipzig, Germany

Accesso rapido alla conoscenza

Per garantire un'esperienza di lettura ottimale, desideriamo familiarizzarvi con le caratteristiche principali di questo libro:

- **Struttura Modulare:** Ogni capitolo è autonomo e può essere letto indipendentemente dagli altri.
- **Ricerca Approfondita:** Tutti i capitoli si basano su ricerche approfondite e sono supportati da riferimenti scientifici. I dati mostrati nei diagrammi servono per una migliore visualizzazione e si basano su ipotesi, non sui dati forniti nelle fonti. Un elenco completo delle fonti e dei crediti delle immagini si trova nell'appendice.
- **Terminologia Chiara:** I termini tecnici sottolineati sono spiegati nel glossario.
- **Riassunti dei Capitoli:** Alla fine di ogni capitolo troverete riassunti concisi che vi daranno una panoramica dei punti chiave.
- **Raccomandazioni Concrete:** Ogni sottocapitolo si conclude con un elenco di consigli specifici per aiutarvi a mettere in pratica ciò che avete imparato.

Materiali bonus aggiuntivi sul nostro sito web

Sul nostro sito web pianifichiamo di mettere a disposizione i seguenti materiali esclusivi:

- Contenuti bonus e capitoli aggiuntivi
- Un riepilogo complessivo compatto
- Una versione radiodrammatica. (In pianificazione)

Il sito web è attualmente in costruzione.

www.SaageBooks.com/it/
medicina_di_sopravvivenza-bonus-H8TT1F

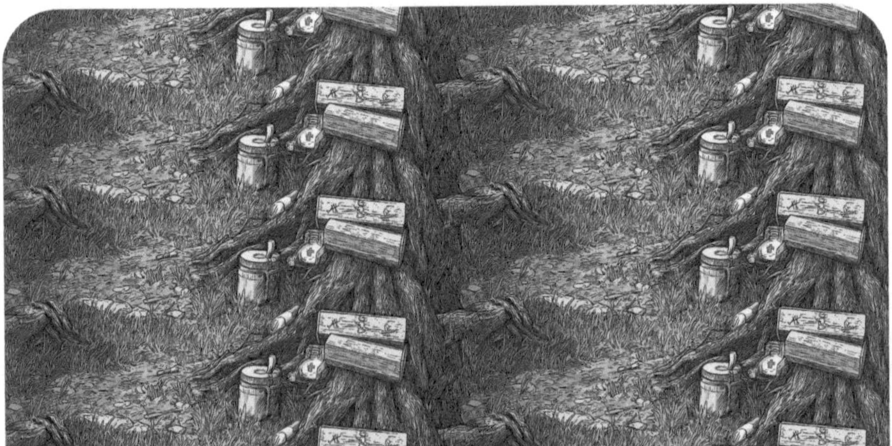

Indice

1. Pronto Soccorso di Base

Cosa fare quando l'assistenza medica non è disponibile in pochi minuti? In situazioni di crisi e in aree remote, anche le conoscenze di base della medicina d'emergenza possono salvare vite. Le giuste manovre e tecniche consentono di fornire un primo soccorso efficace anche con risorse limitate. Questo capitolo trasmette abilità essenziali per la medicina d'emergenza in condizioni difficili. Chi padroneggia queste basi può agire con calma nei momenti critici - quando ogni minuto conta.

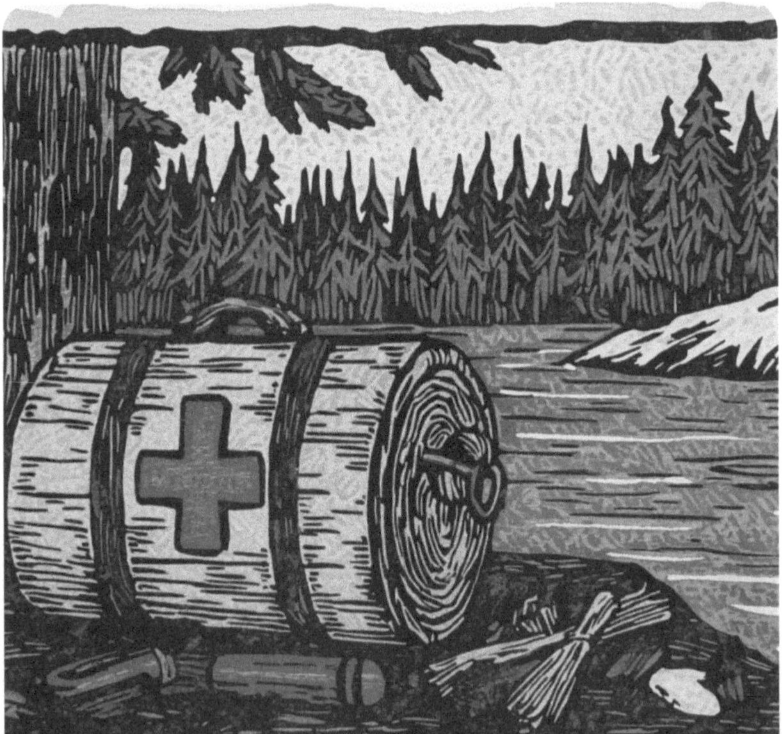

1. 1 Misure di Primo Soccorso Salvavita

Le emergenze potenzialmente letali richiedono un'azione rapida e ponderata. Questo capitolo tratta le principali misure salvavita da adottare in caso di incoscienza, arresto cardiaco e forti emorragie. Le tecniche descritte qui sono essenziali per fornire assistenza efficace in situazioni di crisi, fino all'arrivo dei soccorritori professionisti. L'ignoranza può avere conseguenze fatali: impara ora a salvare vite.

Pratica continua e aggiornamento regolare delle conoscenze di primo soccorso, in particolare della posizione laterale stabile, RCP e controllo delle emorragie, sono fondamentali per un'azione efficace in caso di emergenza.

Incoscienza e posizione laterale stabile

L'incoscienza si verifica quando una persona non risponde a stimoli esterni [s1]. È classificata come un'emergenza medica e può avere diverse cause, come malattie, infortuni, uso di droghe o soffocamento [s1]. In caso di incoscienza, è fondamentale controllare regolarmente la respirazione e il polso [s1]. Se si tratta di una persona incosciente che respira, dovrebbe essere assunta la posizione laterale stabile (anche Posizione di Recupero) per mantenere le vie aeree libere e ridurre il rischio di soffocamento [s2] [s3]. Questo è particolarmente importante per le persone con un livello di coscienza ridotto, per prevenire ostruzioni delle vie aeree e aspirazione [s2]. Se l'incoscienza è stata causata, ad esempio, da una crisi, la posizione laterale stabile offre anche protezione contro l'aspirazione [s4]. Tuttavia, in caso di sospetto di lesione spinale, si dovrebbe evitare di cambiare posizione finché la respirazione è presente [s1]. In caso di arresto cardiaco, la posizione laterale stabile non deve essere utilizzata, poiché complica la rilevazione dell'arresto [s2]. L'esecuzione corretta della posizione laterale stabile può essere significativamente migliorata attraverso un addestramento mirato, come un corso di primo soccorso di tre giorni [s5]. Gli studi mostrano che dopo tale formazione, il tasso di successo aumenta dall'1% al 74% e questo valore rimane quasi costante anche

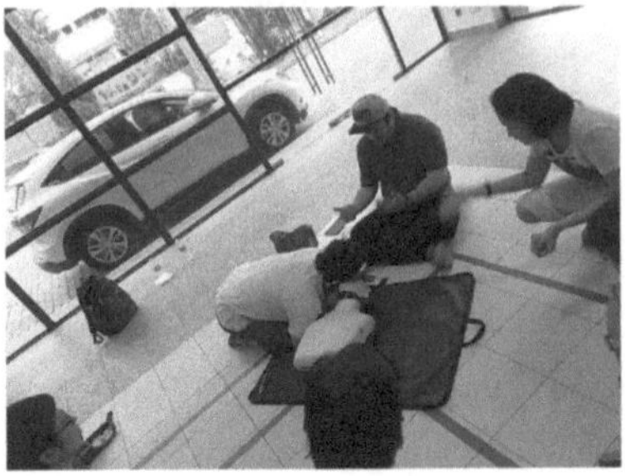

Corso di primo soccorso [i1]

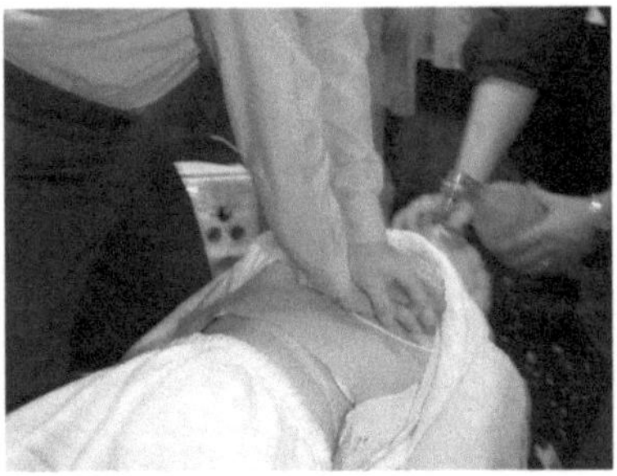

Arresto cardiaco [i2]

dopo quattro mesi [s5]. I bambini a partire dai sette anni sono in grado di apprendere e applicare la posizione laterale stabile, il che promuove la loro consapevolezza sociale e empatia [s5] [s6]. Anche se esitano in situazioni di test, i bambini spesso mostrano l'applicazione corretta delle misure di primo soccorso apprese, inclusa la posizione laterale stabile, in situazioni di emergenza reali [s6]. La posizione del paziente dovrebbe sempre essere considerata in base alla situazione individuale e alla necessità di un monitoraggio continuo della respirazione e della coscienza [s2]. È importante notare che le evidenze scientifiche sulla posizione laterale stabile sono limitate e le attuali raccomandazioni si basano su prove deboli [s2].

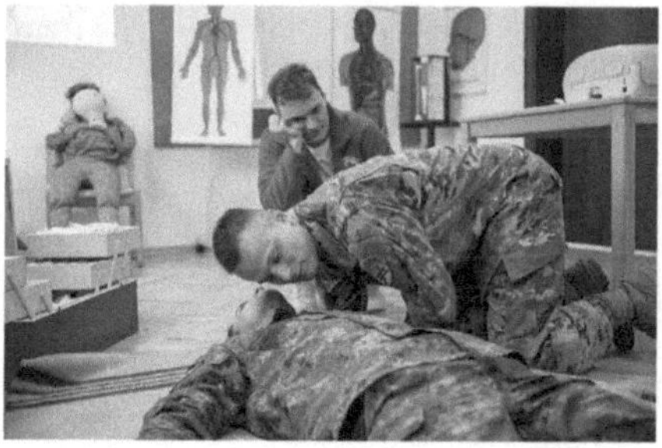

Ostruzione delle vie aeree [i3]

Utile sapere

Incoscienza

In una situazione di sopravvivenza, l'incoscienza può verificarsi a causa di vari fattori come ipotermia, disidratazione, traumi cranici o avvelenamenti. La rapida valutazione della situazione e l'adozione di misure appropriate sono vitali per la sopravvivenza.

Lesione spinale

In caso di sospetto di lesione spinale in una situazione di sopravvivenza, la persona dovrebbe essere spostata il meno possibile per evitare ulteriori danni. Stabilizzazione e aiuto professionale sono essenziali.

Ostruzioni delle vie aeree

Le ostruzioni delle vie aeree possono essere letali in situazioni di sopravvivenza. Possono essere causate da corpi estranei, gonfiori o liquidi e richiedono un intervento rapido per ripristinare la respirazione.

Posizione di Recupero

La posizione di recupero (posizione laterale stabile) è essenziale in situazioni di sopravvivenza per garantire la respirazione in caso di incoscienza e ridurre il rischio di soffocamento, specialmente in aree remote senza assistenza medica rapida.

Cause Comuni di Incoscienza

Distribuzione delle cause di incoscienza in situazioni di sopravvivenza.

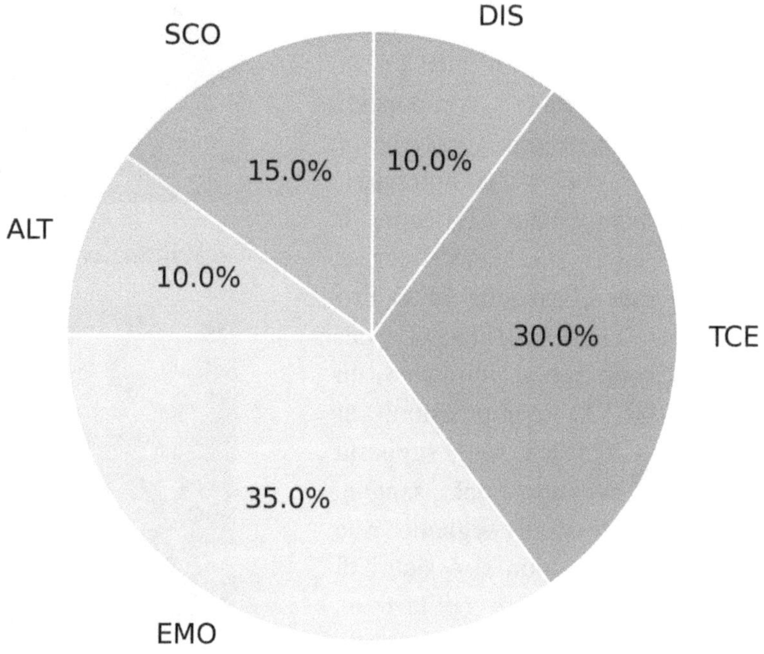

ALT: Altro

EMO: Emorragia Grave

TCE: Trauma Cranico

DIS: Disidratazione

SCO: Shock

Il grafico evidenzia che gravi emorragie e lesioni alla testa sono le cause più frequenti di incoscienza in scenari di sopravvivenza, sottolineando l'importanza di dare priorità a competenze come il controllo delle emorragie e la valutazione dei traumi cranici. Mentre altri fattori contribuiscono, comprendere la prevalenza di queste cause principali consente una migliore preparazione e allocazione delle risorse in una situazione di crisi.

Rianimazione Cardiopolmonare

Rianimazione Cardiopolmonare (RCP) è una misura salvavita che viene applicata in caso di arresto cardiaco. Serve a mantenere l'apporto di ossigeno al cervello e ad altri organi vitali fino all'arrivo di aiuto professionale. [s7] La RCP è composta da due componenti principali: Compressioni toraciche e ventilazione. Le compressioni simulano il pompaggio del cuore e spingono il sangue attraverso il corpo. Dovrebbero essere eseguite al centro del torace, circa all'altezza dei capezzoli. Si dovrebbe mirare a un ritmo di 100-120 compressioni al minuto. La ventilazione supporta l'apporto di ossigeno nel sangue. Dopo 30 compressioni seguono due ventilazioni. [s8] Se non si è sicuri di come eseguire la ventilazione, concentrarsi esclusivamente sulla compressione toracica, poiché anche senza ventilazione, compressioni continue ed efficaci aumentano le possibilità di sopravvivenza. [s8] Un intervento rapido è fondamentale. Ogni minuto senza RCP riduce la probabilità di sopravvivenza del 7-10%. [s7] L'uso precoce di un defibrillatore esterno automatico (DEA) può aumentare il tasso di sopravvivenza fino al 75%. [s7] Un DEA analizza il ritmo cardiaco e somministra una scarica elettrica se necessario. I dispositivi sono facili da usare e disponibili in molte aree pubbliche. In caso di arresto cardiaco in un bambino di età inferiore a un anno, la RCP dovrebbe essere eseguita con una mano, mentre nei

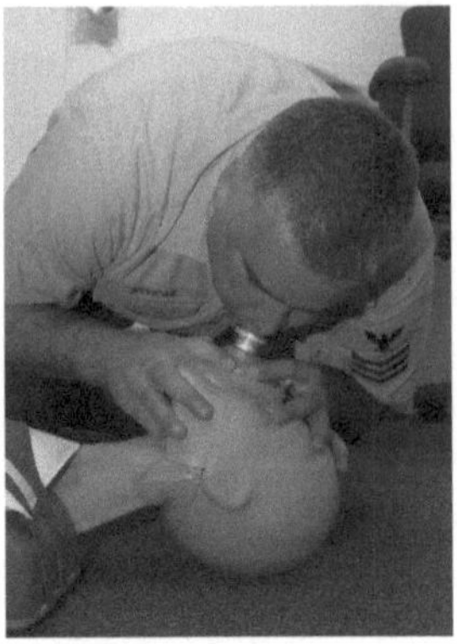

Ventilazione [i4]

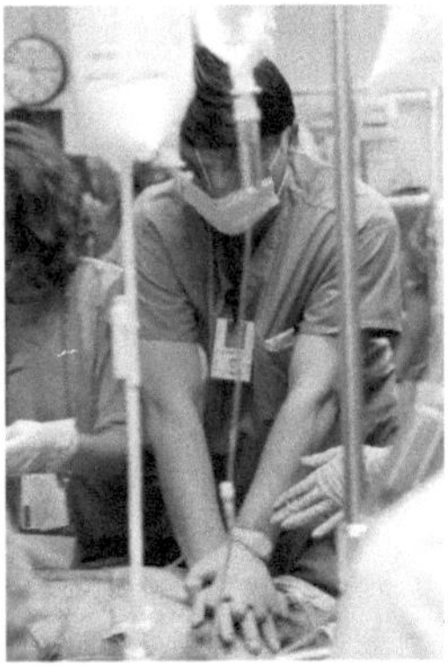

Compressioni toraciche [i5]

bambini più grandi e negli adulti con due mani. Assicurati sempre di allertare i servizi di emergenza (112) il prima possibile, idealmente subito dopo aver riconosciuto l'arresto cardiaco. [s9] Solo attraverso una combinazione di reazione rapida, RCP efficace e defibrillazione precoce defibrillazione possono essere massimizzate le possibilità di sopravvivenza. [s9]

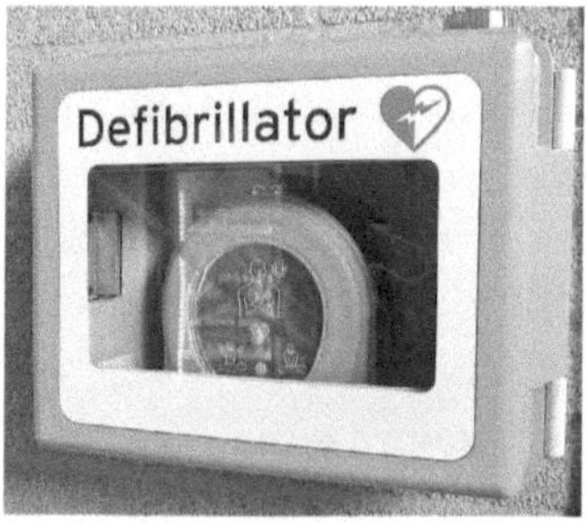

Defibrillatore Automatico Esterno [i6]

Utile sapere

Compressione Toracica

La compressione toracica è la parte più importante della RCP. Attraverso la pressione ritmica sul torace, il cuore viene compresso e così il flusso sanguigno nel corpo viene mantenuto artificialmente. Anche senza ventilazione, una compressione toracica efficace può migliorare significativamente le possibilità di sopravvivenza.

Compressione Toracica

Le compressioni toraciche sono esercizi di pressione ritmica sul torace che simulano il cuore e mantengono il flusso sanguigno nel corpo. La tecnica e la frequenza corrette sono fondamentali per l'efficacia della RCP.

Rianimazione Cardiopolmonare

La rianimazione cardiopolmonare è una combinazione di compressione toracica e ventilazione, eseguita in caso di arresto cardiaco, per mantenere la circolazione sanguigna e l'apporto di ossigeno al corpo fino all'arrivo di aiuto qualificato. È la misura di emergenza più importante in caso di arresto cardiaco e può aumentare significativamente le possibilità di sopravvivenza.

Tasso di sopravvivenza alla RCP rispetto al tempo di risposta

Il tasso di sopravvivenza diminuisce rapidamente con la RCP ritardata.

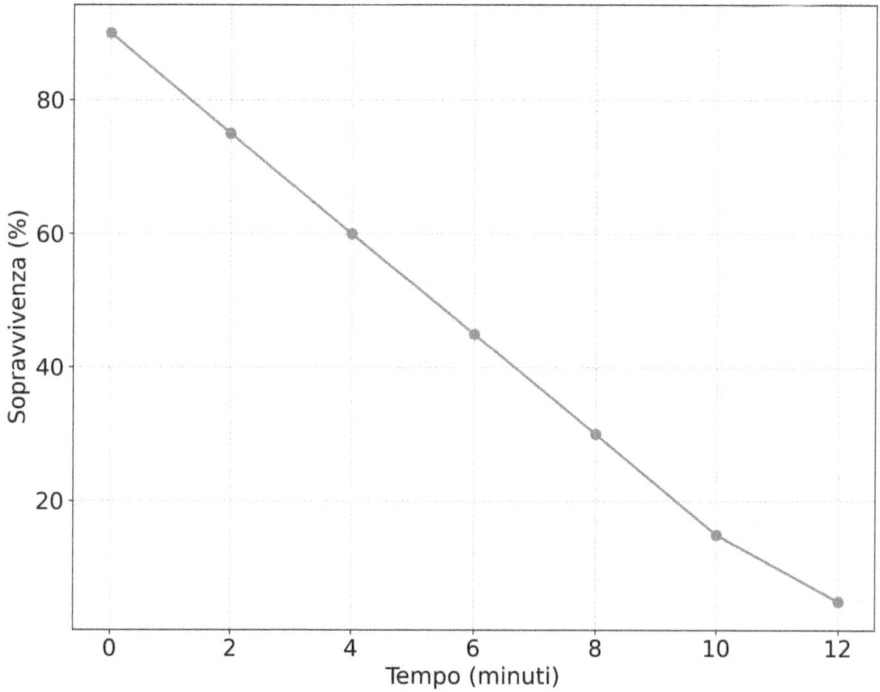

Questo grafico dimostra chiaramente l'importanza critica dell'inizio immediato della RCP. Ogni minuto senza RCP riduce significativamente le possibilità di sopravvivenza. Una risposta e un intervento rapidi sono cruciali per massimizzare i risultati positivi negli scenari di arresto cardiaco.

Fermare emorragie gravi

Le emorragie gravi rappresentano un pericolo immediato per la vita in situazioni di emergenza e richiedono un'azione rapida e mirata. Il primo passo per fermare l'emorragia consiste sempre nell'applicare una pressione diretta sulla ferita [s10]. Esercitate una pressione con il palmo della mano o, se disponibile, con un panno sterile, direttamente sulla fonte di sanguinamento. Questa pressione deve essere mantenuta finché il flusso di sangue non si arresta o finché non arriva personale medico. Una fasciatura compressiva può aiutare a mantenere la pressione costante e dovrebbe essere applicata in modo da coprire completamente la ferita e distribuire uniformemente la pressione [s11]. È importante non rimuovere la fasciatura, anche se è imbevuta di sangue, ma piuttosto sovrapporre ulteriori strati. In caso di emorragie gravi agli arti, che non possono essere fermate con la pressione diretta, è essenziale l'uso di un laccio emostatico [s10]. Il laccio dovrebbe essere posizionato il più vicino possibile alla ferita, ma non direttamente sull'articolazione [s10]. Tirate il laccio con forza finché l'emorragia non si arresta. Annotate l'orario di applicazione e informate i soccorritori. In alcuni casi, come in caso di emorragie molto forti o difficili da controllare, potrebbe essere necessario un secondo laccio, da applicare accanto al primo [s10]. Per le emorragie in aree del corpo che non possono essere legate (ad esempio, tronco, inguine), sono stati sviluppati dispositivi speciali per lacci emostatici [s10]. Questi consentono di esercitare pressione anche in queste aree e controllare l'emorragia. Oltre a queste misure, possono essere utilizzati agenti emostatici [s10]. Queste sostanze favoriscono la coagulazione del sangue e possono essere utilizzate in combinazione con pressione diretta o tamponamenti della ferita [s12]. Sono particolarmente utili in caso di ferite non comprimibili, dove né la pressione diretta né un laccio sono efficaci. L'uso di agenti emostatici dovrebbe però essere effettuato solo da personale addestrato. Farmaci come l'acido tranexamico possono anch'essi supportare la coagulazione del sangue e ridurre la mortalità nei pazienti traumatizzati

[s10]. Questi farmaci vengono generalmente somministrati in ospedale. L'approvvigionamento di kit di emostasi, posizionati in luoghi ad alta affluenza di persone, può essere salvavita in caso di emergenza [s13]. Questi kit dovrebbero contenere contenuti standardizzati come bende emostatiche, bende compressive e lacci [s13]. Formazioni regolari e esercitazioni pratiche sulla emostasi per diversi gruppi target sono essenziali per poter agire rapidamente ed efficacemente in caso di emergenza [s13].

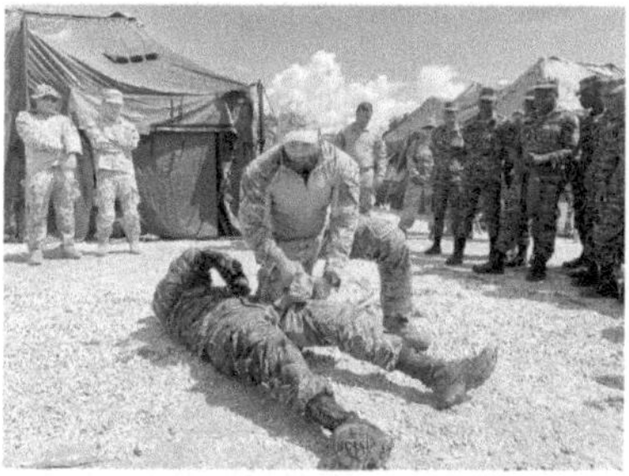

Laccio emostatico [i7]

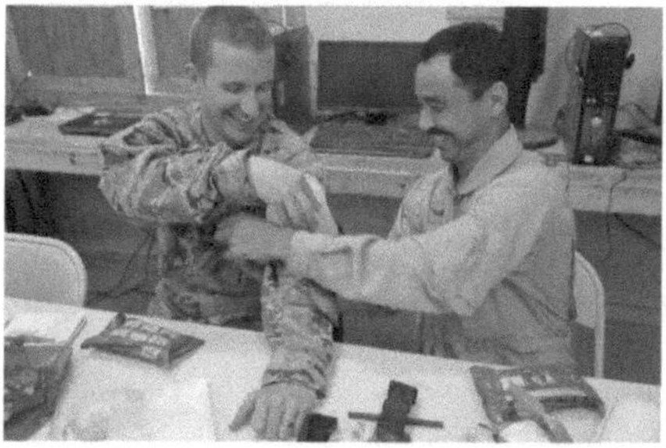

Medicazione compressiva [i8]

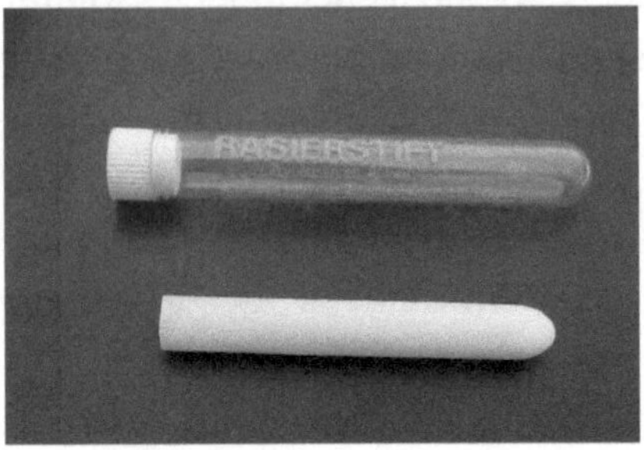

Agente emostatico [i9]

Utile sapere

Emostatico

Indica la capacità di fermare le emorragie o di favorire la coagulazione del sangue. Gli agenti emostatici possono essere utilizzati sotto forma di bende, granuli o altri materiali per fermare l'emorragia.

Kit di emostasi

Kit specializzati che contengono materiali importanti per l'emostasi, come lacci, bende compressive, bende emostatiche e guanti. Sono posizionati strategicamente in luoghi ad alto rischio di emorragie gravi.

Acido tranexamico

Un farmaco che inibisce la dissoluzione dei coaguli di sangue e quindi contribuisce all'emostasi. Viene spesso utilizzato in caso di gravi lesioni o interventi chirurgici per ridurre la perdita di sangue.

Efficacia dei Metodi di Controllo delle Emorragie

Confronto dell'efficacia del controllo del sanguinamento

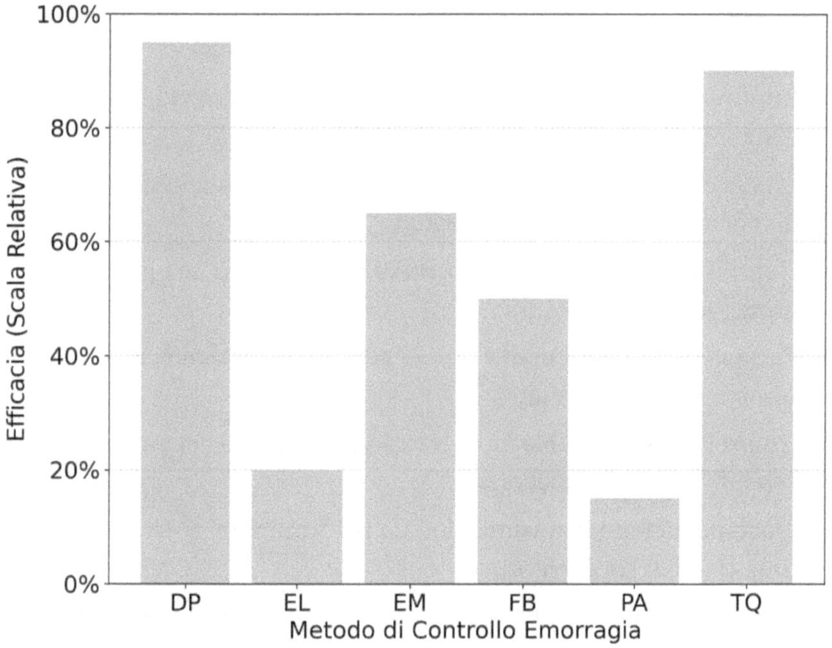

DP: Pressione Diretta/Tamponamento Ferita

EL: Elevazione

EM: Agente Emostatico

FB: Benda a Pressione

PA: Punti di Pressione

TQ: Laccio Emostatico

La pressione diretta combinata con il tamponamento della ferita dimostra la massima efficacia, seguita da vicino dai lacci emostatici, in particolare per le ferite agli arti. Gli agenti emostatici offrono un'efficacia moderata, ma sono meno efficaci della pressione/tamponamento diretti o dei lacci emostatici. Sebbene le bende a pressione da sole possano essere utili, sono generalmente meno efficaci per sanguinamenti gravi. Metodi improvvisati come l'elevazione o l'applicazione di punti di pressione mostrano la minima efficacia e dovrebbero essere utilizzati come ultima risorsa o in combinazione con altri metodi.

Consigli concreti

- Utilizza il tuo peso corporeo per aumentare la pressione durante il controllo delle emorragie, inginocchiandoti sulle mani.
- Chiama ad alta voce per chiedere aiuto, per trovare altri soccorritori e attirare l'attenzione sulla situazione di emergenza.
- Improvvisa una fasciatura compressiva con indumenti, se non sono disponibili materiali per la medicazione.
- Usa la cintura della vittima come un laccio emostatico, se non è disponibile un dispositivo medico.
- Copri il paziente con una coperta di emergenza o una giacca per proteggerlo dall'ipotermia.
- Parla in modo rassicurante con la persona incosciente, anche se sembra non rispondere.
- Controlla regolarmente la respirazione e il polso del paziente mentre aspetti l'arrivo dei soccorsi.
- Documenta tutte le misure adottate per fornire informazioni importanti ai soccorritori.
- Respira profondamente e in modo calmo per mantenere la lucidità in una situazione di stress.
- Delega compiti alle persone presenti, come effettuare la chiamata di emergenza o procurare materiali.
- Ricorda punti distintivi sul luogo dell'incidente per poter fornire indicazioni precise ai soccorritori.
- Non esitare a contattare nuovamente il numero di emergenza se le condizioni del paziente peggiorano.
- Fidati del tuo istinto: in caso di emergenza, agire rapidamente è spesso più importante che riflettere a lungo.

1. 2 Medicazione delle Ferite sul Campo

La gestione delle ferite in situazioni di emergenza rappresenta una sfida particolare. Risorse limitate e un aumento del rischio di infezione richiedono tecniche adattate per la pulizia, disinfezione, medicazione e immobilizzazione. L'improvvisazione con materiali disponibili è spesso decisiva per evitare complicazioni e favorire la guarigione. Dalla pulizia efficace delle ferite con mezzi improvvisati alla costruzione di stecche con materiali naturali, questo capitolo fornisce conoscenze essenziali per la gestione delle lesioni in condizioni avverse. Scoprite come trattare efficacemente le ferite in situazioni di emergenza utilizzando metodi semplici, colmando così il tempo fino all'assistenza professionale.

Nel campo, la cura delle ferite è una combinazione di pulizia, disinfezione e cambio delle bende. La pulizia è fondamentale per evitare infezioni, anche quando sono disponibili solo mezzi improvvisati.

Pulizia e Disinfezione

Le ferite pulite guariscono meglio e il rischio di infezione diminuisce. In campo, la pulizia delle ferite è particolarmente importante, poiché le infezioni possono diventare rapidamente pericolose a causa delle risorse limitate. Innanzitutto, si sciacqua la ferita accuratamente con acqua pulita. Idealmente, si utilizza soluzione salina sterile, ma acqua limpida da una fonte non contaminata è accettabile. [s14] È importante avere una pressione dell'acqua sufficiente per rimuovere sporco e corpi estranei. Una siringa senza ago può essere utile in questo caso. Il sapone aumenta l'efficacia della pulizia, ma deve essere risciacquato completamente. Dopo la pulizia, si disinfetta la ferita. L'etanolo al 70% è un efficace disinfettante contro molti patogeni, come il virus della rabbia. [s14] In alternativa, si possono utilizzare fenolo o luce UV, se disponibili. [s14] Quando si utilizzano disinfettanti, è necessaria cautela, poiché possono danneggiare i tessuti circostanti. La disinfezione della ferita non sostituisce una pulizia accurata, ma la integra. L'uso di dispositivi di protezione individuale, come guanti, riduce il rischio di infezione per gli operatori. [s14] Dopo la cura della ferita, i materiali utilizzati e la PSA devono essere disinfettati o smaltiti

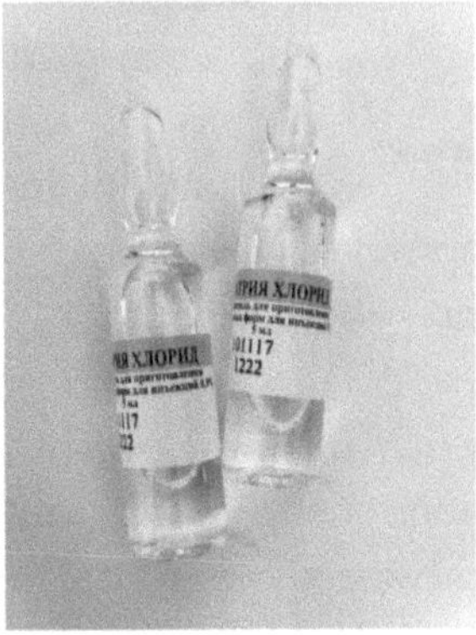

Soluzione salina [i10]

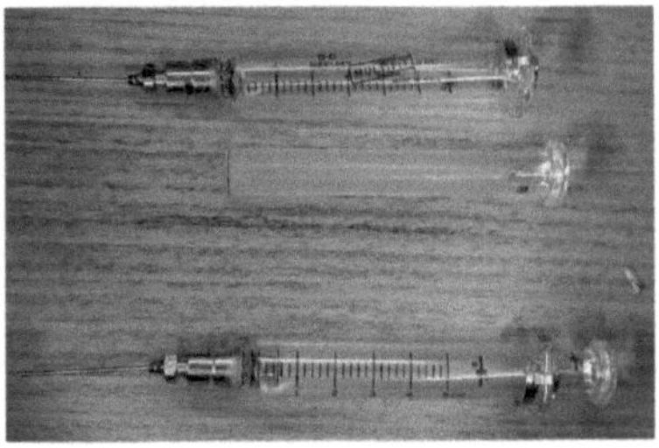

siringa [i11]

correttamente per prevenire ulteriori diffusione di patogeni. [s14] In questo modo si protegge se stessi e l'ambiente. Una medicazione sporca può contaminare nuovamente la ferita. Pertanto, la medicazione deve essere cambiata regolarmente e la ferita deve essere pulita e disinfettata nuovamente.

Utile sapere

Luce UV

La luce UV, in particolare la radiazione UV-C, ha proprietà disinfettanti e può essere utilizzata per uccidere batteri e virus nelle ferite. In campo, la luce solare diretta può essere utilizzata come fonte di UV per supportare la guarigione delle ferite e prevenire infezioni. Tuttavia, il tempo di esposizione dovrebbe essere limitato per evitare danni alla pelle.

Soluzione Salina Sterile

Una soluzione salina sterile è una soluzione sterile e isotonica di cloruro di sodio in acqua, che può essere utilizzata per il lavaggio delle ferite in campo quando non sono disponibili fonti d'acqua pulita. Aiuta a mantenere la ferita pulita e a minimizzare il rischio di infezione.

Virus della Rabbia

Il virus della rabbia, noto anche come virus della rabbia, è un virus pericoloso trasmesso dal morso di animali infetti. Una disinfezione accurata della ferita con etanolo dopo un morso o un graffio da un animale potenzialmente rabbioso può aiutare a prevenire un'infezione.

Efficacia dei metodi di disinfezione

Confronto dell'efficacia della disinfezione sul campo.

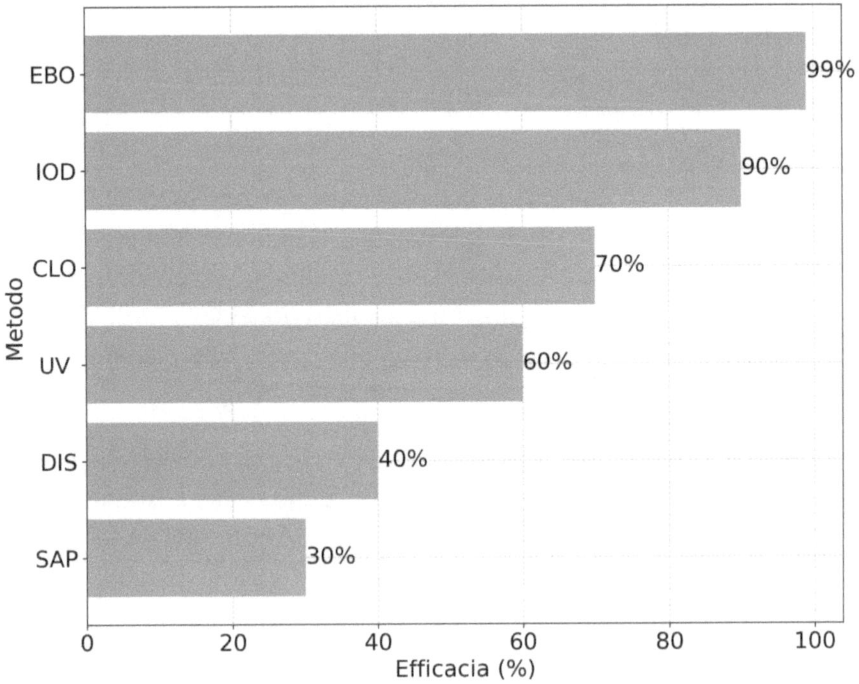

CLO: Clorazione

EBO: Ebollizione

SAP: Sapone e acqua

DIS: Disinfettante per le mani

IOD: Iodio

UV : Luce UV

L'ebollizione e lo iodio raggiungono un'elevata efficacia, il che li rende adatti a situazioni critiche. La clorazione e gli UV offrono un'efficacia moderata, sufficiente per scenari meno critici. Il disinfettante per le mani e il sapone, sebbene convenienti, sono meno efficaci e dovrebbero essere usati come ultima risorsa o in combinazione con altri metodi.

Tecniche di Bendaggio con Materiali Naturali

Dopo la pulizia e disinfezione della ferita, si procede alla medicazione con una benda. Questa protegge da una nuova contaminazione, assorbe il secreto della ferita e favorisce la guarigione. In campo, i materiali naturali possono servire come bende improvvisate. Pezzi di stoffa puliti provenienti da indumenti possono essere utilizzati come medicazioni. Foglie più larghe di alcune piante, come il plantago o il tarassaco, possono essere utilizzate, a patto che siano state precedentemente pulite a fondo. Queste possiedono anche proprietà antinfiammatorie. Per fissare la benda, si possono utilizzare strisce lunghe e sottili di corteccia, erba o strisce di stoffa. Similmente a una benda di garza, queste vengono avvolte attorno alla ferita e annodate. Una vestibilità salda è importante per evitare che scivoli, ma la benda non deve essere troppo stretta per non compromettere la circolazione. Una coperta di emergenza può, grazie alla sua alta resistenza alla trazione, servire come stabilizzazione aggiuntiva o come slinga per il braccio. Ad esempio, si può immobilizzare un polso rotto. Anche per ferite più grandi agli arti, la coperta di emergenza può essere utile, applicandola come una benda a figura-8. È importante controllare regolarmente la benda improvvisata e cambiarla se necessario, soprattutto se è bagnata o sporca. Una benda pulita è fondamentale per una guarigione senza ostacoli e riduce il rischio di infezione. Bundeswehr. (2014). *Guida per Soldati: Sopravvivere in Situazioni di Emergenza*. Los Angeles County Fire Department. *Servizi Medici di Emergenza*

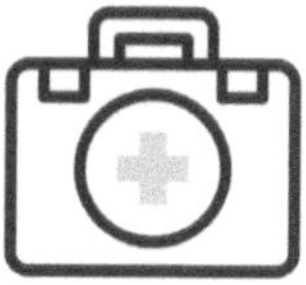

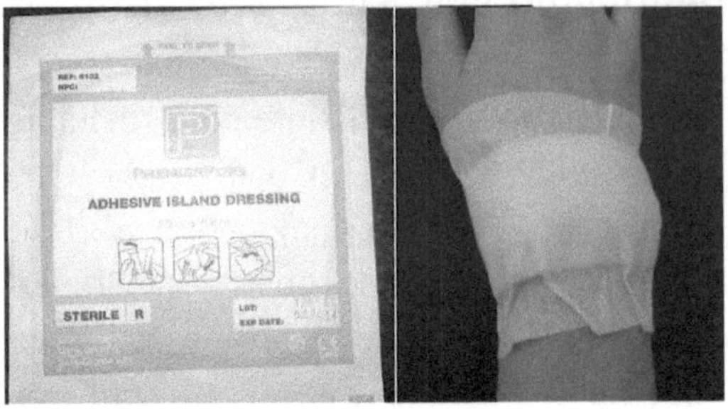

Medicazione per ferite [i12]

Utile sapere

Contaminazione

L'ingresso di germi, sporco o altre sostanze indesiderate in una ferita, che può portare a infezioni. In campo, il rischio di contaminazione da terra, residui vegetali o insetti è particolarmente alto.

Cura delle ferite con materiali naturali

Efficacia dei materiali naturali per la cura delle ferite in base all'assorbenza e alle proprietà antimicrobiche.

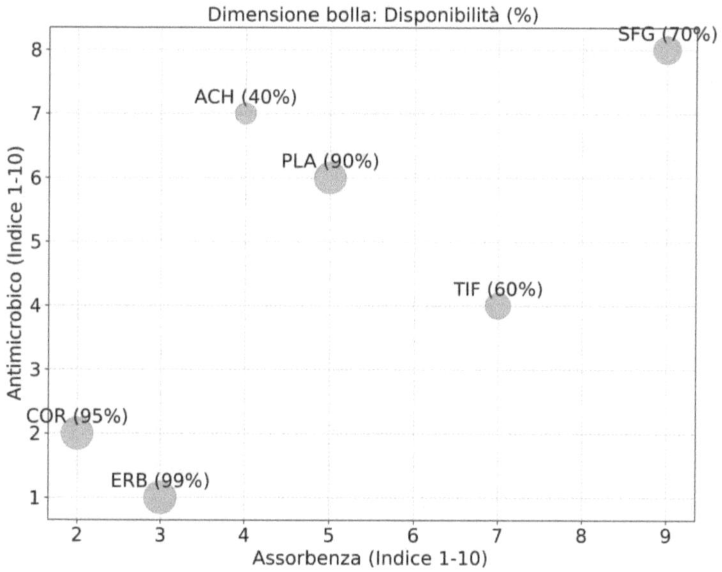

Blasengröße: Disponibilità (%)

ACH: Achillea

COR: Corteccia

ERB: Erba

PLA: Piantaggine

SFG: Sfagno

TIF: Tifa

Materiali come lo sfagno mostrano un'elevata assorbenza e un'azione antimicrobica, che li rendono ideali per il confezionamento delle ferite. Mentre la piantaggine ha moderate proprietà antimicrobiche, la sua minore assorbenza può limitarne l'uso per ferite con forte sanguinamento. Materiali come corteccia o erba, con bassa assorbenza e minima azione antimicrobica, sono meno adatti per la cura diretta delle ferite, ma possono essere utili per l'imbottitura o il fissaggio.

Steccatura e Immobilizzazione

Le steccature e l'immobilizzazione servono a stabilizzare le parti del corpo ferite, in particolare in caso di fratture, distorsioni o lussazioni. La limitazione del movimento allevia il dolore, previene ulteriori danni ai tessuti e facilita il trasporto. In situazioni di emergenza, spesso non sono disponibili stecche professionali. Tuttavia, è possibile realizzare stecche improvvisate utilizzando rami, bastoni, pezzi di corteccia o indumenti arrotolati. È importante che la stecca sia sufficientemente lunga da fissare le articolazioni sopra e sotto la ferita. Ad esempio, in caso di frattura della gamba, la stecca deve estendersi dal ginocchio oltre il piede. L'imbottitura della stecca con materiali morbidi, come muschio, foglie o indumenti, previene le lesioni da pressione e aumenta il comfort. La fissazione avviene con foulard triangolari, cinture, lacci delle scarpe o anche fibre vegetali resistenti. La benda deve essere ben aderente, senza ostacolare la circolazione sanguigna. È essenziale controllare regolarmente la circolazione nel settore delle dita delle mani o dei piedi sotto la ferita. Colorazioni pallide, sensazione di freddo o intorpidimento indicano una compressione eccessiva. In tali casi, la benda deve essere allentata. In caso di fratture aperte, in cui l'osso perfora la pelle, la ferita deve essere pulita e disinfettata con attenzione prima della steccatura per evitare infezioni. Una benda provvisoria realizzata con materiale sterile o panni puliti protegge da ulteriori contaminazioni. Anche in questo caso, è importante non applicare la benda troppo stretta. Una fascia per il braccio può essere improvvisata piegando un foulard triangolare o un grande pezzo di stoffa in modo che il braccio ferito riposi e il peso sia distribuito uniformemente. Il gomito dovrebbe essere piegato a circa novanta gradi. L'estremità libera del panno viene portata attorno al collo e annodata all'altra estremità. Inoltre, il braccio può essere fissato al corpo per minimizzare ulteriori movimenti. L'immobilizzazione di lesioni alla testa e alla colonna vertebrale è particolarmente difficile in situazioni di emergenza e richiede la massima cautela. Qualsiasi movimento può causare danni irreversibili. In caso di sospetta lesione, la persona ferita dovrebbe essere mossa il meno possibile. La stabilizzazione della testa e del collo dovrebbe idealmente essere effettuata da un'altra persona, fino all'arrivo di aiuto professionale. Una posizione laterale stabile può essere necessaria in caso di incoscienza per mantenere le vie respiratorie libere. Anche in questo caso, è importante muovere la testa e la colonna vertebrale il meno possibile. In generale, le steccature e le immobilizzazioni improvvisate in situazioni di emergenza servono per il primo soccorso e non sostituiscono un trattamento medico professionale. Non appena possibile, un medico o un soccorritore dovrebbe essere consultato per trattare adeguatamente la ferita.

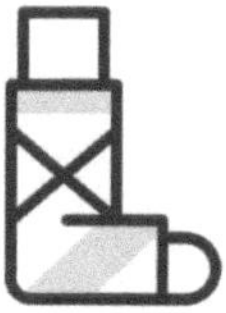

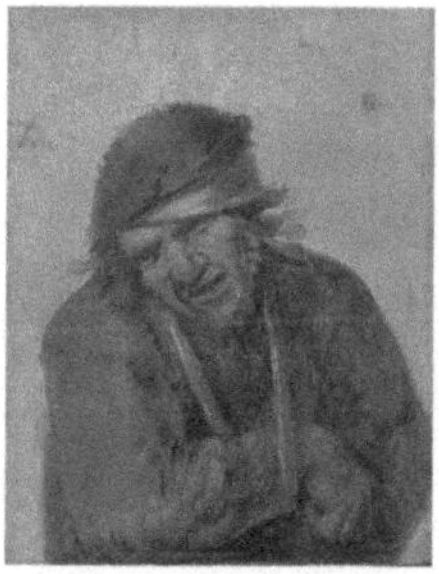

fascia per braccio / sling [i13]

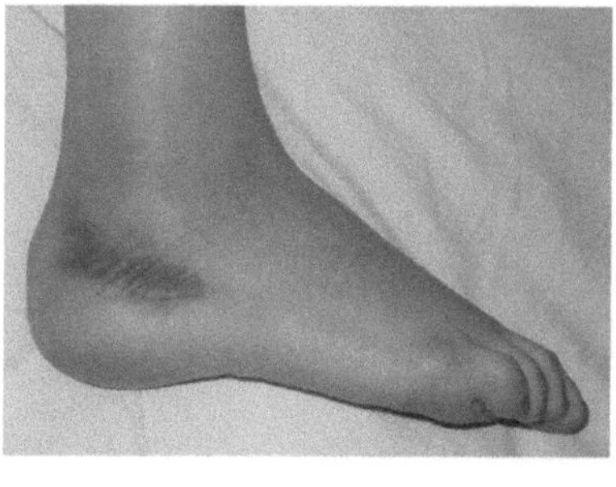

distorsione [i14]

Lesioni della colonna vertebrale

Lesioni gravi della colonna vertebrale che possono portare a paralisi. In situazioni di emergenza è necessaria la massima cautela per evitare ulteriori danni. È essenziale stabilizzare la testa e il collo.

Distorsioni

Lesioni ai legamenti causate da stiramenti o strappi. In situazioni di emergenza possono essere trattate con steccature e immobilizzazione per alleviare il dolore e favorire la guarigione.

Foulard triangolare

Panno versatile a forma triangolare, utilizzato per la cura delle ferite, fissazione delle stecche o come fascia per il braccio. In situazioni di emergenza è uno strumento indispensabile.

Fratture aperte

Fratture ossee in cui la pelle è perforata dall'osso, comportando un alto rischio di infezione. In situazioni di emergenza è essenziale una pulizia e disinfezione accurata della ferita.

Confronto della stabilità delle stecche

Stabilità relativa delle comuni tecniche di steccatura

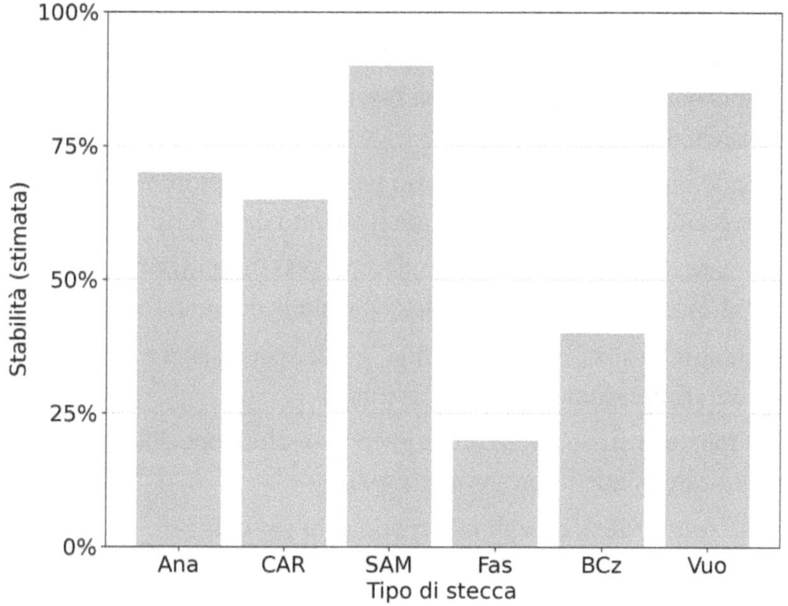

Ana: Stecca anatomica

CAR: Stecca di cartone

SAM: Stecca SAM

BCz: Bastoni e tessuto

Fas: Fascenda

Vuo: Stecca a vuoto

Le stecche improvvisate con materiali naturali offrono generalmente meno stabilità rispetto alle stecche commerciali. Le stecche SAM offrono un'elevata stabilità in vari tipi di lesioni grazie alla loro modellabilità e rigidità. Mentre le stecche anatomiche sono prontamente disponibili, la loro stabilità dipende fortemente dall'applicazione corretta e dalla lesione specifica. Le fasciture, sebbene utili per l'immobilizzazione del braccio, offrono la minima stabilità per le fratture. La scelta della stecca dovrebbe considerare le risorse disponibili, la gravità della lesione e l'ambiente.

Consigli concreti

- Utilizzate il succo delle foglie di piantaggine masticate direttamente su piccole ferite sanguinanti per supportare la coagulazione del sangue.
- Riscaldate acqua con un accendino e una tazza di metallo per improvvisare una soluzione sterile per il lavaggio delle ferite.
- Fissate piccoli rami con strisce di stoffa accanto a una ferita come distanziatori, per applicare una fasciatura compressiva che non si attacchi alla ferita.
- Create un drenaggio provvisorio per ferite più profonde utilizzando corteccia e muschio, per deviare il secreto della ferita.
- Cercate i formicai: l'acido formico può essere utilizzato per disinfettare le ferite - applicate con cautela con una foglia.
- Imbottite le stecche con muschio umido, per ottenere un ulteriore effetto rinfrescante in caso di gonfiori.
- Strappate le strisce di stoffa seguendo la direzione delle fibre, per realizzare bende improvvisate stabili.
- Utilizzate la resina degli alberi con aghi per chiudere i bordi delle ferite e creare una chiusura naturale.
- Per ferite più grandi, applicate uno strato di miele sulla medicazione prima di coprirla - il miele ha un'azione antibatterica.
- Osservate il secreto della ferita per eventuali cambiamenti (colore, odore) - questo può indicare infezioni.
- Segnate il percorso verso il ferito, nel caso in cui il luogo dell'incidente sia difficile da raggiungere.
- Considerate la temperatura ambientale durante la cura della ferita e proteggete la ferita dal calore o dal freddo.
- Improvvisate una barella con rami e giacche, per trasportare il ferito in sicurezza.

1. 3 Trattamento del Dolore senza Farmaci

Trattare il dolore in modo efficace, senza dover ricorrere ai farmaci – questo è spesso vitale in situazioni di sopravvivenza e in tempi di crisi. Questo capitolo tratta metodi non farmacologici per il sollievo dal dolore, dalle applicazioni di freddo e calore alle tecniche di pressione, fino ai metodi di guarigione tradizionali. La conoscenza di queste procedure può essere decisiva quando l'accesso alle cure mediche è limitato. Scoprite qui strategie efficaci per la gestione del dolore in situazioni di emergenza.

La combinazione di diverse terapie non farmacologiche per il dolore, come il freddo/caldo, l'agopressione e le tecniche di rilassamento, può aumentarne l'efficacia e ridurre la necessità di farmaci, specialmente in situazioni di sopravvivenza.

Metodi Naturopatici

I metodi naturopatici offrono diverse possibilità nel trattamento del dolore senza farmaci. In particolare, nella cura palliativa, dove la qualità della vita è al centro, possono fornire un supporto prezioso. Mentre la ricerca sui trattamenti non farmacologici del dolore alla fine della vita è ancora in fase di sviluppo, si osservano effetti positivi attraverso vari approcci [s15]. Il massaggio può alleviare le tensioni muscolari e quindi ridurre il dolore. L'aromaterapia con profumi calmanti come la lavanda può aiutare a ridurre ansia e stress, che spesso intensificano le condizioni dolorose. La musicoterapia offre la possibilità di trovare rilassamento attraverso suoni e ritmi e di influenzare la percezione del dolore. La creazione di un ambiente piacevole gioca anch'essa un ruolo importante: una stanza tranquilla e privata può aiutare i pazienti in pronto soccorso a rilassarsi e a gestire meglio il dolore [s15]. Oltre agli approcci occidentali, esistono ulteriori metodi di guarigione tradizionali che possono essere utilizzati in combinazione o come complemento ai trattamenti della medicina convenzionale. L'agopuntura, in cui sottili aghi vengono inseriti in punti specifici del corpo, dovrebbe armonizzare il flusso energetico e alleviare il dolore [s16]. La fitoterapia utilizza i

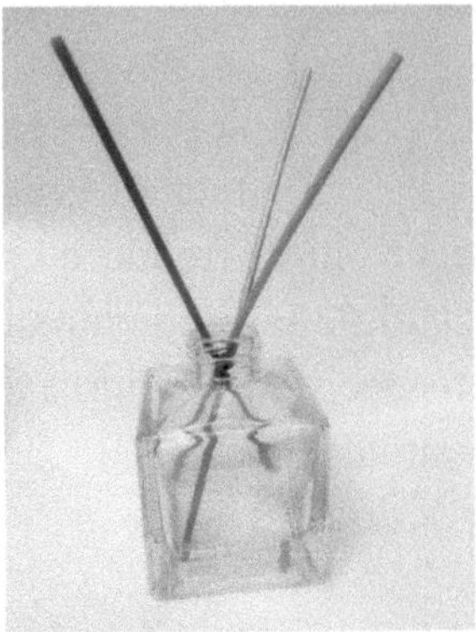

Aromaterapia [i15]

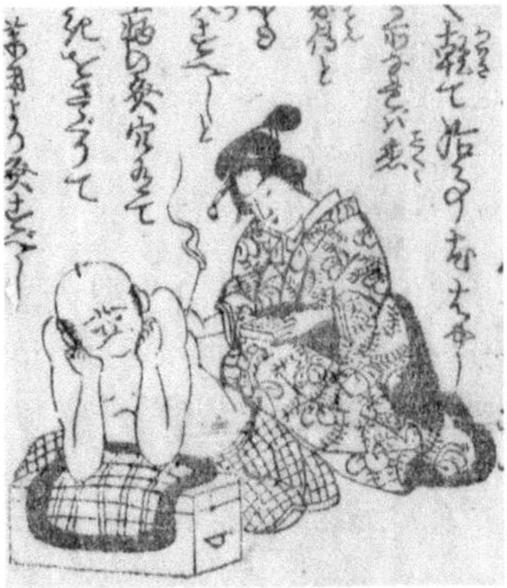

Moxibustione [i16]

principi attivi delle piante per trattare vari disturbi, incluso il dolore. Il salasso, una forma di terapia tradizionale in cui le coppette vengono posizionate sulla pelle per creare un vuoto, dovrebbe promuovere la circolazione sanguigna e alleviare il dolore. Il coining e la moxibustione sono ulteriori metodi asiatici tradizionali che possono essere utilizzati per alleviare il dolore. Il coining implica strofinare la pelle con un oggetto arrotondato, mentre nella moxibustione determinati punti del corpo vengono riscaldati con l'erba di artemisia [s16]. È importante considerare le esigenze individuali e i contesti culturali dei pazienti. Le differenze culturali possono influenzare la percezione e la valutazione del dolore [s16]. Un paziente con emicrania, che crede nei metodi di guarigione tradizionali come l'agopuntura, potrebbe preferirli accanto o al posto degli analgesici. È quindi essenziale coinvolgere i pazienti e i familiari nelle decisioni terapeutiche. Una comunicazione aperta tra paziente, familiari e personale medico consente di sviluppare insieme un piano di trattamento che soddisfi le esigenze individuali e le preferenze culturali [s16]. La formazione del personale medico nella gestione del dolore e nella sensibilità culturale migliora l'assistenza ai pazienti. I rimedi tradizionali dovrebbero essere consentiti e integrati, a condizione che non danneggino il paziente [s16].

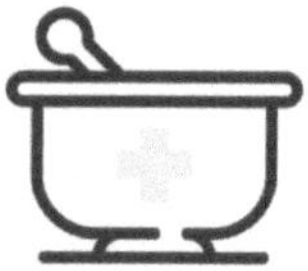

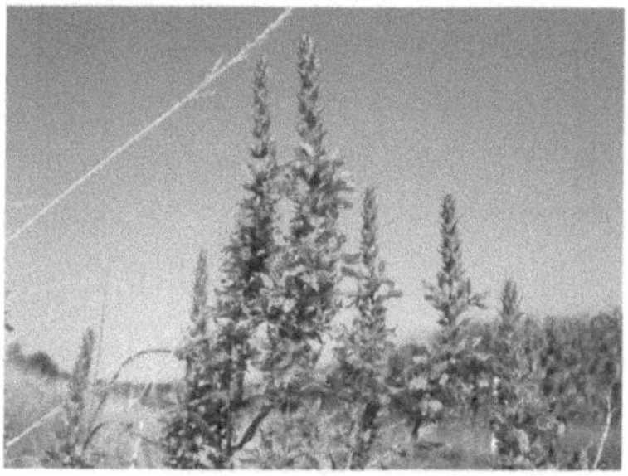

Erboristeria [i17]

Utile sapere

Cura palliativa

Nel contesto della medicina di sopravvivenza, la cura palliativa si concentra sull'alleviamento del dolore e sul miglioramento della qualità della vita quando la guarigione non è più possibile, ad esempio in caso di gravi lesioni o malattie in un ambiente isolato.

Fitoterapia

L'uso delle piante per trattare malattie e lesioni. Negli scenari di sopravvivenza, una conoscenza accurata delle piante è essenziale per evitare avvelenamenti.

Musicoterapia

Può essere utilizzata in situazioni di sopravvivenza per gestire il dolore, promuovendo distrazione e rilassamento attraverso il canto, il mormorio o il suono di strumenti improvvisati.

Aromaterapia

L'uso di oli essenziali delle piante può contribuire alla riduzione del dolore e al rilassamento in situazioni di sopravvivenza, ma richiede cautela nell'applicazione e nell'identificazione delle piante appropriate.

Trattamento del dolore non farmacologico

Si riferisce ai trattamenti del dolore che non utilizzano farmaci, particolarmente rilevanti in situazioni di sopravvivenza, dove l'accesso ai farmaci può essere limitato.

Utilizzo di metodi naturali per il sollievo dal dolore

Frequenza di utilizzo di metodi naturali per il sollievo dal dolore in situazioni di sopravvivenza.

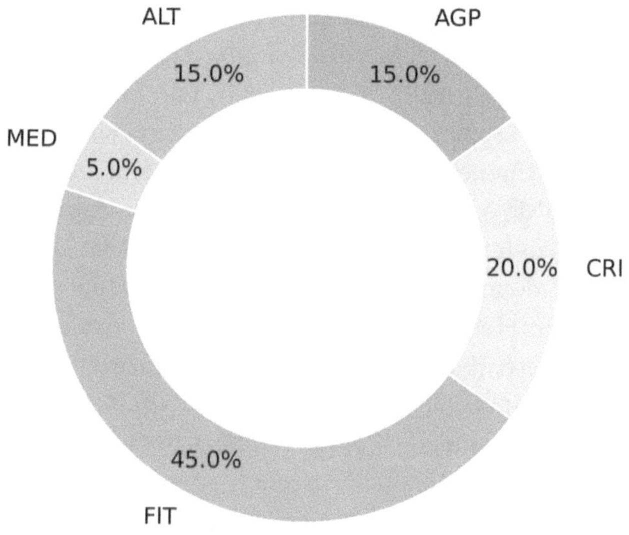

AGP: Agopressione

ALT: Altri metodi (es. Riposo, Immobilizzazione)

CRI: Terapia del caldo/freddo

FIT: Rimedi Erboristici

MED: Meditazione/Mindfulness

Questo grafico rivela che i rimedi erboristici sono il metodo naturale più comunemente utilizzato per il sollievo dal dolore in scenari di sopravvivenza, probabilmente a causa della loro relativa disponibilità e facilità di applicazione. Mentre tecniche come l'agopressione e la terapia del caldo/freddo offrono potenziali benefici, il loro minore utilizzo potrebbe suggerire difficoltà nell'applicazione a causa di limitazioni delle risorse o della competenza richiesta. Il relativamente basso utilizzo della meditazione/mindfulness sottolinea la difficoltà di impiegare tali tecniche durante situazioni di sopravvivenza stressanti. Questi risultati evidenziano le considerazioni pratiche che influenzano le scelte di gestione del dolore in ambienti austeri.

Applicazioni di Caldo e Freddo

Le applicazioni di caldo e freddo offrono modi efficaci per il trattamento del dolore non farmacologico in medicina d'emergenza. Impacchi freddi o ghiaccio riducono il gonfiore, alleviano i crampi muscolari e attenuano il dolore in caso di infortuni acuti come distorsioni o contusioni [s17]. Il calore, sotto forma di impacchi caldi o bagni caldi, può invece avere un effetto benefico su dolori cronici, come mal di schiena o tensioni muscolari, e favorire la circolazione sanguigna [s18]. La scelta tra freddo e caldo dipende dal tipo di dolore individuale e dalla sua durata. Ad esempio, in caso di una caviglia distorta, il freddo può aiutare a minimizzare il gonfiore subito dopo il trauma, mentre dopo alcuni giorni il caldo supporta la guarigione. La corretta posizione degli arti feriti, ad esempio mediante immobilizzazione con un tutore, può anche ridurre il dolore e prevenire ulteriori danni [s17]. Le applicazioni di caldo e freddo dovrebbero essere considerate in medicina d'emergenza come misure rapidamente disponibili per il sollievo dal dolore, idealmente prima dell'uso di farmaci [s17]. L'integrazione di questi metodi non farmacologici nella terapia del dolore può influenzare positivamente il successo del trattamento e ridurre la necessità di farmaci [s18].

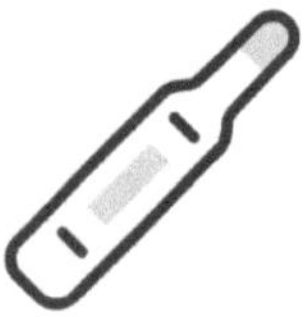

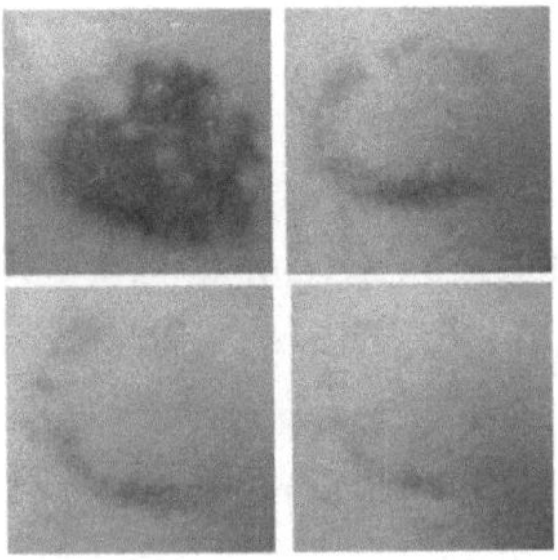

contusione [i18]

Riduzione del dolore vs. Temperatura

Effetto della temperatura sui livelli di dolore percepiti.

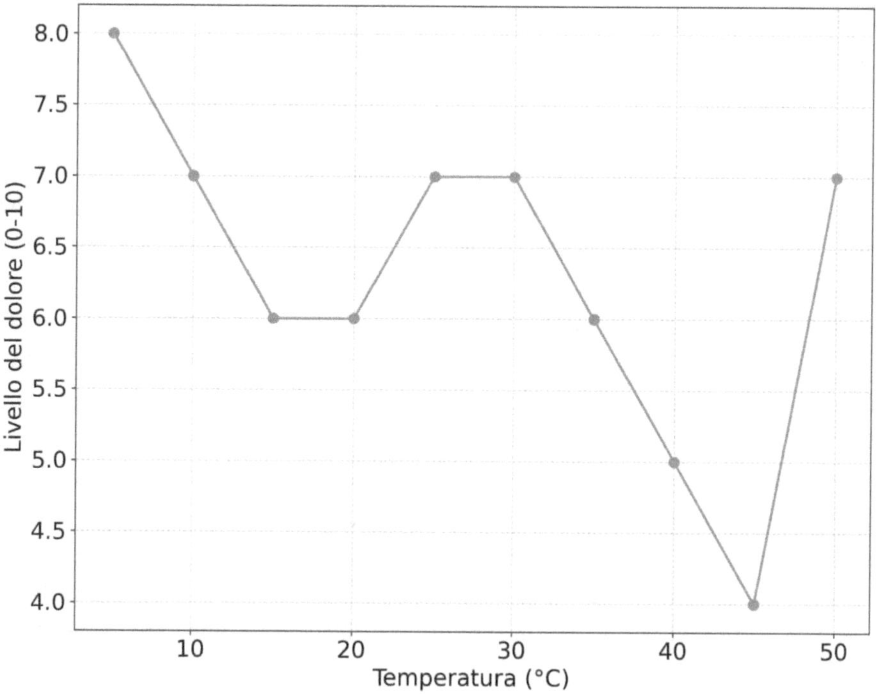

Questo grafico illustra la relazione generale tra l'applicazione della temperatura e il sollievo dal dolore. L'applicazione del freddo è più efficace per le lesioni acute, riducendo l'infiammazione e intorpidendo l'area. L'applicazione del calore è generalmente migliore per il dolore e la rigidità muscolare, promuovendo il flusso sanguigno e il rilassamento. La temperatura ottimale e la durata dell'applicazione varieranno a seconda della lesione specifica e dell'individuo.

Tecniche di Digitopressione

Le tecniche di digitopressione, conosciute anche come digitopressione, offrono un ulteriore modo per influenzare il dolore senza farmaci. Si basano sul principio di modulare la percezione del dolore e attivare i meccanismi di analgesia naturali del corpo attraverso la pressione su punti specifici, noti come punti di digitopressione. Questi punti si trovano spesso lungo i meridiani, i canali energetici della medicina tradizionale cinese. Stimolando questi punti, si intende armonizzare il flusso energetico e liberare le ostruzioni, il che può portare a una riduzione del dolore. La digitopressione può essere applicata a una varietà di tipi di dolore, tra cui mal di testa, dolori mestruali e nausea. Un punto frequentemente utilizzato per il mal di testa si trova nel tessuto morbido tra il pollice e l'indice. Una pressione delicata ma ferma su questo punto per alcuni minuti può fornire sollievo. A differenza della agopuntura, che utilizza aghi, la digitopressione non richiede strumenti invasivi e può quindi essere facilmente applicata autonomamente. Esistono diverse tecniche di digitopressione, che vanno dal semplice mantenimento a una pressione profonda e circolare. La durata dell'applicazione varia a seconda del quadro sintomatico e della reazione individuale. Sebbene la digitopressione sia generalmente considerata sicura, è consigliabile prestare attenzione in caso di determinate condizioni, come gravidanza o lesioni cutanee nell'area dei punti di digitopressione. In tali casi, è consigliabile consultare un medico o un terapeuta formato in digitopressione prima dell'applicazione. La corretta localizzazione e stimolazione dei punti di digitopressione è fondamentale per l'efficacia del metodo. Pertanto, è consigliabile farsi guidare da un terapeuta esperto nella tecnica o utilizzare istruzioni dettagliate in libri specializzati o da risorse online qualificate. La digitopressione può essere un prezioso complemento ad altre terapie non farmacologiche per il dolore e offre un modo per contribuire attivamente al proprio sollievo dal dolore. Una pressione ferma, che oscilla tra pulsante e costante, sulle tempie può alleviare il mal di testa tensivo.

L'integrazione della digitopressione nella routine quotidiana, ad esempio attraverso la pressione regolare di determinati punti, può contribuire a trattare il dolore in modo preventivo e migliorare il benessere generale. La combinazione della digitopressione con altre tecniche come le tecniche di respirazione o gli esercizi di rilassamento può amplificare l'effetto analgesico. Un paziente che respira in modo calmo e si concentra sui punti di pressione può influenzare ulteriormente la percezione del dolore. Analogamente ad altre terapie complementari, è importante non considerare la digitopressione come l'unico metodo di trattamento per malattie gravi. Tuttavia, può essere un efficace complemento alla cura medica convenzionale e contribuire a migliorare la qualità della vita dei pazienti con dolori cronici o acuti. È consigliabile discutere l'applicazione della digitopressione con un medico o un terapeuta per escludere possibili controindicazioni e sviluppare la migliore strategia di trattamento possibile. L'auto-trattamento con la digitopressione può essere un buon complemento ad altri metodi, ma non sostituisce la consultazione di un medico, soprattutto in caso di dolori persistenti o intensi.

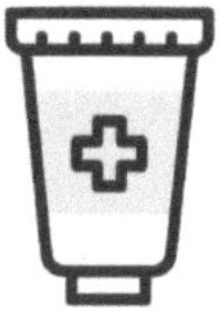

Utile sapere

Agopuntura

Simile alla digitopressione, ma con aghi. In scenari di sopravvivenza, è piuttosto irrealizzabile, poiché sono necessari aghi sterili e conoscenze anatomiche.

Digitopressione

La digitopressione può essere utilizzata in situazioni di sopravvivenza per alleviare il dolore quando non sono disponibili farmaci. Attraverso la pressione su punti specifici, è possibile alleviare il dolore e attivare le forze di autoguarigione. Particolarmente utile per contusioni, distorsioni o mal di testa.

Efficacia dei punti di pressione

Efficacia e riduzione del dolore di vari punti di pressione.

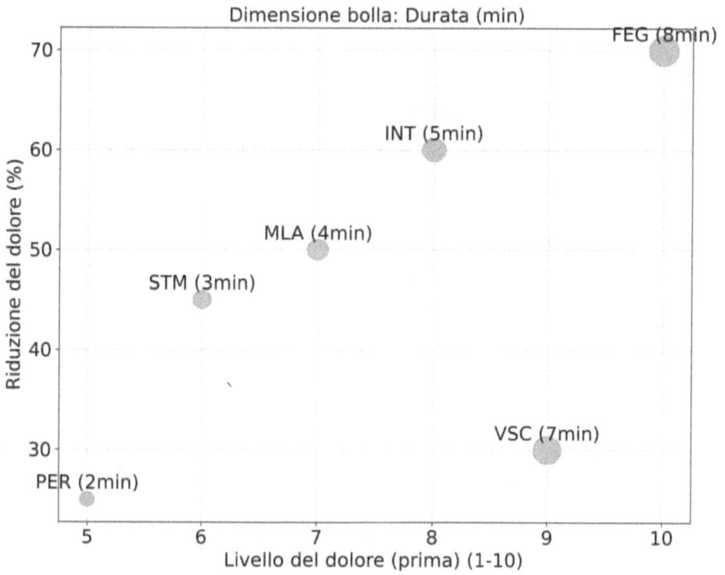

Blasengröße: Durata (min)

FEG: Fegato 3	INT: Intestino crasso 4
MLA: Milza 6	PER: Pericardio 6
STM: Stomaco 36	VSC: Vescichetta biliare 20

Il grafico rivela una potenziale correlazione tra la posizione del punto di pressione e l'efficacia della riduzione del dolore. Punti come INT e STM mostrano un'elevata efficacia e una significativa riduzione del dolore, suggerendo la loro utilità nella gestione del dolore acuto. Al contrario, punti come VSC e MLA, pur offrendo una moderata riduzione del dolore, potrebbero essere meno efficaci per il dolore grave. La dimensione delle bolle indica la durata dell'applicazione della pressione necessaria per un effetto ottimale, con bolle più grandi che richiedono un'applicazione più lunga.

Consigli concreti

- Dirigi l'attenzione del paziente su un'altra parte del corpo per ridurre lo stimolo del dolore.
- Invita il paziente a partecipare attivamente al sollievo dal dolore, ad esempio, strofinando delicatamente l'area dolente.
- Respira insieme al paziente in modo profondo e regolare, per calmarlo e influenzare la percezione del dolore.
- Utilizza tocchi mirati, come accarezzare delicatamente il braccio, per trasmettere sicurezza e distogliere l'attenzione dal dolore.
- Racconta al paziente una storia o parla di un argomento che lo interessa, per distoglierlo mentalmente dal dolore.
- Muovi lentamente e con cautela la parte del corpo interessata dal paziente entro il limite del dolore, per favorire la circolazione.
- Lascia che il paziente cambi posizione autonomamente, per trovare una postura che gli risulti confortevole e allevi il dolore.
- Raffredda localmente con acqua fredda da una bottiglia, se non è disponibile un impacco di ghiaccio.
- Scalda le mani e posale delicatamente sulla zona dolente, per trasferire calore e calmare il paziente.
- Visualizza insieme al paziente un luogo o una situazione che gli trasmetta sensazioni positive, per distoglierlo dal dolore.
- Incoraggia il paziente a concentrarsi sulla propria respirazione e a lasciar andare simbolicamente il dolore durante l'espirazione.
- Utilizza risorse disponibili, come un asciugamano bagnato per raffreddare o una sciarpa per sostenere, per alleggerire il paziente.
- Loda il paziente per la sua collaborazione e rafforza la sua capacità di affrontare il dolore.

Revisione - 1. Pronto Soccorso di Base

La fornitura di pronto soccorso in situazioni di sopravvivenza richiede azioni rapide, ponderate e una conoscenza approfondita. Che si tratti di un ambiente selvaggio o di una situazione di crisi, la tua capacità di eseguire manovre salvavita può fare la differenza tra vita e morte. Iniziamo con la perdita di coscienza: controlla la respirazione e il polso. Se la persona respira, mettila in posizione laterale di sicurezza, prestando attenzione alla corretta posizione per mantenere le vie aeree libere. Tuttavia, evita questa manovra se sospetti lesioni spinali o arresto cardiaco. Qui la RCP è fondamentale. Esercitati regolarmente nel massaggio cardiaco e, se ti senti sicuro, anche nella ventilazione. Ricorda: ogni minuto conta. Agire tempestivamente e utilizzare un DAE, se disponibile, massimizza le possibilità di sopravvivenza.

Le emorragie gravi richiedono una pressione immediata sulla ferita. Una fasciatura compressiva aiuta a mantenerla costante. In caso di emorragie agli arti, un laccio emostatico può essere salvavita: posizionalo proximalmente alla ferita e annota l'orario di applicazione. I mezzi emostatici possono essere utilizzati in aggiunta, ma richiedono conoscenze specifiche. L'improvvisazione è spesso la chiave nelle situazioni di sopravvivenza. Pensa al contenuto di un kit di emostasi individuale, adattato alle tue esigenze e al tuo ambiente, e esercitati a usarlo.

La cura delle ferite in campo presenta sfide particolari. Pulisci accuratamente le ferite, idealmente con soluzione salina sterile, in mancanza con acqua pulita e, se necessario, sapone. Disinfetta successivamente con mezzi appropriati come l'etanolo o, se disponibile, luce UV. Copri la ferita con materiale sterile o improvvisa con pezzi di stoffa pulita e materiali vegetali come il plantago. Assicurati che la fasciatura sia ben aderente ma non troppo stretta e cambiala regolarmente. In caso di fratture, distorsioni o lussazioni, l'immobilizzazione con stecche improvvisate è essenziale. Imbottiscile bene e fissale in modo sicuro, senza compromettere la circolazione. Controlla regolarmente la circolazione distale all'infortunio.

La terapia del dolore senza farmaci amplia le tue possibilità in situazioni di sopravvivenza. Le applicazioni di freddo alleviano gonfiori e dolori in caso di infortuni acuti, mentre il calore è benefico per dolori cronici. Tecniche di pressione come l'agopressione possono anche contribuire ad alleviare il dolore. Impara i punti principali e esercitati a stimolarli. Non dimenticare le possibilità della medicina naturale. Piante con proprietà antinfiammatorie possono essere utilizzate per la cura delle ferite e il sollievo dal dolore. Tuttavia, informati approfonditamente sulla loro applicazione e sui possibili rischi.

La fornitura di pronto soccorso in situazioni di sopravvivenza richiede preparazione, pratica e la volontà di assumersi responsabilità in caso di emergenza. Investi nella tua formazione, amplia le tue conoscenze e esercitati regolarmente nelle tecniche fondamentali. In questo modo aumenterai la tua competenza operativa e le tue possibilità di aiutare efficacemente e salvare vite in una situazione di crisi. La tua preparazione può fare la differenza decisiva!

2. Medicina Selvatica e Naturopatia

Cosa fare quando il prossimo medico è a centinaia di chilometri di distanza e non c'è una farmacia raggiungibile? La natura offre da millenni rimedi e opzioni di trattamento collaudati, che dimostrano ancora oggi la loro efficacia. Dalle prime società umane fino ai giorni nostri, le persone hanno costantemente ampliato e trasmesso la loro conoscenza sulle piante curative e le terapie naturali. Questa saggezza tramandata, combinata con le moderne scoperte scientifiche, costituisce la base per un'efficace autoassistenza in situazioni di emergenza. In questo capitolo scoprirete poteri curativi nascosti proprio davanti alla vostra porta e imparerete come utilizzarli in caso di necessità.

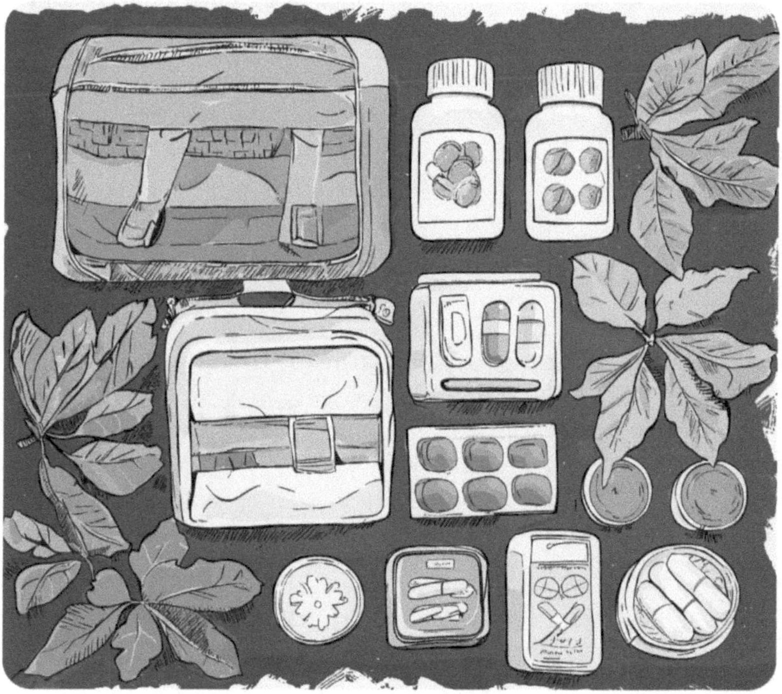

2. 1 Piante Medicinali e Farmacia Naturale

Nei periodi di crisi, l'accesso alle cure mediche può essere limitato. Le piante medicinali offrono quindi un'alternativa potenziale per il trattamento di ferite e malattie. Questo capitolo tratta l'uso degli estratti vegetali per la guarigione delle ferite e il sollievo dal dolore, dalla corteccia di salice alla curcuma. L'applicazione sicura e la corretta identificazione delle piante sono fondamentali, poiché confusioni o dosaggi errati possono avere conseguenze gravi. Corteccia, radici, erbe e foglie contengono sostanze efficaci che riducono l'infiammazione, alleviano il dolore e favoriscono la guarigione. Tuttavia, la medicina naturale presenta anche delle sfide: la concentrazione dei principi attivi varia a seconda della pianta e dell'ambiente, e non tutte le piante sono altrettanto ben tollerate. Scoprite in questo capitolo come sfruttare la potenza della natura per la vostra salute e quali piante sono indispensabili nella medicina selvaggia.

La conoscenza approfondita delle piante è fondamentale per sfruttare in sicurezza il potere curativo della natura ed evitare confusioni con piante tossiche.

Piante Cicatrizzanti

La guarigione delle ferite attraverso estratti vegetali sfrutta i molteplici meccanismi d'azione della natura. Le piante offrono una serie di sostanze che inibiscono le infiammazioni, alleviano il dolore e promuovono la rigenerazione dei tessuti. La corteccia di salice, nota da tempo per le sue proprietà analgesiche e antipiretiche, contiene Salicina, un precursore dell'acido acetilsalicilico. Questa ha un'azione antinfiammatoria e allevia il dolore [s19]. Curcumina, il pigmento giallo della radice di curcuma, ha anch'essa un'azione antinfiammatoria e promuove la guarigione delle ferite modulando i mediatori infiammatori [s19]. Oltre a questi esempi noti, ci sono altre piante con proprietà promettenti. Un estratto dalla corteccia di una pianta marina, ricco di antiossidanti, è utilizzato con successo per la guarigione delle ferite e la riduzione dell'infiammazione [s19]. L'azione antiossidante protegge le cellule dai danni dei radicali liberi e supporta così la rigenerazione. Anche il tè verde, ricco di polifenoli, ha un'azione antinfiammatoria e può supportare la guarigione delle ferite [s19]. I polifenoli nel tè verde proteggono il tessuto cartilagineo e hanno un'azione antiossidante. Per il trattamento delle ferite, sono indicati impacchi con tè verde forte e raffreddato. Inoltre, gli adaptogeni, una classe di sostanze vegetali che

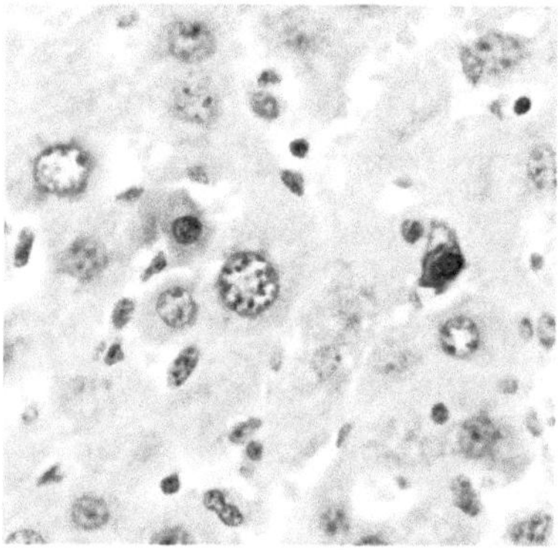

Apoptosi [i19]

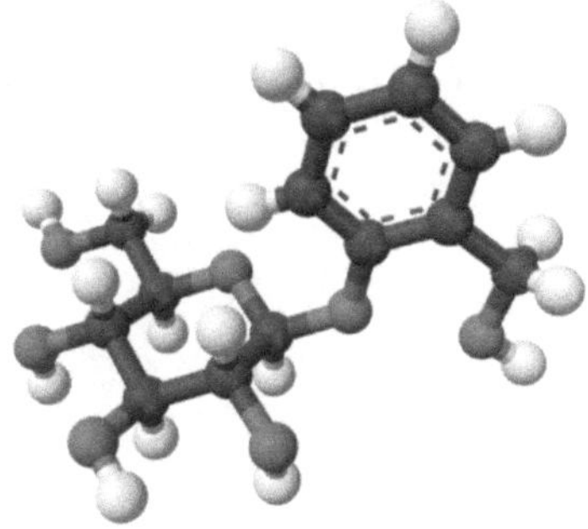

Salicina [i20]

regolano le reazioni di stress del corpo, possono influenzare positivamente la guarigione delle ferite [s20]. Lo stress cronico inibisce i processi di guarigione, mentre gli adaptogeni aiutano a ridurre il livello di stress e quindi a promuovere la guarigione delle ferite. Inoltre, gli adaptogeni possono regolare l'apoptosi, la morte cellulare programmata, e ridurre le reazioni infiammatorie eccessive, entrambi fattori importanti per una guarigione ottimale delle ferite [s20]. Le proprietà antinfiammatorie degli adaptogeni contribuiscono a minimizzare il gonfiore e il rossore nell'area della ferita. L'uso tradizionale degli adaptogeni per supportare la salute e trattare le malattie sottolinea il loro potenziale nella guarigione delle ferite [s20]. La combinazione di proprietà antinfiammatorie, antiossidanti e riduttrici di stress rende gli adaptogeni candidati promettenti per il trattamento naturale delle ferite. Gli effetti positivi degli adaptogeni sul sistema immunitario e sulla produzione ormonale contribuiscono anch'essi alla guarigione delle ferite [s20]. Una dieta equilibrata, un sonno adeguato e un esercizio regolare, combinati con l'uso di estratti vegetali cicatrizzanti, possono ottimizzare il processo di guarigione.

Utile sapere

Adaptogeni

Sostanze vegetali che aiutano il corpo ad adattarsi allo stress e possono influenzare positivamente la guarigione delle ferite regolando i livelli di cortisolo e rafforzando il sistema immunitario. Sono utili in situazioni di sopravvivenza per aumentare la resilienza fisica e mentale.

Antiossidanti

Sostanze che proteggono le cellule dai danni dei radicali liberi e quindi promuovono la guarigione delle ferite. Sono presenti in molte piante e possono contribuire a prevenire infezioni in scenari di sopravvivenza.

Curcumina

Il principio attivo nella curcuma, che possiede proprietà antinfiammatorie e antiossidanti e può contribuire alla guarigione delle ferite e all'alleviamento del dolore, particolarmente utile in situazioni con accesso limitato alle cure mediche.

Polifenoli

Sostanze vegetali antiossidanti che hanno un'azione antinfiammatoria e possono supportare la guarigione delle ferite. Si trovano, ad esempio, nel tè verde e possono essere utilizzati in medicina d'emergenza per il trattamento delle ferite.

Tempo di guarigione delle ferite con piante medicinali

Tempo stimato di guarigione delle ferite utilizzando piante medicinali comuni.

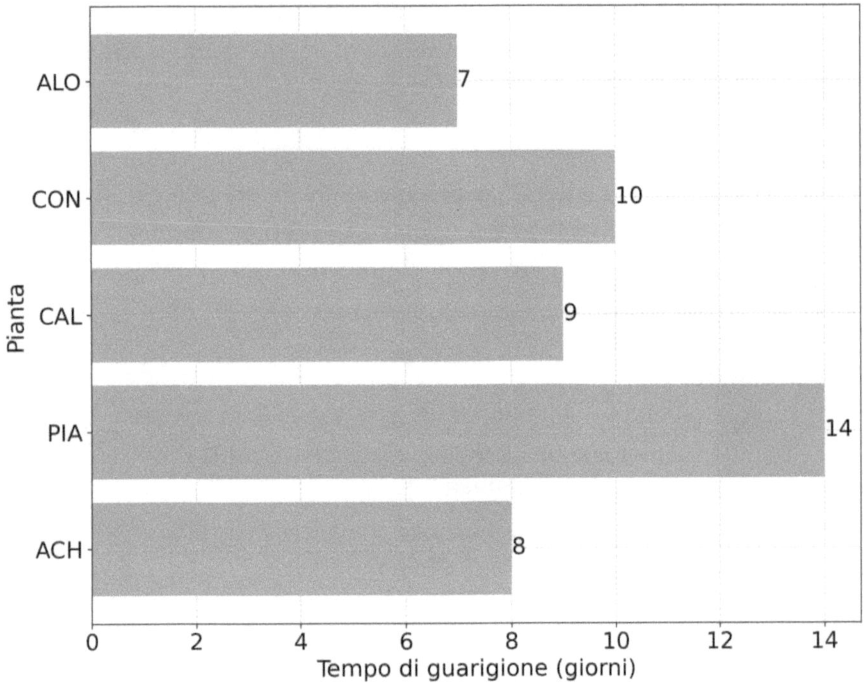

ACH: Achillea

ALO: Aloe Vera

CAL: Calendula

CON: Consolida

PIA: Piantaggine

Il grafico illustra i diversi tempi di guarigione a seconda della pianta utilizzata. L'achillea favorisce una guarigione relativamente rapida, mentre la consolida, nonostante la sua reputazione, mostra una durata di guarigione più lunga. La piantaggine offre una via di mezzo. Questo aiuta a valutare rapidamente quale pianta potrebbe essere più efficace per la cura tempestiva delle ferite in una situazione di sopravvivenza.

Erbe analgesiche

Le erbe analgesiche offrono un'alternativa naturale o un complemento ai farmaci sintetici. Molte piante contengono principi attivi che agiscono specificamente sui recettori del dolore e sui processi infiammatori. L'incenso, tradizionalmente utilizzato nella medicina ayurvedica, contiene acidi boswellici, che hanno dimostrato di ridurre il dolore e la rigidità, ad esempio nell'osteoartrite [s21] [s22]. Un altro rappresentante degli analgesici naturali è il chiodo di garofano. Il suo principio attivo, l'eugenolo, ha un effetto analgesico ed è disponibile sia in polvere che in forma di capsule [s21]. Per l'applicazione esterna, gli oli essenziali sono indicati. L'olio di lavanda, l'olio di rosmarino e l'olio di menta piperita sono frequentemente utilizzati per alleviare il dolore e possono essere applicati sulla pelle, puri o diluiti, a seconda dei disturbi [s21]. Anche lo zenzero e l'erba della febbre, ricchi di componenti analgesici, vengono utilizzati sotto forma di oli essenziali [s21]. Il resveratrolo, un polifenolo presente nell'uva e nel vino rosso, è oggetto di ricerca per il trattamento del dolore articolare grazie alle sue proprietà antinfiammatorie [s22]. La unghia di gatto (Uncaria tomentosa) ha anche un'azione antinfiammatoria, inibendo la formazione di mediatori infiammatori [s22]. La capsaicina, il composto piccante nei peperoncini, è utilizzata per il trattamento del dolore neuropatico e svolge la sua azione analgesica attraverso la

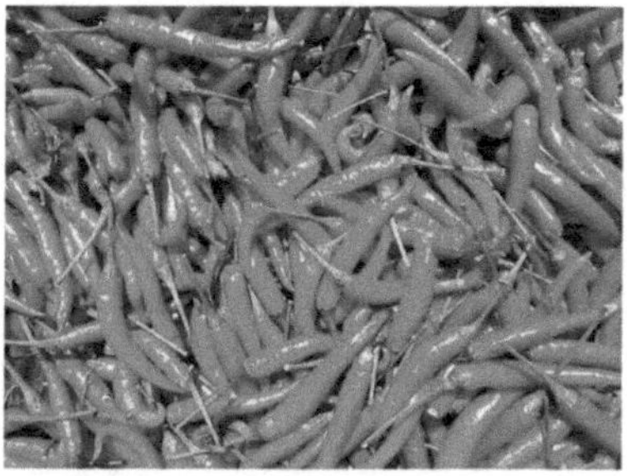

Peperoncini [i21]

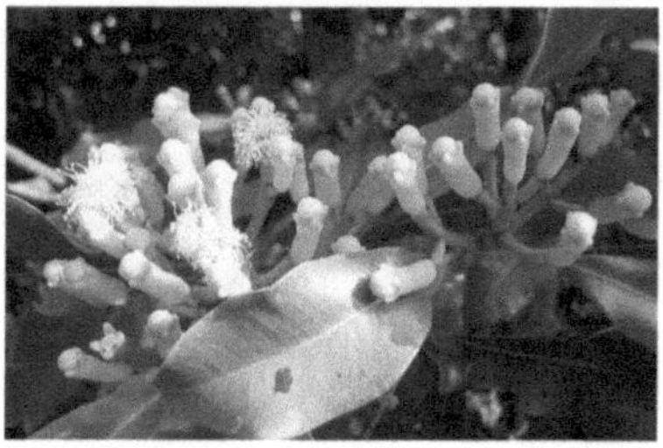

Chiodo di garofano [i22]

desensibilizzazione dei recettori del dolore [s22]. Un impacco di peperoncini schiacciati, mescolato con un po' d'olio, può essere applicato direttamente sulla zona interessata. Tuttavia, si prega di notare che la capsaicina può causare irritazioni su pelle sensibile.

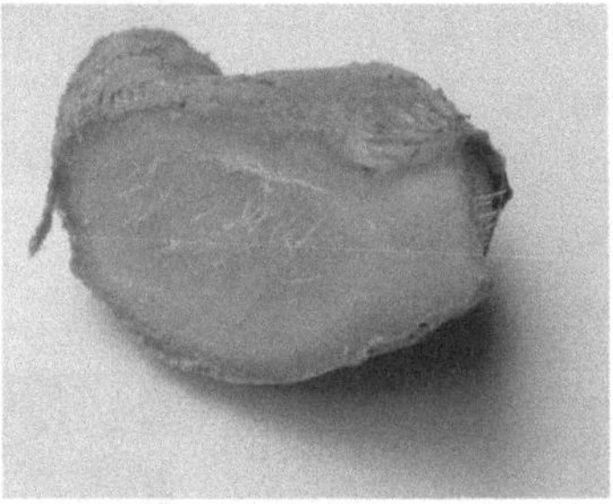

Zenzero [i23]

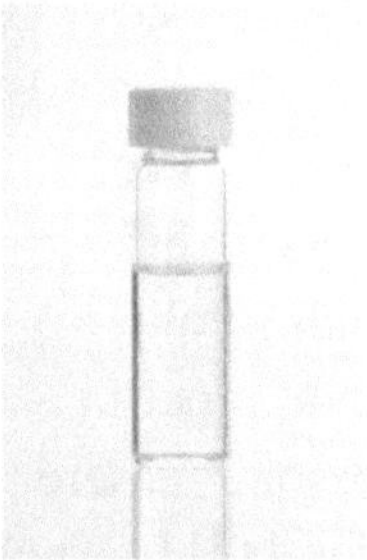

Olio di lavanda [i24]

Utile sapere

Desensibilizzazione

Riduzione della sensibilità a uno stimolo, ad esempio il dolore, attraverso esposizione ripetuta o prolungata.

Medicina Ayurvedica

Sistema medico tradizionale indiano che si basa sull'equilibrio tra corpo, mente e anima e comprende piante medicinali, alimentazione e stile di vita.

Potenziale analgesico delle erbe comuni

Forza analgesica relativa

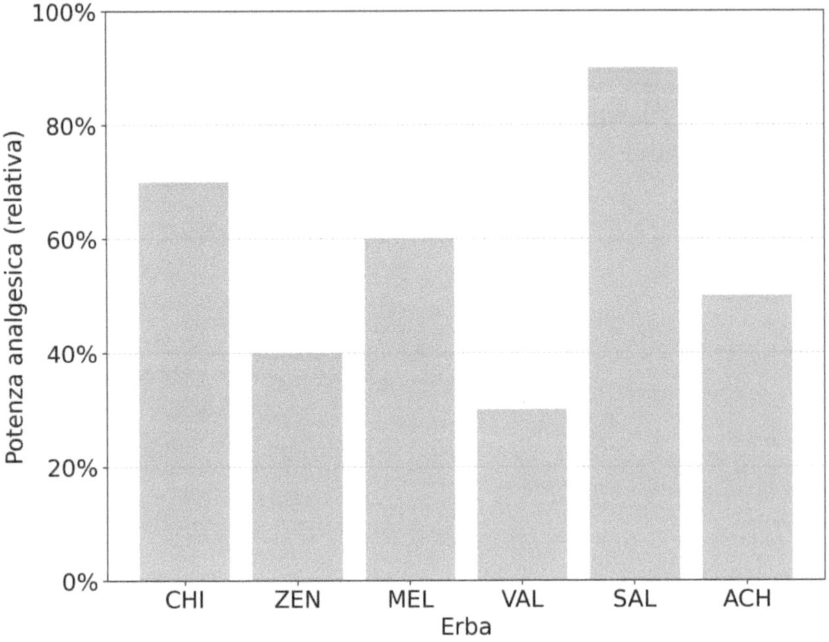

ACH: Achillea

MEL: Olmaria

VAL: Radice di valeriana

CHI: Chiodi di garofano

SAL: Corteccia di salice

ZEN: Zenzero

Mentre la corteccia di salice mostra il più alto potenziale per l'analgesia, è importante considerare i potenziali effetti collaterali e il dosaggio appropriato. Olmaria e achillea offrono un sollievo dal dolore più lieve, adatto a disagi meno intensi. Sebbene meno potente, la radice di valeriana è riconosciuta per le sue proprietà calmanti che possono essere benefiche per la gestione del dolore. Le risposte individuali ai rimedi erboristici possono variare, si raccomandano un'attenta sperimentazione e una guida professionale.

Corteccia e radici curative

Le cortecce e le radici di alcune piante offrono un ampio spettro di applicazioni mediche, in particolare nella medicina d'emergenza. La corteccia di salice, come già accennato, contiene salicin, un analgesico naturale. Oltre al suo effetto analgesico, la corteccia di salice può anche avere un'azione antimicrobica. [s23] Studi stanno esaminando la sua efficacia contro vari patogeni. [s23] Quando si utilizza la corteccia di salice – ad esempio come tè, tintura o capsula – è importante prestare attenzione al dosaggio, poiché possono verificarsi effetti collaterali come disturbi gastrici o reazioni allergiche, specialmente in persone con allergia all'aspirina. [s23] Nelle regioni con accesso limitato alle cure mediche, le piante medicinali svolgono un ruolo importante nella medicina tradizionale. [s24] Studi etnobotanici mostrano che famiglie di piante come le Asteraceae, Fabaceae, Lamiaceae e Zingiberaceae vengono frequentemente utilizzate per scopi medicinali. [s24] La preparazione varia, con succo fresco, piante crude e impacchi come applicazioni comuni. [s24] Nonostante l'influenza della medicina moderna, la medicina tradizionale a base di piante rimane rilevante e conferma il valore terapeutico delle piante locali. [s24] Oltre alla corteccia di salice, anche altre cortecce e radici offrono vantaggi medici. Estratti dalla corteccia di olmo vengono tradizionalmente utilizzati per alleviare il mal di gola e i disturbi gastrointestinali. Anche la radice della curcuma, ricca di curcumin, è nota per le sue proprietà antinfiammatorie. [s25] L'uso di cortecce e radici richiede conoscenze sulla pianta specifica e sul suo uso sicuro. Un dosaggio errato o la confusione con piante tossiche possono essere pericolosi.

Corteccia di salice [i25]

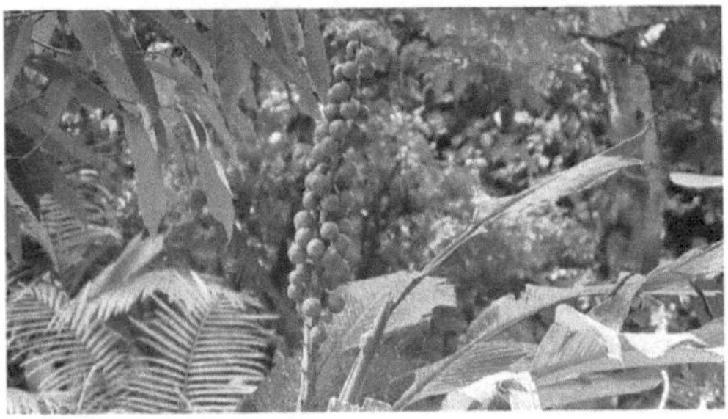

Zingiberacee [i26]

Utile sapere

Antimicrobico

Indica la proprietà di inibire o distruggere la crescita di microrganismi come batteri e funghi. Nella medicina d'emergenza, il materiale vegetale con azione antimicrobica può aiutare a prevenire infezioni nelle ferite.

Etnobotanica

Lo studio scientifico dell'uso tradizionale delle piante da parte di diverse culture, comprese le loro applicazioni mediche. La conoscenza etnobotanica può aiutare a identificare piante utili in situazioni di sopravvivenza.

Applicazioni medicinali di corteccia e radici

Distribuzione degli usi medicinali di corteccia e radici in situazioni di sopravvivenza.

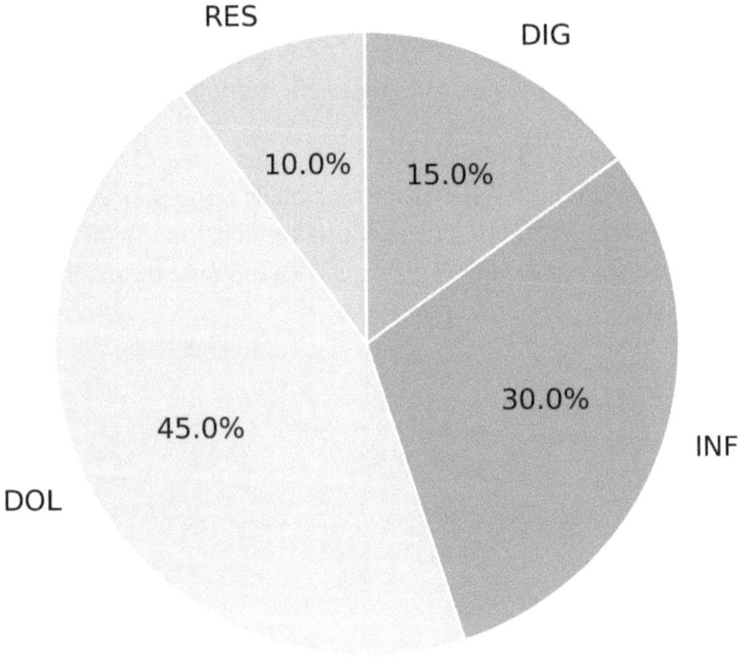

DIG: Problemi digestivi

DOL: Dolore e infiammazione

INF: Trattamento delle infezioni

RES: Disturbi respiratori

La maggior parte dei casi d'uso per corteccia e radici sono focalizzati sul sollievo dal dolore e dall'infiammazione, evidenziando la loro importanza nella gestione di lesioni e disagio in scenari di sopravvivenza. Il trattamento delle infezioni è anche un'applicazione significativa, che indica la rilevanza degli antisettici naturali e degli antimicrobici presenti in queste parti di piante. Anche se meno frequenti, gli usi per problemi digestivi e disturbi respiratori dimostrano la versatilità di questi rimedi naturali nell'affrontare una serie di potenziali problemi di salute nella natura selvaggia.

Consigli concreti

- Preparate un tè alle erbe con achillea e foglie di ortica per la pulizia delle ferite, versando le erbe fresche con acqua calda e lasciandole raffreddare.
- Utilizzate carbone ridotto in polvere dalla brace del falò, mescolato con un po' di miele, come impacco per ferite infette.
- Applicate impacchi di patate crude schiacciate sulle scottature per alleviare il calore e favorire la guarigione.
- Preparate un balsamo lenitivo con radice di consolida e fiori di calendula, estraendo gli ingredienti in olio e addensandoli con cera d'api.
- Bevete regolarmente tè di fiori di spirea per ridurre le infiammazioni nel corpo e supportare la guarigione delle ferite dall'interno.
- Applicate foglie schiacciate di piantaggine maggiore sulle punture di insetto per ridurre prurito e gonfiore.
- Preparate un decotto di corteccia di quercia per fare pediluvi in caso di micosi ai piedi o come collutorio per infiammazioni nella bocca e nella gola.
- Utilizzate una tintura di fiori di arnica per applicazioni esterne su contusioni e distorsioni, per alleviare dolore e gonfiore.
- Mescolate corteccia di salice schiacciata con un po' d'acqua per ottenere una pasta da applicare sulle articolazioni dolenti.
- Bevete tè di foglie di melissa per calmare il sistema nervoso e minimizzare i disturbi della guarigione delle ferite legati allo stress.
- Create un cuscino di erbe con fiori di lavanda e coni di luppolo per migliorare il sonno e favorire la rigenerazione durante la guarigione delle ferite.

2. 2 Metodi di Trattamento Naturali

Nella medicina della natura, i metodi di trattamento naturali offrono spesso l'unica possibilità di alleviare i disturbi e supportare la guarigione. Impacchi, bende, argilla curativa e infusi a base di piante possono, se applicati correttamente, ridurre il dolore, il gonfiore e le infiammazioni o garantire un'adeguata idratazione. La scelta del materiale giusto, l'applicazione corretta e la conoscenza dei possibili rischi sono fondamentali per il successo e per evitare complicazioni. La natura offre un ampio spettro di rimedi – imparate a utilizzarli in modo efficace e sicuro.

L'applicazione corretta dei metodi di guarigione naturali, che si tratti di impacchi, bende o tisane, richiede conoscenza e attenzione, specialmente in situazioni di emergenza. Per sicurezza, è consigliabile limitarsi a rimedi noti e non tossici e, in caso di dubbi, cercare aiuto professionale.

Impacchi e Wickel

Gli impacchi e i bendaggi offrono in medicina d'emergenza modi semplici ma efficaci per alleviare i disturbi e supportare la guarigione. Influenzano la circolazione locale e possono ridurre il dolore, il gonfiore e l'infiammazione. La scelta del materiale e della tecnica giusta è fondamentale per il successo dell'applicazione. Fondamentalmente, si distingue tra impacchi caldi e freddi. Gli impacchi freddi sono particolarmente adatti per infortuni acuti come contusioni, verstauchungen o punture di insetti. Hanno un effetto analgesico e antinfiammatorio, restringendo i vasi sanguigni e inibendo la reazione infiammatoria. Per un impacco freddo, un panno pulito può essere immerso in acqua fredda e poi strizzato e posizionato sulla zona interessata. Il ghiaccio non dovrebbe mai essere applicato direttamente sulla pelle, poiché ciò può causare congelamento. Invece, si possono avvolgere cubetti di ghiaccio o sacchetti di ghiaccio in un asciugamano per creare uno strato protettivo. Gli impacchi caldi, al contrario, favoriscono la circolazione sanguigna e aiutano con tensioni muscolari, dolori addominali o dolori articolari cronici. Il calore rilassa i muscoli e allevia i crampi. Per un impacco caldo, un panno può essere immerso in acqua calda (non bollente!), strizzato e posizionato sulla zona interessata. In alternativa, si possono utilizzare anche cuscini di grano riscaldati o borse dell'acqua calda. In caso di ferite aperte, gli impacchi caldi sono controindicati, poiché possono favorire le infezioni. Oltre alle differenze di temperatura, gli impacchi possono essere arricchiti con vari principi attivi per potenziarne l'effetto. Ad esempio, impacchi aceto possono aiutare in caso di febbre, abbassando la temperatura corporea. A tal fine, un panno viene immerso in una miscela di acqua fredda e aceto e posizionato su fronte, collo o polpacci. Anche i bendaggi di patate possono alleviare la tosse e la bronchite. Per questo, le patate cotte e schiacciate vengono messe in un panno e applicate come impacco caldo sul petto. La durata dell'applicazione degli impacchi e dei bendaggi varia a seconda del tipo e del quadro sintomatico. Gli impacchi freddi non dovrebbero di solito essere applicati per più di 20 minuti consecutivi per evitare congelamenti. Tra le applicazioni, dovrebbe essere prevista una pausa di almeno 30 minuti. Gli impacchi caldi possono essere applicati per un periodo leggermente più lungo, fino a 30 minuti. Tuttavia, in caso di disturbi persistenti o incertezze, è sempre consigliabile consultare un medico. L'applicazione corretta di un bendaggio richiede attenzione e il rispetto di alcuni punti importanti. Il panno dovrebbe essere abbastanza grande da coprire completamente l'area interessata e abbastanza stretto da non scivolare, ma non così stretto da ostacolare la circolazione. Quando si utilizzano erbe o altri additivi, è importante prestare attenzione a possibili reazioni allergiche. Un test su una piccola area della pelle può aiutare a escludere intolleranze. Nella cura di bambini e neonati, è necessaria particolare cautela. La temperatura degli impacchi dovrebbe sempre essere adattata alla pelle sensibile e la durata dell'applicazione dovrebbe essere ridotta. Un impacco umido e caldo attorno al torace di un bambino piccolo con un additivo antipiretico come una bassa concentrazione di aceto nell'acqua può contribuire a ridurre la temperatura corporea e migliorare il benessere. Tuttavia, il dosaggio esatto e la durata dell'applicazione dovrebbero sempre essere concordati con un medico o un farmacista. Gli impacchi e i bendaggi sono un prezioso complemento per il primo soccorso e possono alleviare una varietà di disturbi. Con l'applicazione corretta e la scelta di materiali adeguati, è possibile trattare efficacemente il dolore e l'infiammazione e promuovere la guarigione. Tuttavia, non sostituiscono la consultazione di un medico in caso di infortuni o malattie gravi.

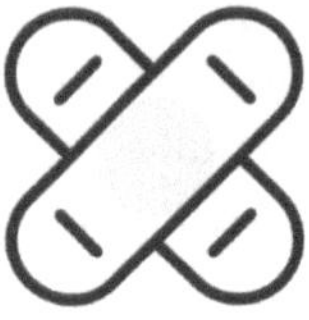

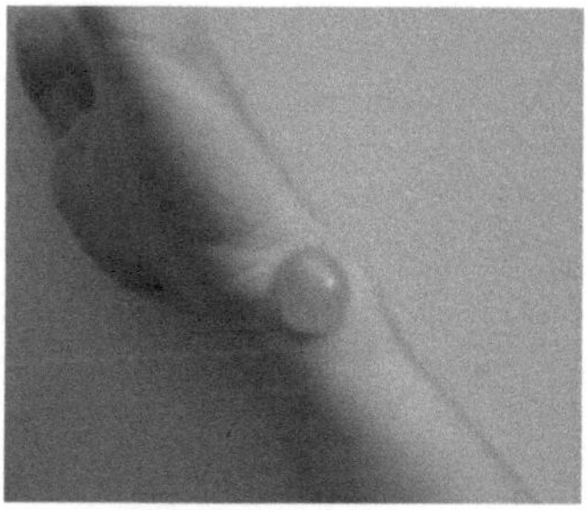

Puntura d'insetto [i27]

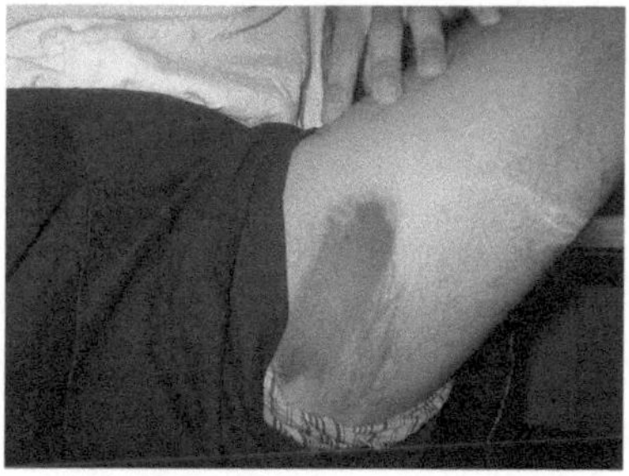

tensione muscolare [i28]

Utile sapere

Dolori articolari

I dolori articolari possono derivare da infiammazioni, infortuni o usura. In una situazione di sopravvivenza, i dolori articolari possono compromettere gravemente la mobilità e la capacità di svolgere compiti.

Impacchi aceto

Gli impacchi aceto sono un metodo tradizionale per abbassare la febbre. L'evaporazione dell'aceto raffredda la pelle e può abbassare la temperatura corporea.

Puntura di insetto

Le punture di insetto possono essere problematiche in una situazione di sopravvivenza, poiché possono causare dolore, gonfiore, prurito o addirittura reazioni allergiche a seconda dell'insetto. Il trattamento corretto è importante per evitare infezioni e ulteriori complicazioni.

Tensione muscolare

Le tensioni muscolari sono contrazioni dolorose dei muscoli, che possono derivare da sforzi eccessivi, infortuni o freddo. In una situazione di sopravvivenza, le tensioni muscolari possono limitare la libertà di movimento e ostacolare l'esecuzione di compiti importanti.

Utilizzo delle bende nel primo soccorso in ambiente selvaggio

Distribuzione dei tipi di bende per caso d'uso.

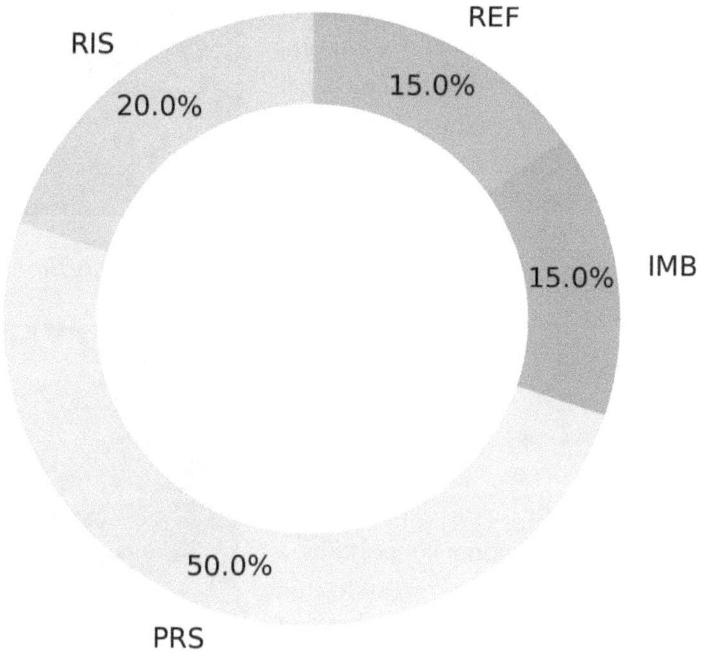

IMB: Bende immobilizzanti (fratture/distorsioni)

REF: Bende refrigeranti (colpo di calore)

PRS: Bende compressive (controllo delle emorragie)

RIS: Bende riscaldanti (ipotermia)

I dati suggeriscono che le bende compressive sono il tipo più comunemente usato negli scenari di primo soccorso in ambiente selvaggio, probabilmente a causa della loro versatilità nella gestione delle emorragie e delle lesioni. Mentre le bende riscaldanti e refrigeranti svolgono un ruolo vitale, sono necessarie meno frequentemente, riflettendo la priorità data alla cura immediata dei traumi nelle situazioni di sopravvivenza. Le bende immobilizzanti, sebbene cruciali per fratture e distorsioni, rappresentano una porzione minore, indicando potenzialmente la minore incidenza di queste lesioni rispetto alle emorragie o alle minacce ambientali.

Argilla Curativa e Applicazioni di Argilla

L'argilla curativa e il fango trovano un'ampia applicazione nella medicina naturale, specialmente nel trattamento di problemi cutanei e ferite. La loro efficacia si basa su diversi fattori, tra cui l'assorbimento di liquidi e tossine, il rilascio di minerali e microelementi, nonché – a seconda della composizione minerale – proprietà antibatteriche. [s26] I minerali argillosi come il montmorillonite e l'halloysit sono biocompatibili e non tossici, rendendoli adatti per applicazioni mediche. [s27] Possono supportare la guarigione delle ferite creando un ambiente umido e assorbendo al contempo essudati e batteri. [s27] Le proprietà fisico-chimiche delle argille, come il rilascio di ioni metallici dipendente dal pH, contribuiscono all'azione antibatterica e offrono una strategia potenziale nella lotta contro i germi multiresistenti. [s26] L'argilla può essere applicata direttamente sulla zona interessata della pelle. In caso di ferite più grandi o ustioni, si consiglia di spalmare compresse sterili con uno strato sottile di argilla e posizionarle sulla ferita. Una benda fissa la compressa e protegge la ferita da influenze esterne. L'applicazione può essere ripetuta più volte al giorno, a seconda delle necessità. Oltre al trattamento diretto delle ferite, l'argilla curativa e il fango sono adatti anche per impacchi e applicazioni in caso di infiammazioni, punture di insetti o contusioni. Combinando con polimeri, è possibile migliorare le

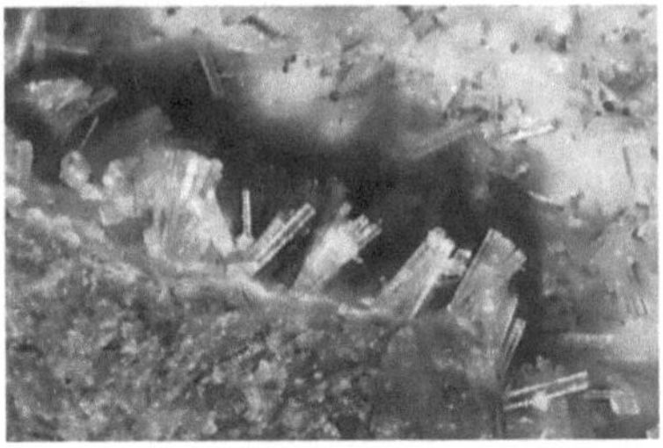

Montmorillonite [i29]

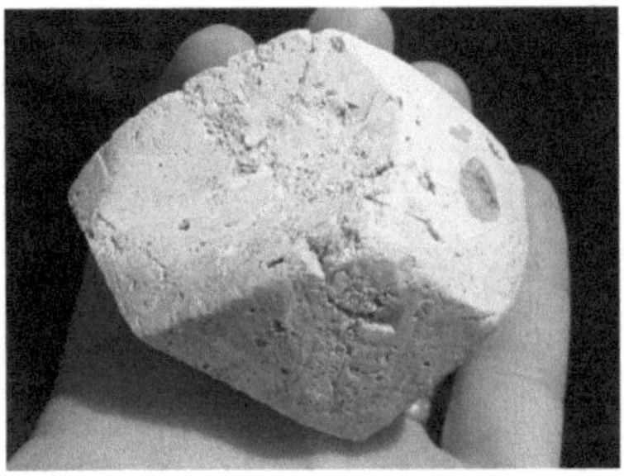

Sepiolite [i30]

proprietà meccaniche e termiche dell'argilla e promuovere l'adesione e la proliferazione cellulare nella rigenerazione dei tessuti. [s27] Il ruolo dei minerali argillosi come il montmorillonite come vettori per principi attivi – per migliorare la biodisponibilità dei farmaci – è un altro aspetto promettente della ricerca. [s27] Lo stesso vale per l'halloysit, la cui struttura unica lo rende predestinato per la somministrazione mirata di principi attivi. [s27] Anche i fibrotone come il sepiolite e i palygorskiti trovano applicazione nella somministrazione di farmaci, grazie alla loro alta superficie e capacità di scambio ionico. [s27] Tuttavia, è importante notare che l'efficacia dell'argilla curativa e del fango dipende dalla purezza e dalla composizione specifica del materiale. In caso di dubbio, è consigliabile consultare un medico o un farmacista.

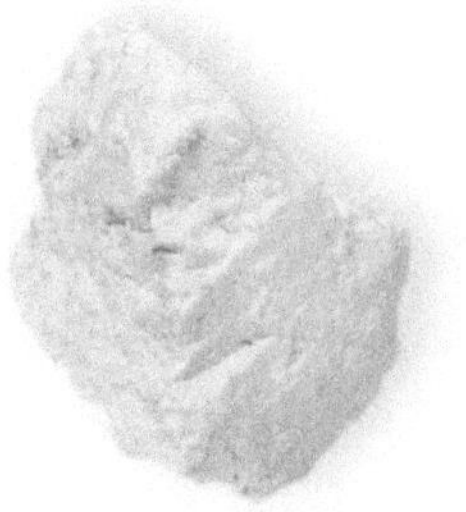

Alloisite [i31]

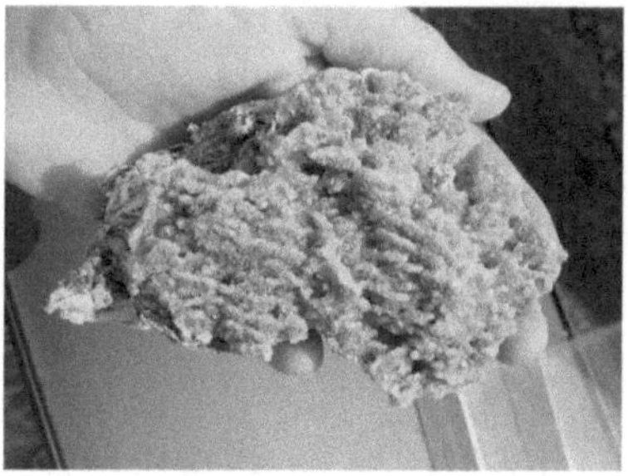

Paligorskite [i32]

Utile sapere

Assorbimento

Nella medicina d'emergenza, l'assorbimento può essere rilevante in relazione all'assunzione di tossine. Comprendere le vie di assorbimento (ad es. pelle, polmoni, tratto gastrointestinale) aiuta a valutare il pericolo e a scegliere le contromisure appropriate.

Capacità di scambio ionico

La capacità di scambio ionico descrive l'abilità di un materiale di scambiare ioni. Nella medicina di sopravvivenza, questa proprietà dei minerali argillosi può essere utilizzata per legare tossine o fornire minerali.

Microelemento

I microelementi svolgono un ruolo importante in diverse funzioni corporee. In una situazione di sopravvivenza, una carenza di determinati microelementi può portare a problemi di salute.

Proprietà fisico-chimiche

Le proprietà fisico-chimiche delle sostanze, come la solubilità o il pH, influenzano il loro effetto nel corpo. Nella medicina di sopravvivenza, comprendere queste proprietà è importante per utilizzare efficacemente i rimedi naturali.

Progressione della guarigione con impacco di argilla

Illustra la riduzione dell'infiammazione e del dolore nel tempo utilizzando un impacco di argilla.

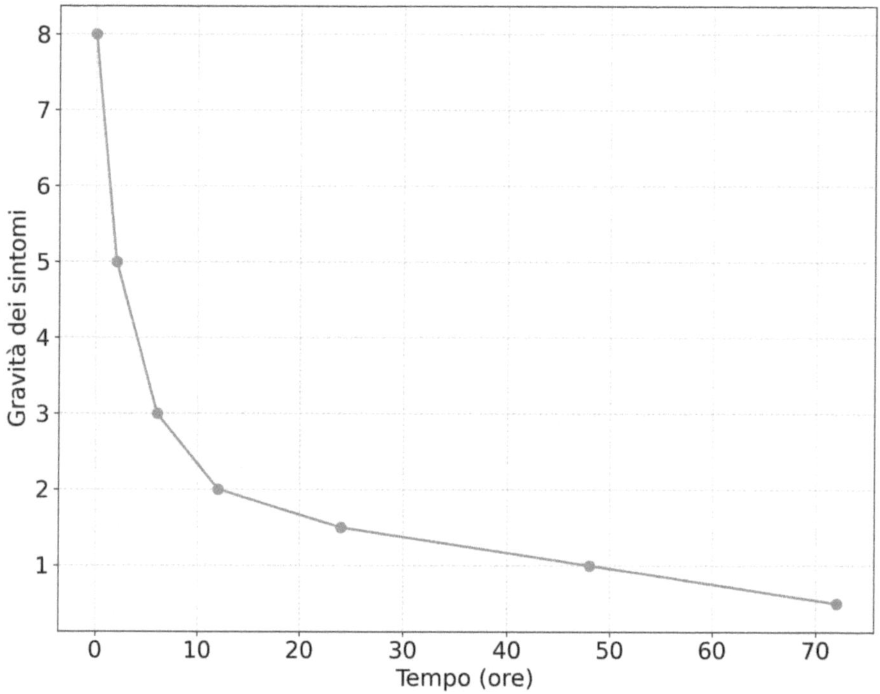

Il grafico mostra una rapida diminuzione del dolore e dell'infiammazione entro le prime ore dopo l'applicazione dell'impacco di argilla. Mentre il miglioramento continua nei giorni successivi, il tasso di cambiamento rallenta, suggerendo che la maggior parte della guarigione si verifica nel periodo iniziale. Questi dati supportano l'efficacia degli impacchi di argilla per il trattamento dell'infiammazione e del dolore localizzati in un contesto di sopravvivenza o di emergenza medica.

Infusi di Piante

Gli infusi di piante, noti anche come tè alle erbe, offrono nella natura e in situazioni di emergenza un modo per alleviare i disturbi e garantire un'adeguata idratazione. Infondendo diverse parti delle piante – foglie, fiori, radici o corteccia – è possibile estrarre i principi attivi contenuti e utilizzarli a scopi medicinali. Tuttavia, la scelta delle piante richiede conoscenze precise, poiché alcune specie possono essere tossiche. Un metodo sicuro è limitarsi a piante commestibili conosciute, i cui infusi vengono consumati anche nella vita quotidiana, come le foglie di mora, le foglie di lampone o i fiori di tiglio. Questi hanno un effetto calmante e possono aiutare con i sintomi del raffreddore. Oltre ad alleviare disturbi specifici, un infuso caldo contribuisce anche all'idratazione generale e può aiutare il corpo a espellere gli elettroliti – il che può essere importante in caso di diarrea. La preparazione di un infuso è semplice: versare le parti della pianta con acqua calda, non bollente, e – a seconda della pianta – lasciare in infusione per un periodo compreso tra cinque e dieci minuti. Il tempo di infusione influisce sulla concentrazione dei principi attivi e sul sapore. Quando si utilizzano piante sconosciute, è necessaria la massima cautela. Un

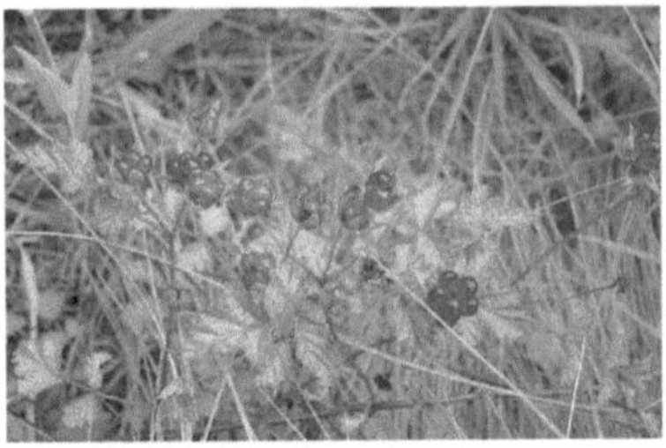

Foglie di mora [i33]

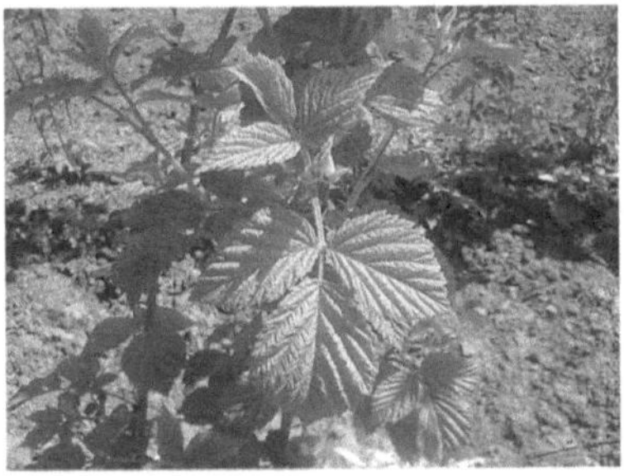

Foglie di lampone [i34]

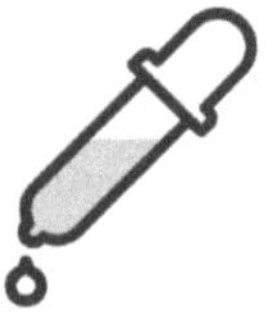

piccolo test cutaneo con l'infuso può aiutare a riconoscere reazioni allergiche, ma non sostituisce una conoscenza approfondita delle piante.

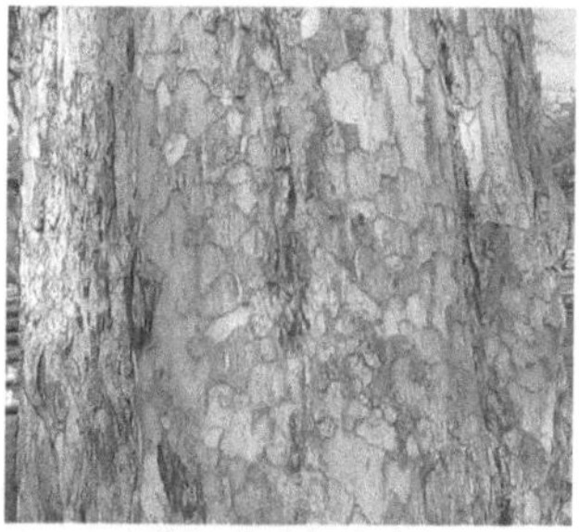

corteccia [i35]

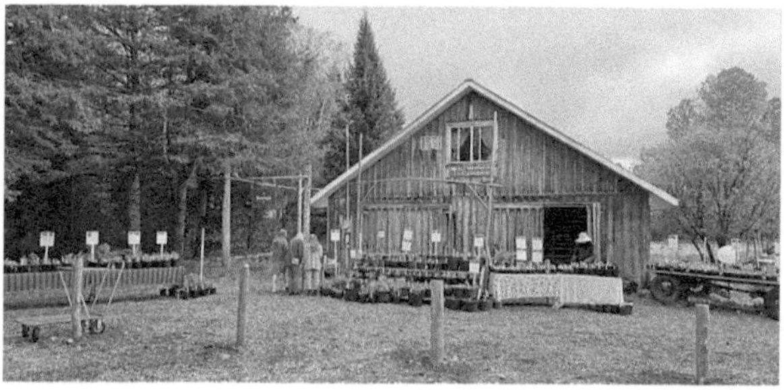

radice [i36]

Utile sapere

Elettrolita

Gli elettroliti sono minerali nel corpo che sono importanti per varie funzioni corporee, tra cui la regolazione dell'equilibrio dei fluidi e la funzione nervosa. Uno squilibrio, ad esempio, a causa di disidratazione o diarrea, può avere gravi conseguenze per la salute. In una situazione di sopravvivenza, la perdita di elettroliti può verificarsi a causa di sudorazione intensa o malattie. Gli infusi di piante possono aiutare a ripristinare gli elettroliti.

Infuso

Un infuso si ottiene versando parti di piante tritate con acqua calda. Questo metodo di estrazione è particolarmente delicato ed è adatto per foglie e fiori. Nella cura delle ferite, gli infusi possono essere utilizzati per la pulizia e la disinfezione. Alcuni infusi di piante possono anche essere utilizzati internamente per alleviare il dolore o stabilizzare la circolazione.

Efficacia infusi alle erbe

Efficacia e durata delle comuni infusioni di erbe per vari disturbi.

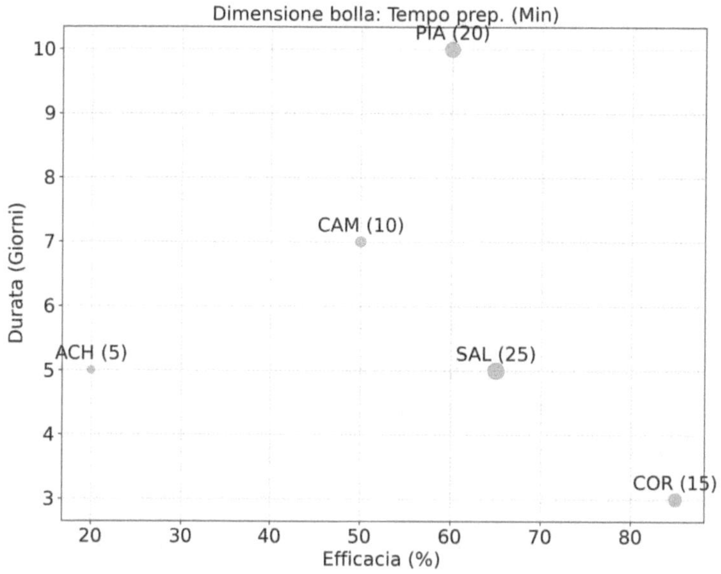

Blasengröße: Tempo prep. (Min)

ACH: Achillea (Antidolorifico)

CAM: Camomilla (Calmante)

COR: Corteccia di quercia (Antisettico)

PIA: Piantaggine (Antinfiammatorio)

SAL: Corteccia di salice (Febbrifugo)

Il grafico rivela uno spettro di efficacia e durata di applicazione richiesta per diverse infusioni di erbe. L'infuso 'COR' si distingue per l'elevata efficacia nonostante il tempo di applicazione più breve, suggerendo proprietà potenti. 'CAM' mostra un'efficacia moderata ma richiede un uso prolungato. 'ACH' dimostra una bassa efficacia indipendentemente dalla durata, indicando potenziali limitazioni. Infine, 'PIA' e 'SAL' condividono un'efficacia simile, sebbene 'PIA' richieda un'applicazione considerevolmente più lunga, suggerendo un rimedio ad azione più lenta.

Consigli concreti

- Applicare carbone triturato su una puntura d'insetto per assorbire le tossine.
- Estrarre il succo da foglie di ortica schiacciate e applicarlo sottilmente su piccole scottature.
- Posizionare un impacco di foglie e steli di achillea tritati su abrasioni per favorire la coagulazione del sangue.
- Preparare un tè con foglie di piantaggine e usarlo per fare gargarismi in caso di mal di gola.
- Creare un impacco rinfrescante con foglie di ortica e applicarlo su articolazioni gonfie.
- Utilizzare corteccia di salice schiacciata come ingrediente per un impacco analgesico in caso di mal di schiena.
- Bere quotidianamente un tè di bacche di rosa canina e sambuco per rafforzare il sistema immunitario.
- Applicare un impacco di radici di tarassaco schiacciate su aree della pelle infiammate.
- Inalare il profumo di foglie di menta selvatica schiacciate per alleviare il mal di testa.
- Mescolare foglie di rovo schiacciate con miele e utilizzare la pasta su labbra screpolate.
- Applicare un impacco di margherite tritate su occhi stanchi.
- Bere tè di camomilla con un po' di miele per calmarsi in caso di disturbi gastrici.

2. 3 Rimedi Improvvisati

Nei situazioni di sopravvivenza, l'accesso alle cure mediche può essere fortemente limitato. Rimedi improvvisati a base di risorse naturali offrono quindi una potenziale possibilità di alleviare i disturbi e di fornire un primo soccorso per le ferite. Tuttavia, la preparazione e l'uso di tali rimedi comportano delle sfide: la scelta delle piante appropriate, la corretta preparazione e dosaggio, così come la conoscenza dei possibili rischi, sono fondamentali per il successo e la sicurezza. Scoprite in questo capitolo come realizzare e utilizzare tinture, unguenti, paste ed estratti vegetali con mezzi semplici.

La scelta del giusto solvente e metodo di estrazione (tintura, macerato, infuso, decotto) è fondamentale, poiché diverse metodologie estraggono differenti principi attivi dalla pianta, influenzando così l'efficacia del rimedio.

Preparazione di Tinture

Le tinture sono estratti vegetali concentrati, ottenuti immergendo materiale vegetale in alcol. L'alcol funge da solvente, estraendo i principi attivi dalla pianta e conservando la tintura. [s28] La concentrazione dell'alcol è fondamentale e dovrebbe idealmente variare tra il 45% e il 90%, con il 60% al 70% frequentemente utilizzato. Un contenuto alcolico più elevato estrae in modo più efficace componenti resinose e oleose, mentre un contenuto alcolico più basso è più adatto per componenti idrosolubili. La scelta dell'alcol influisce anche sulla durata e sull'estrazione di specifici principi vegetali. Ad esempio, la vodka o il grano estraggono bene, mentre il brandy o il rum sono più adatti per applicazioni specifiche a causa dei loro aromi e caratteristiche. Per preparare una tintura, il materiale vegetale fresco o secco viene grossolanamente tritato e posto in un contenitore di vetro pulito. Successivamente, il contenitore viene riempito con l'alcol scelto fino a coprire completamente il materiale vegetale. È importante che ci sia abbastanza alcol per estrarre efficacemente i principi attivi e prevenire la crescita di muffe. Il contenitore viene sigillato ermeticamente e conservato in un luogo fresco e buio. [s28] La durata della macerazione, ovvero l'ammollo, varia a seconda del materiale vegetale e di solito va da due a sei settimane. Durante questo periodo, il contenitore dovrebbe essere agitato regolarmente per favorire l'estrazione. Dopo la macerazione, la tintura viene filtrata attraverso un colino fine o una garza per rimuovere il materiale vegetale. La tintura finita viene imbottigliata in bottiglie scure e conservata anch'essa in un luogo fresco e buio. È essenziale etichettare correttamente con il nome della pianta, il contenuto alcolico e la data di preparazione. Il dosaggio delle tinture dipende da vari fattori, come la pianta utilizzata, la concentrazione della tintura e le condizioni di salute individuali. È consigliabile iniziare con una dose bassa e aumentarla gradualmente fino a raggiungere l'effetto desiderato. Le tinture possono essere assunte direttamente o diluite in acqua o succo. Come per tutti i rimedi vegetali, è importante informarsi sulle possibili interazioni con altri farmaci prima dell'uso e consultare un medico o un farmacista in caso di dubbi. La preparazione e l'uso delle tinture richiedono attenzione e precisione per garantire l'efficacia e la sicurezza. Un approccio accurato nella scelta delle piante, nella concentrazione alcolica e nel dosaggio è fondamentale per il successo dell'applicazione. Le tinture offrono un modo pratico ed efficace per sfruttare il potere curativo delle piante.

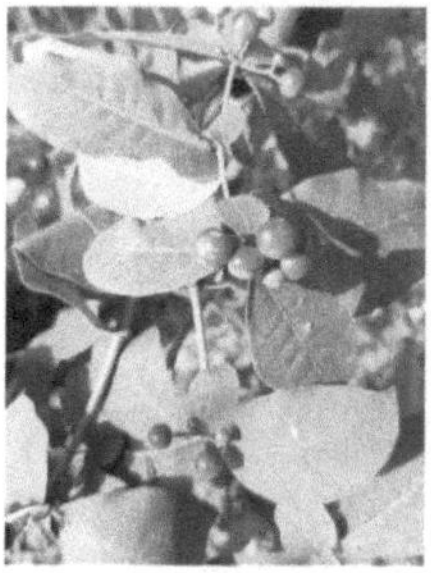

Pianta [i37]

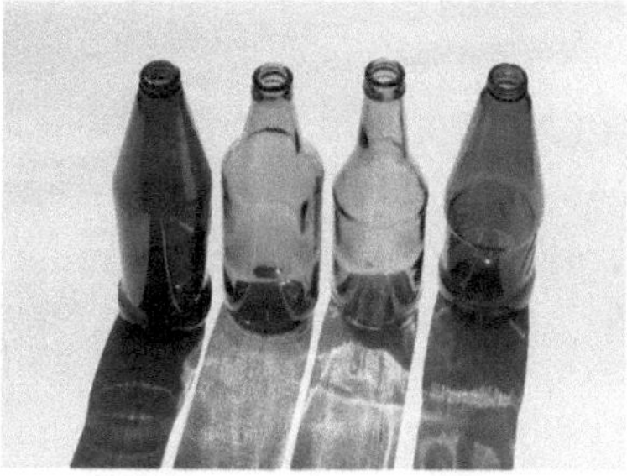

Bottiglia di vetro [i38]

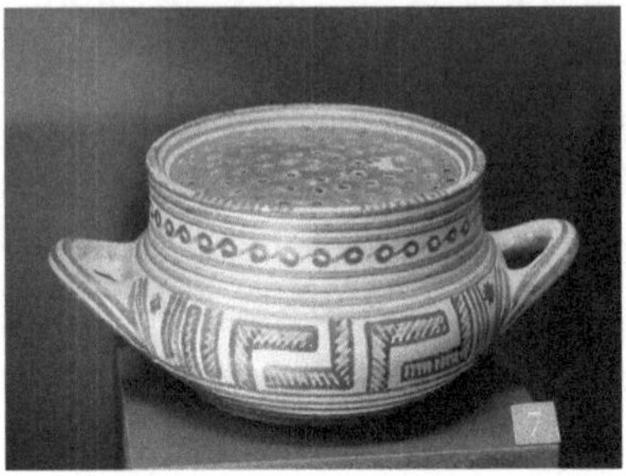

setaccio [i39]

Utile sapere

Alcol

L'alcol ad alta gradazione non serve solo per la disinfezione nella medicina di sopravvivenza, ma anche come solvente per la preparazione di tinture. La scelta dell'alcol (ad es. vodka, rum) influisce sull'estrazione e sulla durata.

Macerazione

L'ammollo di parti vegetali tritate in un liquido per estrarre i principi attivi. Nella medicina di sopravvivenza, questo può avvenire con alcol o olio per preparare tinture o unguenti.

Tintura

Una tintura può essere preparata da diverse piante e alcol per essere utilizzata in situazioni di emergenza come disinfettante, analgesico o per trattare altri disturbi. L'applicazione esatta dipende dalle piante utilizzate.

Stima della Durata di Conservazione delle Tinture

Durata di conservazione stimata di varie tinture in condizioni di conservazione adeguate.

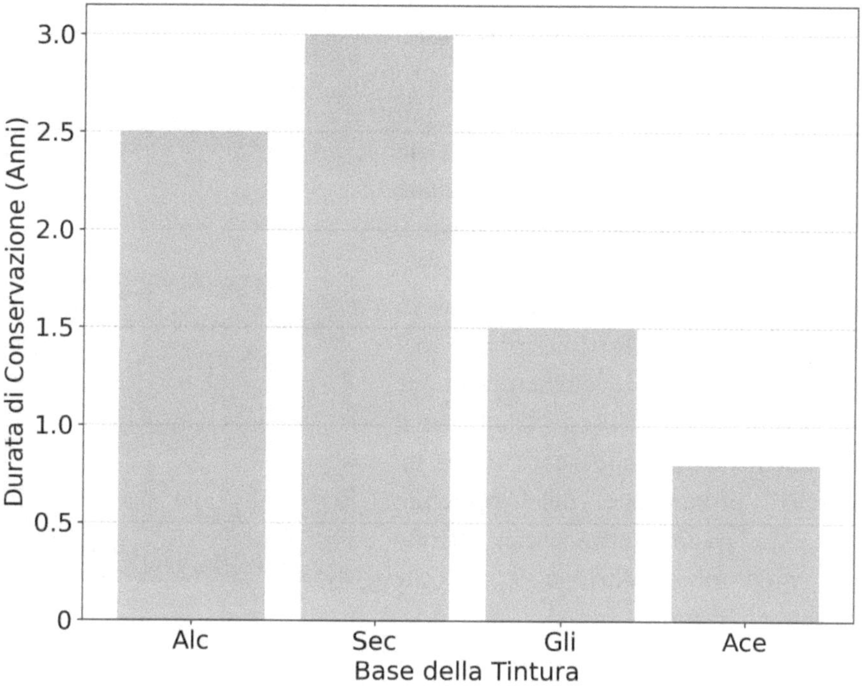

Ace: Aceto di Mele

Gli: Glicerina

Alc: Alcol (80 gradi)

Sec: Erbe Essiccate (conservazione ottimale)

Le tinture a base di alcol mostrano generalmente la durata di conservazione più lunga, superiore a 2 anni. Le tinture a base di glicerina offrono una durata inferiore, circa 1-2 anni, mentre le tinture a base di aceto sono le meno stabili, in genere durano dai 6 ai 12 mesi. Le erbe essiccate, utilizzate per creare queste tinture, hanno la durata di conservazione potenziale più lunga se conservate correttamente.

Unguenti e Paste

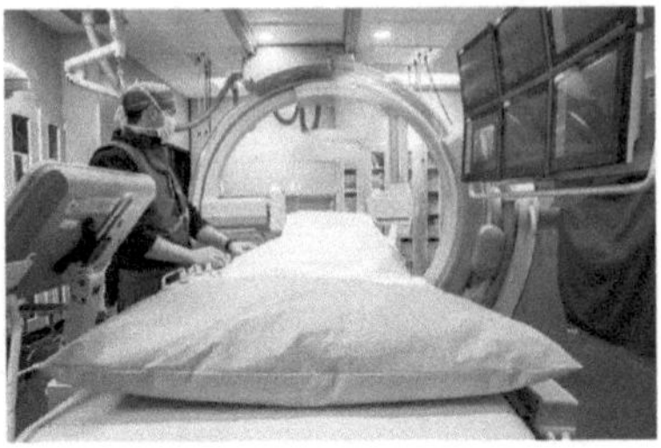

Interventi invasivi [i40]

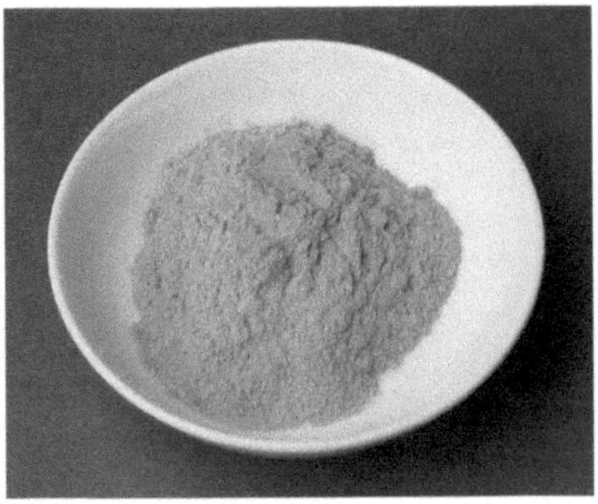

Argilla [i41]

Unguenti e paste rappresentano importanti applicazioni topiche nella medicina improvvisata. Si differenziano per la loro consistenza: gli unguenti sono più grassi e più spalmabili, mentre le paste hanno una maggiore percentuale di solidi e sono quindi più dense e meno spalmabili. Queste diverse proprietà influenzano sia i campi di applicazione che la liberazione del principio attivo. Gli unguenti, grazie alla loro base grassa, sono adatti per il trattamento della pelle secca e per un rilascio prolungato del principio attivo. Le paste, d'altra parte, offrono una migliore protezione contro le influenze esterne grazie al loro maggiore contenuto di solidi e possono essere utilizzate, ad esempio, per ferite superficiali o punture di insetti [s29]. La scelta tra unguento e pasta dipende quindi dalla situazione specifica e dall'effetto desiderato. Per la preparazione di unguenti e paste in una situazione di emergenza, possono essere utilizzati diversi veicoli. Come base grassa per gli unguenti, si possono utilizzare oli vegetali, grassi o cera d'api. Per le paste, sostanze in polvere come argilla, carbone vegetale o gesso possono essere mescolate con acqua o olio per formare una pasta. L'aggiunta di piante medicinali in polvere può aumentare ulteriormente l'efficacia degli unguenti e delle paste. Ad esempio, una pasta di argilla e acqua, arricchita con carbone in polvere, può essere utilizzata per la pulizia e disinfezione delle ferite [s30]. È importante prestare attenzione a una applicazione sterile. L'azione antibatterica di alcuni antibiotici topici può ridurre il rischio di infezioni delle ferite dopo interventi chirurgici rispetto a nessun trattamento o all'uso di antisettici [s31]. Tuttavia, l'uso di antibiotici topici comporta anche il rischio di dermatiti da contatto allergiche, sebbene le evidenze siano ancora insufficienti [s31]. Anche l'efficacia degli antibiotici topici per la guarigione delle ferite è incerta

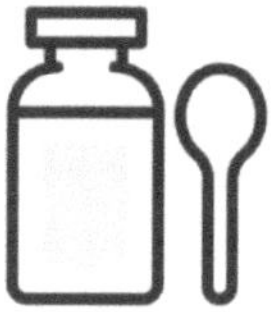

e richiede ulteriori ricerche [s31]. Pertanto, la decisione di utilizzare antibiotici topici dovrebbe considerare i potenziali effetti collaterali, come le reazioni allergiche. L'uso di antisettici, paragonabile a soluzioni di iodio [s29], per la disinfezione della pelle prima di interventi invasivi è invece consolidato e mostra un'elevata efficacia contro microrganismi resistenti [s29]. La scelta del giusto rimedio topico dipende quindi dal tipo di lesione, dal rischio di infezione e dalle circostanze individuali. Nell'applicazione di unguenti e paste, l'igiene è fondamentale per evitare ulteriori infezioni. Le mani e le aree cutanee interessate devono essere pulite accuratamente prima dell'applicazione. L'unguento o la pasta devono essere applicati in uno strato sottile e uniforme. In caso di ferite profonde o ustioni, è essenziale un aiuto medico professionale. I metodi descritti qui per la preparazione e l'applicazione di unguenti e paste servono solo come primo soccorso in situazioni di emergenza e non sostituiscono un trattamento medico.

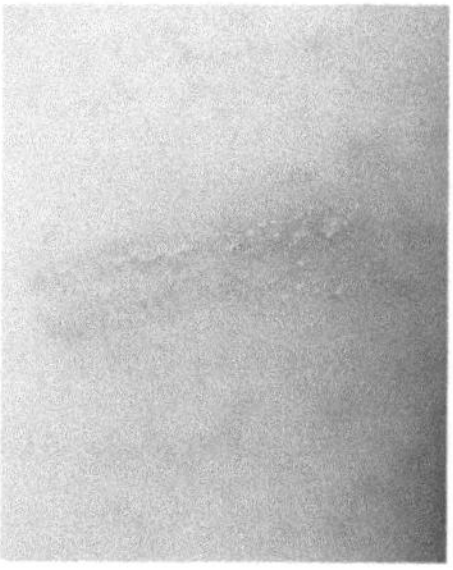

Dermatite da contatto [i42]

Ingredienti comuni in unguenti e cataplasmi improvvisati

Rapporti tipici degli ingredienti per trattamenti topici improvvisati.

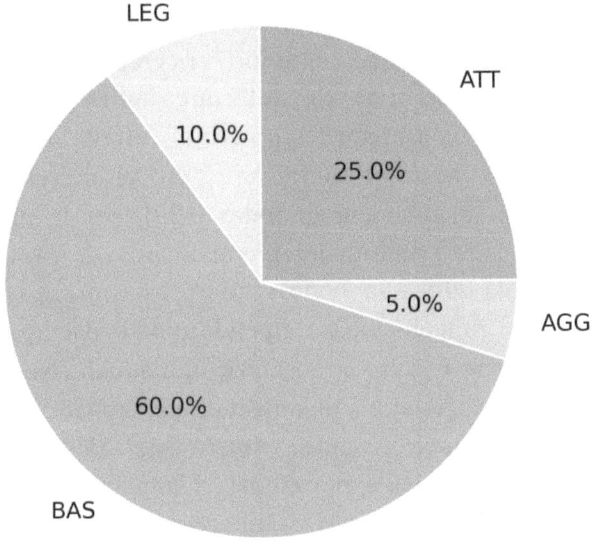

AGG: Aggiunte facoltative (es. Miele, Carbone)

BAS: Base (es. Argilla, Grasso)

ATT: Ingrediente attivo (es. Piantaggine, Achillea)

LEG: Legante (es. Cera d'api, Resina di pino)

La porzione più grande rappresenta l'ingrediente base, cruciale per trasportare i componenti attivi e fornire una consistenza liscia. La porzione di ingrediente attivo evidenzia l'importanza delle piante medicinali o di altre sostanze con proprietà curative. Una porzione minore è dedicata ai leganti, a dimostrazione del loro ruolo nel tenere insieme la miscela e nell'aiutare l'applicazione. Infine, la sezione più piccola indica aggiunte facoltative come miele o carbone, che possono fornire ulteriori benefici a seconda del disturbo specifico.

Estratti di Piante Medicinali

Gli estratti di piante medicinali possono essere ottenuti, oltre che da tinture, anche sotto forma di mazerati, infusi e decozioni. I mazerati si ottengono immergendo materiale vegetale in acqua fredda o olio per un lungo periodo. Questo processo è particolarmente adatto per i principi attivi sensibili alla temperatura. Gli infusi si preparano versando acqua bollente su materiale vegetale tritato e sono ideali per l'estrazione di oli volatili e componenti solubili in acqua. Analogamente agli infusi, le decozioni si ottengono facendo bollire il materiale vegetale in acqua, permettendo anche a parti vegetali più solide di rilasciare i loro principi attivi. È importante notare che il metodo di preparazione influisce sul tipo e sulla quantità di principi attivi estratti, determinando così l'efficacia dell'estratto. Ad esempio, un mazerato di fiori di calendula in olio estrae i coloranti e le vitamine liposolubili, mentre un infuso di fiori di camomilla rilascia gli oli essenziali calmanti [s32]. L'uso degli estratti di piante medicinali nella medicina improvvisata richiede, oltre alla corretta preparazione, anche una solida conoscenza della pianta in questione, delle sue proprietà e dei potenziali rischi. Mentre alcune piante hanno dimostrato efficacia nel lenire i disturbi, altre possono causare interazioni pericolose se combinate con determinati farmaci

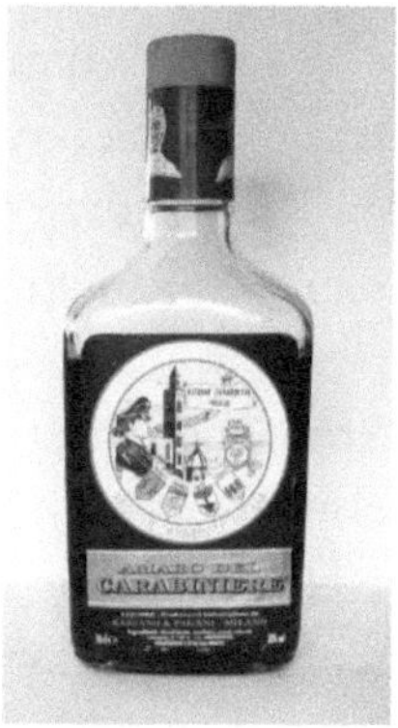

Infuso [i43]

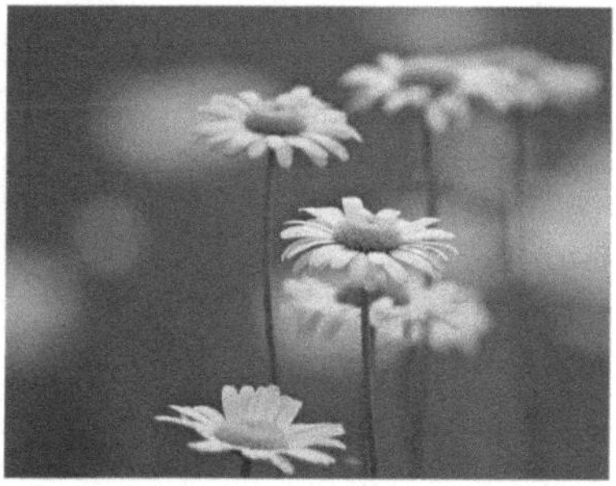

Fiori di camomilla [i44]

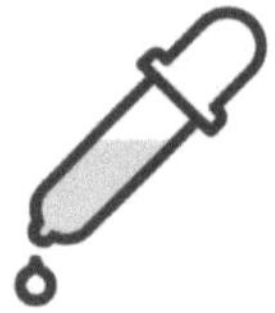

[s33]. La ricerca sui complessi meccanismi d'azione degli estratti vegetali non è ancora conclusa e sono necessari ulteriori studi per ampliare la base scientifica per il loro utilizzo [s32]. In particolare, in situazioni di emergenza, quando l'accesso a farmaci convenzionali è limitato, le piante medicinali tradizionali possono rappresentare un prezioso complemento, a condizione che il loro utilizzo avvenga con cautela e tenendo conto dei potenziali rischi. Gli estratti di una pianta potrebbero, comparati ai risultati di uno studio [s34], avere effetti potenzialmente positivi sul sistema immunitario, ma anche in questo caso gli effetti a lungo termine e le interazioni con altre sostanze non sono ancora completamente esplorati.

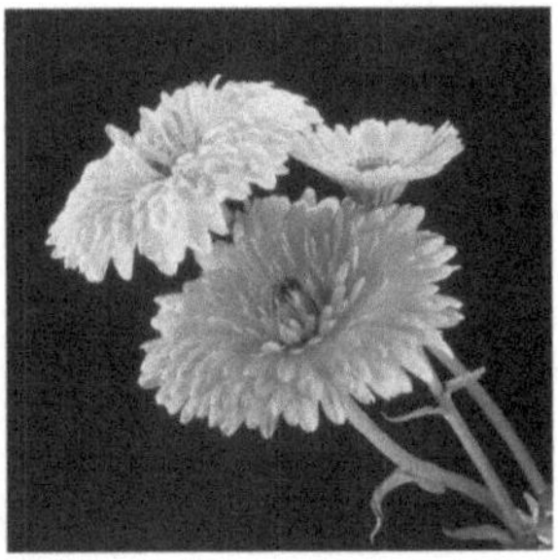

Fiori di calendula [i45]

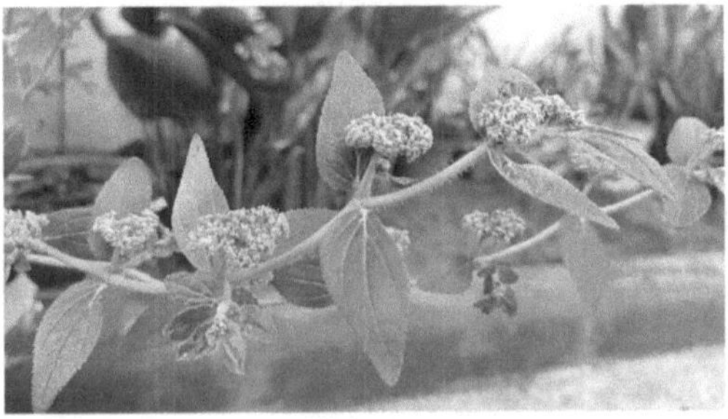

Decotto [i46]

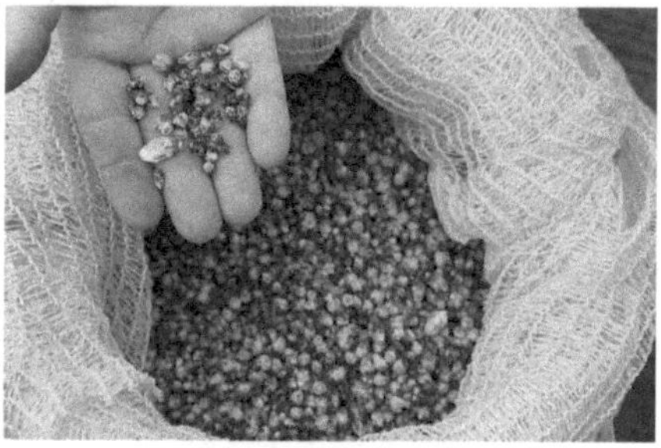

Macerato [i47]

Utile sapere

Decotto

Un decotto si ottiene facendo bollire parti vegetali in acqua per un lungo periodo. Questo metodo è adatto per parti vegetali più dure come radici o cortecce. In scenari di sopravvivenza, i decotti possono essere utilizzati per disinfettare ferite o trattare infiammazioni.

Estratti

Gli estratti sono preparazioni concentrate a base di materiale vegetale. Possono essere ottenuti attraverso vari metodi come mazerazione, infusione, decozione o tintura. Gli estratti possono svolgere un ruolo importante in situazioni di sopravvivenza, poiché contengono una concentrazione più elevata di principi attivi rispetto a semplici infusi o decotti.

Mazerato

Un mazerato si prepara immergendo parti vegetali in acqua fredda o olio per estrarre i principi attivi. Questo metodo è particolarmente adatto per sostanze vegetali delicate che potrebbero essere distrutte dal calore. In una situazione di sopravvivenza, un mazerato può essere utilizzato per trattare ferite o alleviare il dolore quando non sono disponibili farmaci convenzionali.

Efficacia dell'estrazione di erbe

Confronto tra i metodi di estrazione di erbe.

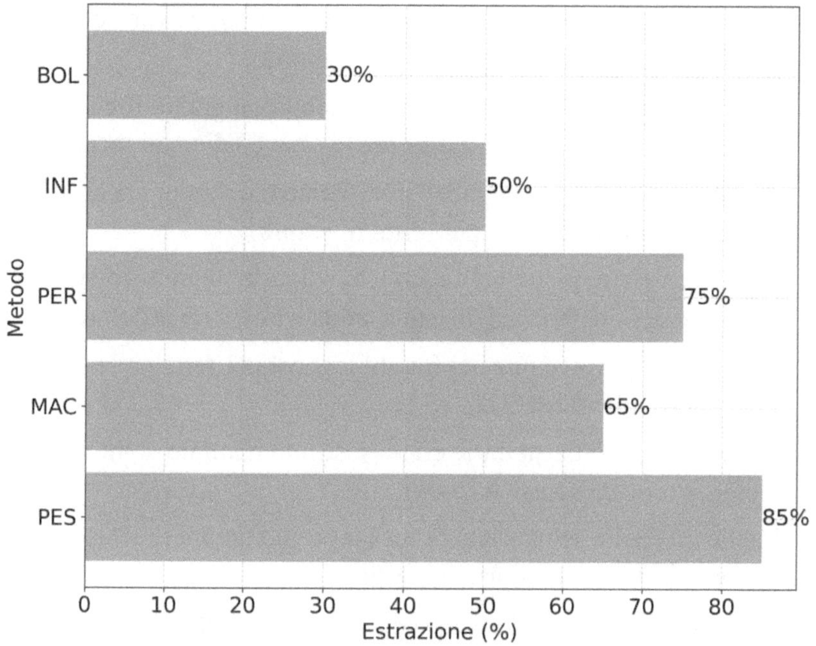

BOL: Bollitura

INF: Infusione

MAC: Macerazione al sole

PER: Percolazione

PES: Pestatura

Il grafico rivela una diversa efficacia tra i metodi di estrazione. L'ebollizione sembra essere la più efficiente, mentre la pestatura produce la più bassa estrazione. Ciò suggerisce che il calore gioca un ruolo significativo nell'estrazione, mentre la sola forza meccanica è meno efficace. Gli altri metodi si collocano in una posizione intermedia, indicando una potenziale interazione di fattori come la penetrazione del solvente e il calore.

Consigli concreti

- Disinfettare un ago con cenere calda e usarlo per rimuovere una scheggia sotto la pelle.
- Schiacciare il carbone e mescolarlo con saliva per ottenere una pasta da applicare come analgesico improvvisato su un dente dolorante.
- Utilizzare il succo dell'aglio selvatico per trattare le verruche, applicandolo direttamente più volte al giorno.
- Creare una sorta di borsa per medicamenti con grandi foglie e erbe morbide per trasportare in sicurezza le erbe medicinali raccolte.
- Cercare il muschio di sfagno: è assorbente e ha proprietà antisettiche, ideale come medicazione per ferite in natura.
- Riscaldare pietre piatte nel fuoco e avvolgerle in un panno per improvvisare una borsa dell'acqua calda e alleviare il dolore.
- Utilizzare la polvere fine dei funghi legnosi per fermare le emorragie – ha un effetto emostatico.
- Usare il succo della stellaria come sostituto naturale delle gocce oculari per occhi secchi e irritati.
- Applicare foglie schiacciate di tussilago su punture di insetto per alleviare il prurito e ridurre il gonfiore.
- Masticare la radice dell'erisimo per ottenere un effetto antibatterico in caso di infiammazioni gengivali.
- Bere tè di scaglie di corteccia di salice in caso di febbre – l'acido salicilico contenuto ha un effetto antipiretico.

Revisione - 2. Medicina Selvatica e Naturopatia

La medicina selvatica e la naturopatia offrono in situazioni di emergenza preziose opportunità per l'autosufficienza, ma non possono in alcun modo sostituire un trattamento medico professionale. Un uso responsabile di questi metodi richiede una conoscenza approfondita e una preparazione accurata. Pertanto, iniziate presto a familiarizzare con le piante medicinali locali e il loro utilizzo. Partecipate a workshop, leggete letteratura specializzata e praticate la preparazione di tinture, unguenti e impacchi. Fate sempre attenzione a identificare in modo sicuro le piante, per escludere confusioni con specie tossiche. Documentate le vostre esperienze e create una farmacia d'emergenza personale con rimedi collaudati.

L'applicazione delle piante medicinali nella pratica richiede un approccio differenziato. Considerate il tipo di infortunio o malattia, le risorse disponibili e le vostre conoscenze individuali. Ad esempio, per una leggera scottatura, una pasta rinfrescante di aloe vera può alleviare, mentre per una ferita profonda la cura sterile della ferita e il rapido trasporto da un medico hanno la priorità. Anche la combinazione di diversi metodi può essere sensata. Un impacco di consolida può supportare la guarigione di un livido, mentre contemporaneamente si assume una tintura di arnica per ridurre il dolore e il gonfiore. Non sperimentate con piante o applicazioni sconosciute, specialmente in una situazione di stress. Attenetevi alle vostre ricette e dosaggi collaudati.

Particolarmente negli scenari di sopravvivenza, dove l'accesso alle cure mediche è limitato, i rimedi naturali acquistano importanza. Qui una vasta conoscenza delle possibilità di utilizzo delle piante medicinali può fare la differenza decisiva. Un'infusione di achillea, ad esempio, può essere utilizzata per la disinfezione delle ferite, mentre il tè di corteccia di salice può aiutare in caso di febbre e dolori. L'argilla e la terra curativa sono adatte per il trattamento di problemi cutanei e punture di insetti. Ricordate che l'efficacia dei rimedi naturali dipende da vari fattori, come la qualità delle piante, il metodo di preparazione e lo stato di salute individuale. Una documentazione accurata e l'espansione continua delle vostre conoscenze sono quindi essenziali.

L'approccio alla medicina selvatica e alla naturopatia è un processo di apprendimento continuo. Siate consapevoli dei limiti di questi metodi e non esitate a chiedere aiuto professionale, se necessario. Con la giusta preparazione e una valutazione realistica delle vostre capacità, tuttavia, potete beneficiare della conoscenza del potere curativo della natura e migliorare la vostra autosufficienza in situazioni di emergenza. Ampliate costantemente le vostre conoscenze e le vostre abilità pratiche: è un investimento nella vostra salute e sicurezza.

3. Medicina di Sopravvivenza in Situazioni Estreme

Cosa fare quando l'assistenza medica non è disponibile e il corpo raggiunge i suoi limiti? In situazioni di pericolo di vita, spesso sono i minuti a decidere tra vita e morte - sia che ci si trovi in un freddo gelido, in un caldo torrido o dopo il contatto con sostanze pericolose. Questo capitolo fornisce conoscenze essenziali per situazioni estreme in cui l'aiuto professionale non è disponibile. Le tecniche e i metodi presentati si basano su decenni di esperienza di medici di wilderness e soccorritori. La loro conoscenza potrebbe essere il fattore decisivo che salva vite in momenti critici.

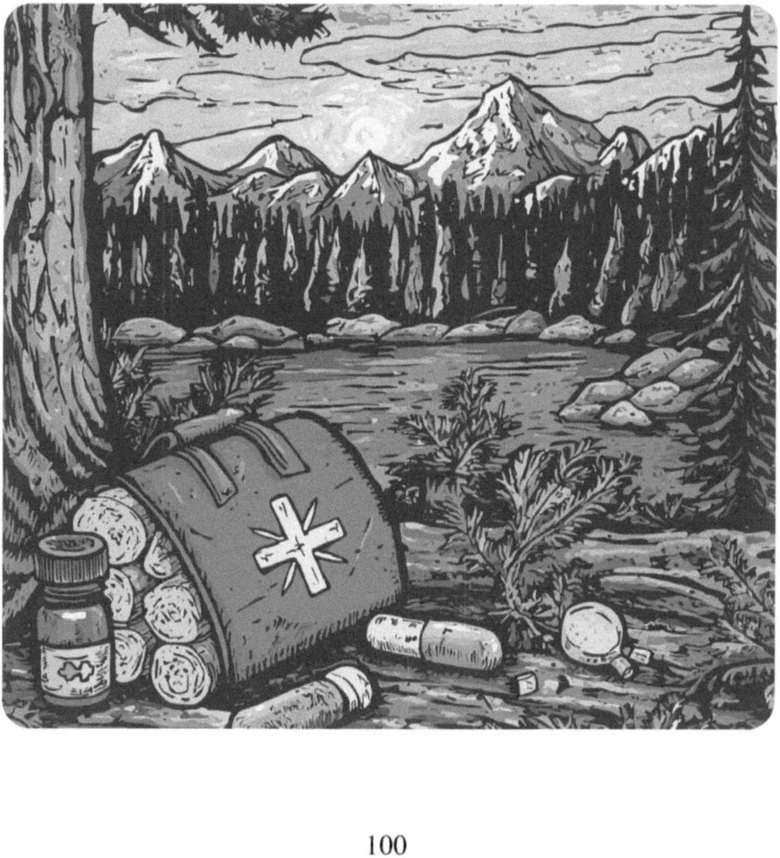

3. 1 Ipotermia e Congelamento

Il raffreddamento e le congelazioni rappresentano una seria minaccia per la vita e la salute in situazioni estreme. La perdita di calore corporeo porta a malfunzionamenti degli organi vitali e, se non trattata, può risultare fatale. Anche le congelazioni apparentemente innocue possono causare danni permanenti e compromettere la capacità di sopravvivenza. Questo capitolo fornisce le conoscenze necessarie per riconoscere, evitare e reagire correttamente a questi pericoli in caso di emergenza. Continua a leggere e preparati per la sopravvivenza in condizioni gelide.

Nel caso di congelamenti, un riscaldamento lento e controllato è fondamentale per minimizzare i danni ai tessuti.

Mantenimento del Calore

Il mantenimento del calore è vitale per prevenire l'ipotermia, caratterizzata da una diminuzione della temperatura corporea al di sotto di 35°C [s35]. Il corpo regola la propria temperatura attraverso meccanismi complessi che controllano la produzione e la perdita di calore [s36]. I vestiti fungono da strato di isolamento, riducendo la perdita di calore verso l'ambiente. Diverse sottili strati isolano in modo più efficace rispetto a uno spesso, poiché l'aria tra gli strati fornisce ulteriore isolamento. Pertanto, una combinazione di biancheria intima tecnica, giacca in pile e giacca impermeabile può essere più efficace di un pesante maglione di lana. In caso di umidità, i vestiti perdono drasticamente la loro capacità isolante, quindi è importante preferire vestiti asciutti o cambiare rapidamente i vestiti bagnati. L'attività fisica aumenta la produzione di calore, ma deve essere dosata per evitare eccessiva sudorazione e conseguente perdita di calore per evaporazione [s36]. Il vento amplifica la perdita di calore attraverso convezione e raffreddamento per evaporazione. Un riparo dal vento, sia esso una barriera naturale come una roccia sporgente o una protezione artificiale come una tenda, minimizza questo effetto. Il consumo di bevande calde e zuccherate fornisce

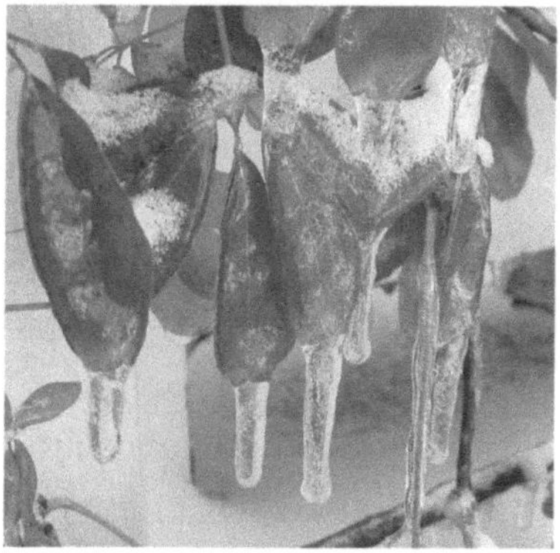

Ipotermia [i48]

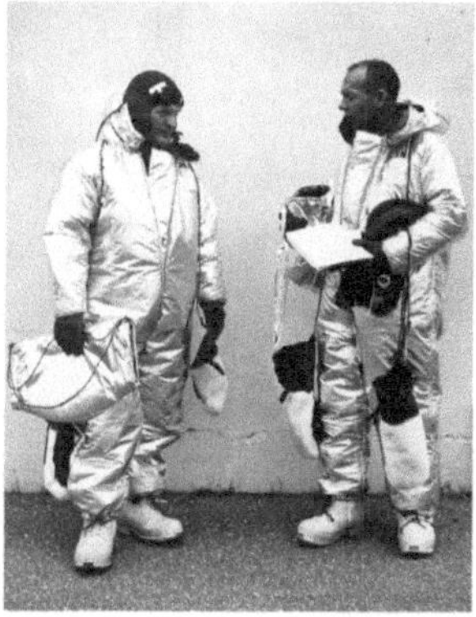

Isolamento [i49]

energia al corpo per la produzione di calore. Tuttavia, il consumo di alcol dovrebbe essere evitato, poiché l'alcol dilata i vasi sanguigni, aumentando così la perdita di calore. Un apporto di calore insufficiente combinato con l'esposizione al freddo porta a una discrepanza tra perdita e produzione di calore, favorendo l'ipotermia [s37]. Nella cura dell'ipotermia, il mantenimento del calore attraverso misure passive come le coperte isotermiche è cruciale per prevenire ulteriori perdite di calore [s38]. Metodi attivi di riscaldamento, come l'uso di fonti di calore esterne o il riscaldamento di soluzioni infusionali a 40,0-42,2°C, sono necessari nei casi gravi [s38]. Oltre al riscaldamento, è essenziale trattare le complicanze come la coagulopatia e il fallimento multiorgano [s35] [s37].

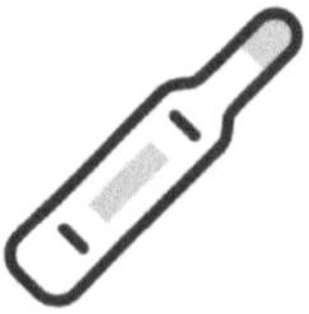

Utile sapere

Convezione

Perdita di calore attraverso il movimento di aria o acqua sulla pelle. Il vento può amplificare notevolmente la convezione, portando a un raffreddamento più rapido.

Fallimento multiorgano

Condizione potenzialmente letale in cui più organi smettono di funzionare contemporaneamente. Può verificarsi come conseguenza di una grave ipotermia.

Raffreddamento per evaporazione

Raffreddamento del corpo causato dall'evaporazione dell'umidità, ad esempio sudore o umidità sulla pelle. Questo effetto è amplificato dal vento.

Isolamento

Protezione dal freddo attraverso materiali che riducono la dispersione di calore del corpo. Le sacche d'aria tra più strati di abbigliamento aumentano l'effetto isolante.

Temperatura corporea interna durante l'ipotermia

Diminuzione della temperatura corporea interna nel tempo in caso di esposizione al freddo.

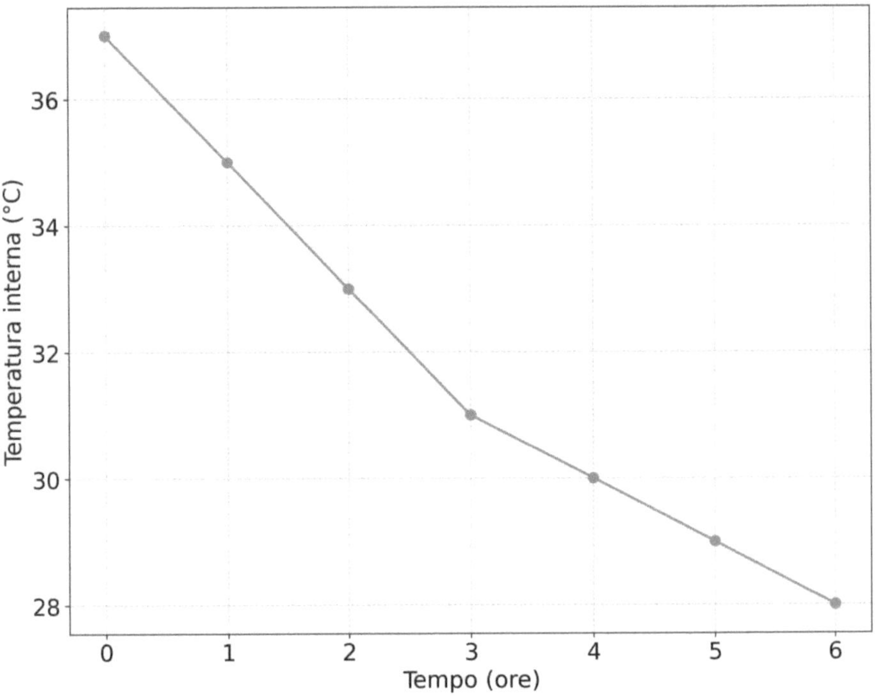

Questo grafico illustra la pericolosa progressione dell'ipotermia. Il rapido calo iniziale della temperatura corporea evidenzia l'importanza di un intervento precoce. Man mano che l'ipotermia progredisce, la velocità di diminuzione della temperatura rallenta, ma il rischio di gravi complicazioni, tra cui perdita di coscienza e arresto cardiaco, aumenta significativamente. Mantenere la temperatura corporea interna è fondamentale per la sopravvivenza in ambienti freddi.

Tecniche di Riscaldamento

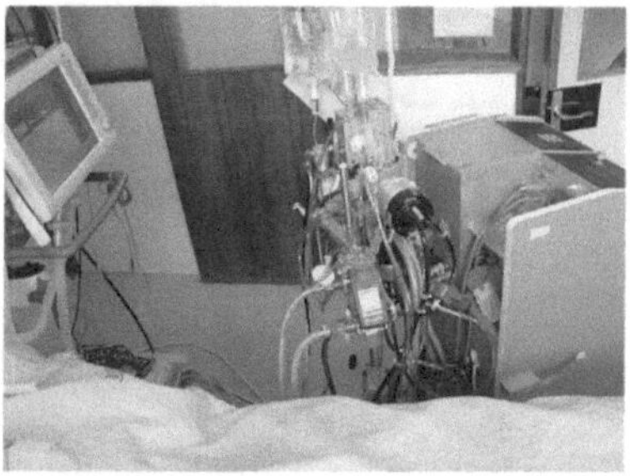

Ossigenazione extracorporea a membrana [i50]

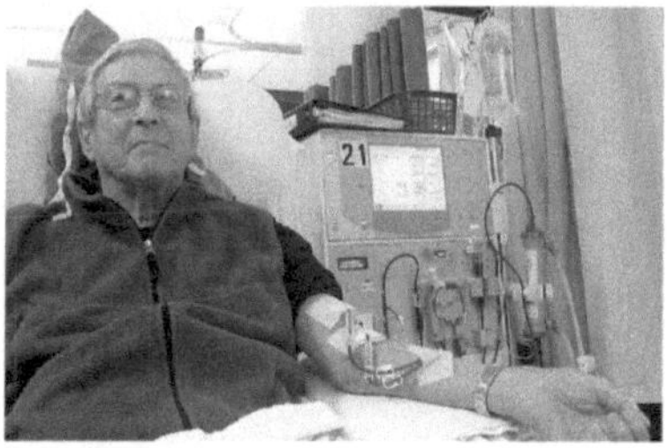

Emodialisi [i51]

Le tecniche di riscaldamento per l'ipotermia e congelamento sono situazionali e variano da misure semplici a procedure invasive. In caso di lieve ipotermia e congelamenti superficiali (Frostnip – primi segni di congelamento locale), il trattamento si concentra su riscaldamento esterno passivo. Questo include la ricerca di un luogo protetto e caldo, la rimozione di indumenti bagnati e l'avvolgimento in coperte asciutte o coperte di emergenza [s39] [s40]. Tra l'altro, il contatto corporeo con una persona calda può fornire calore aggiuntivo. In caso di ipotermia moderata a grave, sono necessarie misure esterne attive [s39]. Queste includono l'uso di sacche di calore o bottiglie d'acqua calda – tra l'altro nelle ascelle e nell'inguine – e la somministrazione di bevande calde e zuccherate [s40]. Metodi di riscaldamento interni, come il riscaldamento e l'umidificazione dell'aria respirata o infusioni di liquidi caldi (40,0-42,2°C), sono riservati ai pazienti con ipotermia refrattaria alla terapia o arresto cardiaco [s39] [s41]. Nei casi particolarmente gravi, si utilizzano tecniche invasive ed extracorporee, come l'emodialisi o il bypass cardiopolmonare, che consentono un rapido ed efficace aumento della temperatura del sangue [s39] [s41]. L'ossigenazione extracorporea a membrana (ECMO) è il metodo di scelta [s41]. I congelamenti locali vengono, dopo la rimozione degli indumenti bagnati e la protezione del tessuto interessato, idealmente scongelati in un bagno d'acqua a una temperatura di 37-39°C [s40]. È importante che il riscaldamento avvenga lentamente e in modo controllato per minimizzare i danni ai tessuti [s42]. Nei congelamenti di primo grado (Frostnip), il riscaldamento all'aria o tramite contatto cutaneo può essere sufficiente [s42].

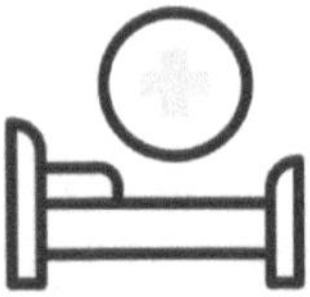

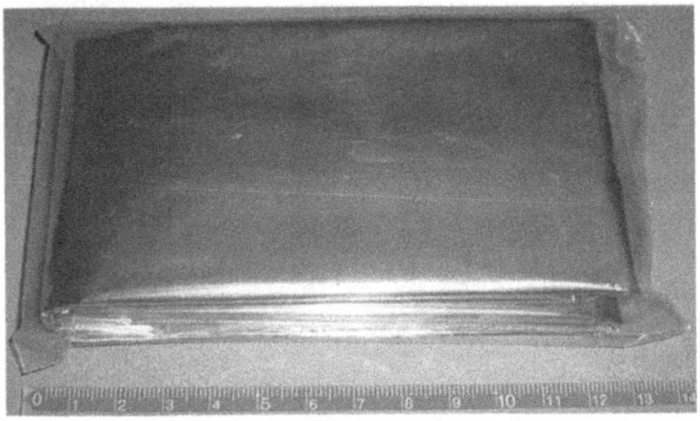

coperta termica [i52]

Utile sapere

Bypass cardiopolmonare
Macchina che assume la funzione di cuore e polmoni durante un intervento chirurgico. Può essere utilizzata anche per il riscaldamento in caso di grave ipotermia.

Congelamenti
Danno ai tessuti corporei causato dal congelamento. Il trattamento dipende dalla gravità del congelamento.

Metodi di riscaldamento interni
Procedure per riscaldare il corpo dall'interno, ad esempio attraverso l'inalazione di aria calda e umida o infusioni di liquidi caldi.

Riscaldamento esterno passivo
Metodo per aumentare la temperatura corporea che si basa sull'uso di fonti di calore esterne come coperte o calore corporeo, senza misure attive come sacche di calore.

Tecniche invasive ed extracorporee
Procedure mediche in cui il sangue viene trattato al di fuori del corpo, ad esempio emodialisi o ECMO. Utilizzate in caso di grave ipotermia.

Efficacia delle Tecniche di Riscaldamento

Confronto tra i Metodi di Riscaldamento

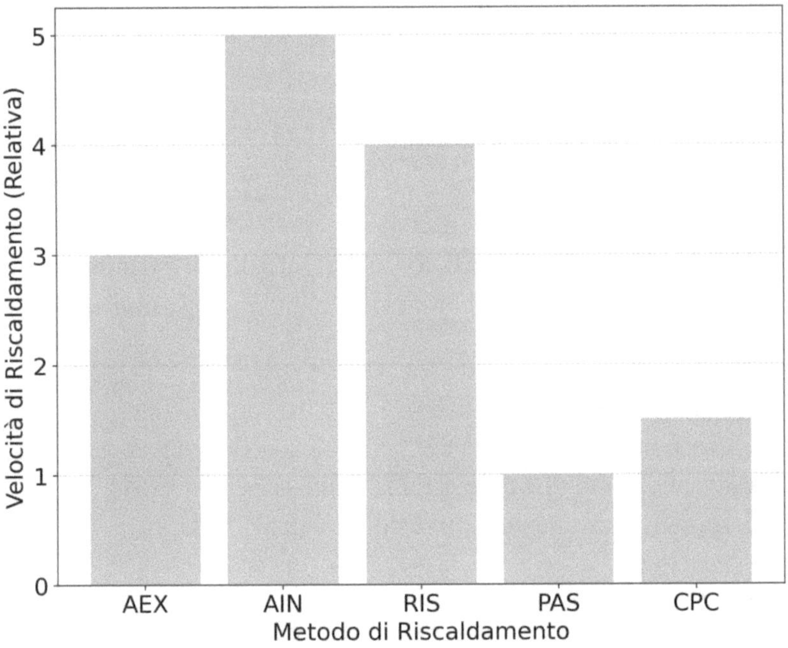

AEX: Riscaldamento Esterno Attivo (es. bagno caldo, cuscinetti termici)

AIN: Riscaldamento Interno Attivo (es. fluidi IV riscaldati, lavanda gastrica)

CPC: Contatto Pelle a Pelle

PAS: Riscaldamento Passivo (es. coperte)

RIS: Riscaldamento ad Aria Forzata

Il riscaldamento passivo è generalmente più lento ma più sicuro per l'ipotermia lieve. Il riscaldamento esterno attivo fornisce un apporto di calore più rapido ma richiede un attento monitoraggio per evitare ustioni. Il riscaldamento interno attivo è il più rapido ma riservato ai casi gravi a causa della sua natura invasiva e delle potenziali complicanze.

Protezione dai Danni del Freddo

La protezione dai danni del freddo richiede una comprensione dei fattori di rischio e l'implementazione di misure preventive. Sono particolarmente a rischio le persone anziane, la cui percezione del freddo diminuisce con l'età [s43]. Anche le persone con determinate patologie preesistenti, come disturbi circolatori o diabete, sono più vulnerabili [s44]. La scelta dell'abbigliamento gioca un ruolo cruciale: più strati sottili che intrappolano l'aria offrono un'isolamento più efficace rispetto a un singolo strato spesso [s43]. Uno strato esterno impermeabile protegge dall'umidità, che riduce notevolmente l'efficacia isolante dell'abbigliamento. Cappelli, sciarpe e guanti minimizzano la perdita di calore attraverso la testa e le estremità. Un esempio sarebbe una combinazione di biancheria intima funzionale, giacca in pile, giacca in piuma e giacca impermeabile a guscio duro. Cuscinetti riscaldanti chimici nei guanti o nelle scarpe possono offrire ulteriore protezione, purché non compromettano la circolazione sanguigna [s45]. Un'alimentazione adeguata e un'adeguata idratazione sono anch'essi importanti per mantenere la produzione di calore del corpo [s44]. In particolare, i piedi sono vulnerabili ai danni da freddo non congelante, quindi è consigliabile cambiare regolarmente in calze asciutte in condizioni umide [s46]. Dopo un danno da freddo, la sensibilità al freddo rimane elevata fino a un anno, quindi sono necessarie precauzioni continue [s44]. I prodotti per la cura della pelle non offrono una protezione dimostrata contro le congelazioni [s44]. Ai primi segni di congelamento, come arrossamento o dolore, l'area interessata deve essere immediatamente protetta da ulteriore freddo e riscaldata lentamente, ad esempio tramite contatto corporeo, ma non strofinando [s43] [s47]. In caso di persistenti disturbi o comparsa di sintomi come formazione di vesciche, è necessaria assistenza medica.

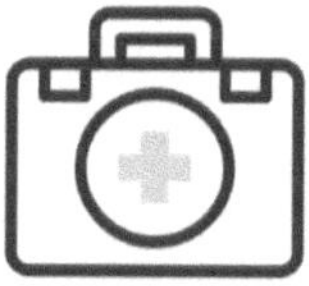

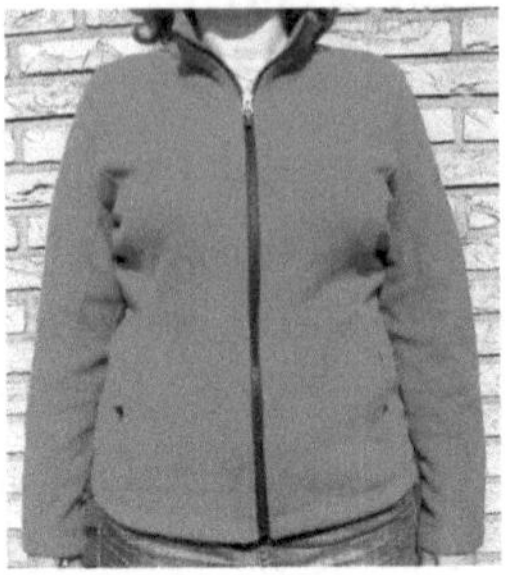

Giacca in pile [i53]

Utile sapere

Biancheria intima funzionale

La biancheria intima funzionale è a diretto contatto con la pelle e trasporta l'umidità lontano dal corpo. Questo mantiene la pelle asciutta e calda, anche durante attività che provocano sudorazione. È spesso realizzata in materiali come lana merino o fibre sintetiche.

Cuscinetti riscaldanti chimici

I cuscinetti riscaldanti chimici generano calore attraverso una reazione chimica e possono essere posizionati in guanti, scarpe o tasche per fornire calore aggiuntivo. Sono particolarmente utili in condizioni di freddo estremo o in caso di danni da freddo già presenti. È necessario prestare attenzione, poiché possono causare ustioni in caso di contatto diretto con la pelle.

Formazione di vesciche

La formazione di vesciche sulla pelle può essere un segno di congelamento di secondo grado. L'area interessata non deve essere strofinata e necessita di trattamento medico.

Distribuzione delle lesioni da freddo

Distribuzione delle lesioni correlate al freddo.

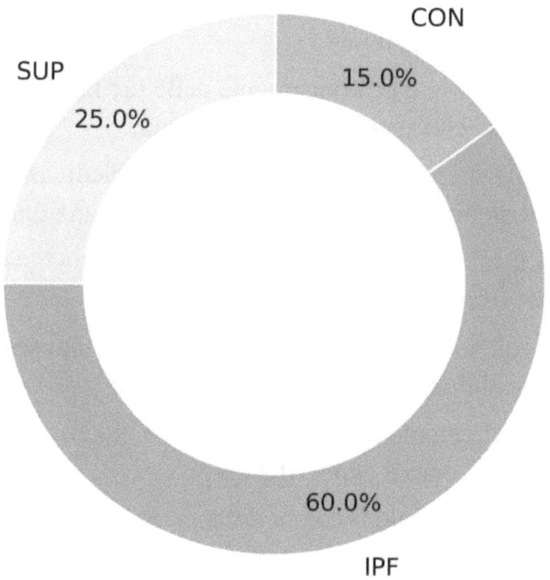

- CON: Congelamento profondo
- IPF: Ipotermia
- SUP: Congelamento superficiale

L'ipotermia rappresenta una percentuale maggiore di lesioni da freddo rispetto al congelamento superficiale e al congelamento profondo combinati. Ciò evidenzia l'importanza di riconoscere e trattare rapidamente l'ipotermia, poiché può essere pericolosa per la vita. Sebbene i casi di congelamento siano inferiori, rappresentano comunque un rischio significativo e richiedono cure adeguate per prevenire danni a lungo termine.

Consigli concreti

- Isolati dal freddo del terreno costruendo un supporto con foglie, rami o i tuoi vestiti di ricambio.
- Sfrutta la forza del sole: orienta il tuo corpo verso il sole per assorbire calore aggiuntivo.
- Cerca riparo in rifugi di neve o in fitte foreste di conifere – questi offrono isolamento naturale.
- Respira lentamente e profondamente nelle tue mani giunte, per riscaldare l'aria che espiri e scaldare le mani.
- Muovi regolarmente le dita delle mani e dei piedi, anche se indossi abiti apparentemente caldi, per favorire la circolazione.
- Condividi il calore corporeo: accoccolati strettamente con altre persone per riscaldarvi a vicenda.
- Bevi a piccoli sorsi acqua tiepida, anche se non hai sete, per mantenere stabile la tua temperatura corporea.
- Massaggia delicatamente le parti del corpo ipotermiche, partendo dalle estremità verso il centro del corpo.
- Controlla regolarmente il colore della pelle su naso, orecchie e guance per macchie bianche – un segnale di allerta per congelamento.
- Avvolgi le parti del corpo colpite da congelamento in modo morbido con un tessuto – mai strofinare!
- Mangia cibi ricchi di energia come noci o frutta secca per stimolare la produzione di calore del tuo corpo.
- Evita movimenti inutili in caso di grave ipotermia, per risparmiare energia e minimizzare ulteriori perdite di calore.

3. 2 Emergenze dovute al Caldo

Le emergenze legate al calore rappresentano una seria minaccia in situazioni estreme. Le possibili complicazioni variano dal colpo di sole al colpo di calore, che nel peggiore dei casi possono portare a danni agli organi e alla morte. Una diagnosi corretta e una reazione rapida sono fondamentali per evitare danni irreversibili. Questo capitolo fornisce le conoscenze necessarie per agire in modo efficace e salvavita in tali situazioni.

Una mancanza di sudorazione al caldo è un segnale d'allerta e indica un potenziale colpo di calore, mentre una sudorazione eccessiva è più indicativa di un colpo di calore imminente, una fase preliminare che deve comunque essere presa sul serio.

Colpo di Sole e Colpo di Calore

Il colpo di sole e il colpo di calore sono due emergenze legate al calore, distinte ma strettamente correlate. Il colpo di sole si verifica a causa dell'esposizione diretta al sole sulla testa e sul collo, che irrita le meningi. I sintomi tipici includono mal di testa, nausea, vertigini e un viso arrossato e caldo. Il colpo di calore, invece, è un surriscaldamento potenzialmente letale del corpo, che si verifica quando il corpo non riesce più a regolare la propria temperatura [s48]. La temperatura corporea aumenta rapidamente oltre i 40,5 °C [s49], il che può portare a gravi danni agli organi e, nei casi più gravi, alla morte. A differenza del colpo di sole, che di solito si sviluppa lentamente, il colpo di calore può manifestarsi improvvisamente.

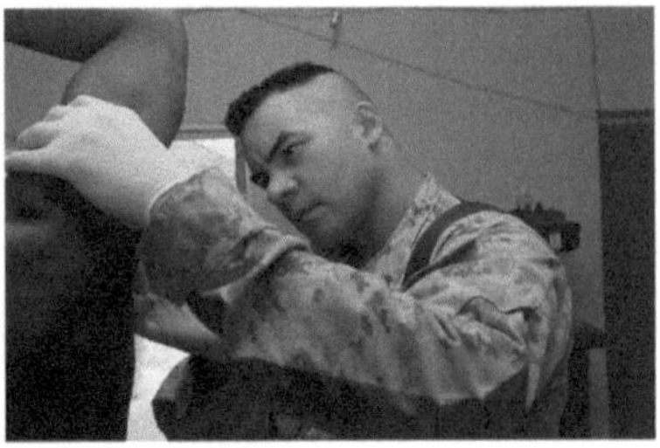

ascelle [i54]

Il colpo di calore si manifesta con vari sintomi, tra cui confusione, alterazioni della coscienza, convulsioni e assenza di sudorazione [s50]. Mentre nel colpo di calore da sforzo, una fase preliminare al colpo di calore, si verifica ancora una forte sudorazione, questa è spesso assente nel colpo di calore [s51]. Questa differenza è cruciale per una diagnosi rapida. In caso di sospetto colpo di calore, è necessario allertare immediatamente i servizi di emergenza e fornire primo soccorso. Le persone colpite devono essere portate in un luogo fresco e ombreggiato e la loro vestizione deve essere allentata. Rinfrescare il corpo con panni umidi o sacchetti di ghiaccio, in particolare nelle aree di collo, ascelle e inguine. Se la persona è cosciente, darle piccole quantità di acqua fresca da bere. Un rapido raffreddamento del corpo è la misura più importante per abbassare la temperatura e prevenire danni agli organi [s49]. Ad esempio, immergere i piedi in acqua fredda può già essere un metodo efficace per un rapido raffreddamento. Esistono due forme di colpo di calore: il classico e il da sforzo [s50]. Il colpo di calore classico colpisce più frequentemente le persone anziane con malattie croniche, mentre il colpo di calore da sforzo si verifica in persone sane che si sforzano fisicamente in condizioni di grande calore. I fattori di rischio per le malattie legate al calore includono, oltre all'età e alle malattie preesistenti, anche l'alta umidità, lo sforzo fisico e l'assunzione di determinati farmaci [s49]. Pertanto, le persone esposte a questi fattori di rischio devono prestare particolare attenzione e adottare misure preventive. Queste includono un'adeguata assunzione di liquidi, indossare abiti leggeri e traspiranti e evitare attività faticose durante le ore più calde della giornata [s49]. Anche il raffreddamento regolare del corpo con docce o bagni freddi può aiutare a regolare la temperatura corporea e prevenire un colpo di calore. La rilevazione e il trattamento tempestivi del colpo di calore sono fondamentali per prevenire danni permanenti o la morte [s48]. Un'elevata vigilanza clinica, soprattutto in condizioni meteorologiche estreme, è quindi essenziale.

Distribuzione dei Sintomi del Colpo di Calore vs. Esaurimento da Calore

Sintomi più frequenti di colpo di calore ed esaurimento da calore.

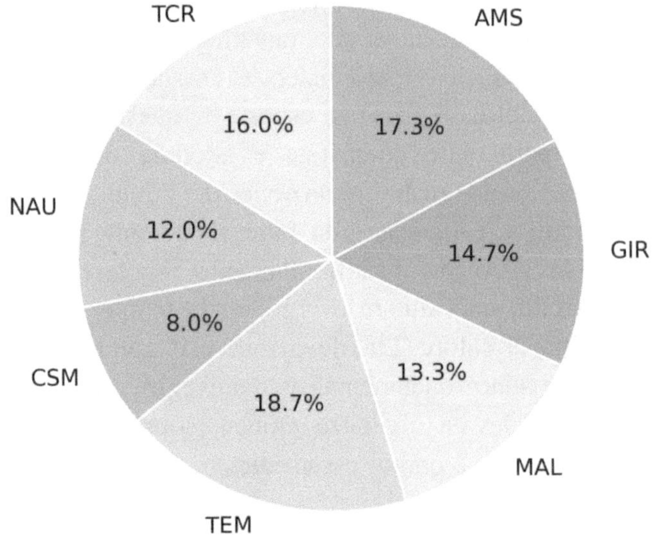

AMS: Stato Mentale Alterato (Confusione, Convulsioni)

CSM: Crampi/Spasmi Muscolari

GIR: Giramenti di Testa/Debolezza

MAL: Mal di Testa

NAU: Nausea/Vomito

TCR: Tachicardia

TEM: Temperatura Elevata (40°C o superiore)

Questo grafico evidenzia le principali differenze nella presentazione dei sintomi tra il colpo di calore e l'esaurimento da calore. La prevalenza significativamente maggiore di aumento della temperatura corporea e stato mentale alterato nel colpo di calore sottolinea la gravità e l'urgenza di questa condizione. Mentre entrambe le condizioni condividono sintomi come mal di testa e nausea, la presenza o l'assenza di un aumento della temperatura corporea e di sintomi neurologici aiuta a distinguere tra le due, guidando un trattamento appropriato.

Prevenire la disidratazione

La disidratazione, ovvero una carenza di liquidi nel corpo, aumenta il rischio di disturbi legati al calore e deve quindi essere assolutamente evitata [s52]. Bere a sufficienza è la misura più importante per mantenere l'equilibrio idrico. L'acqua è la bevanda preferita, ma anche i succhi di frutta o le bevande elettrolitiche possono compensare la perdita di liquidi [s53]. Alcol e bevande contenenti caffeina, invece, favoriscono la disidratazione e dovrebbero quindi essere evitati [s53]. Anche la temperatura ambientale influisce sul fabbisogno di liquidi. In giornate particolarmente calde, è consigliabile cercare di rimanere in ambienti climatizzati, come centri commerciali o biblioteche, quando la propria abitazione si surriscalda notevolmente [s53]. Inoltre, si può cercare di mantenere freschi gli ambienti domestici, ad esempio riducendo l'uso del forno e tenendo chiusi finestre e tende durante il giorno [s53]. Oltre a queste misure generali, ci sono raccomandazioni specifiche per determinati gruppi di persone. Gli anziani, ad esempio, spesso hanno una ridotta sensazione di sete e dovrebbero quindi bere consapevolmente e regolarmente, anche senza avvertire sete [s54]. Anche i bambini sono a maggior rischio di disidratazione, poiché hanno una superficie corporea maggiore rispetto al loro peso e sudano meno [s54]. Gli sportivi, d'altra parte, dovrebbero prestare particolare attenzione al loro equilibrio idrico e bere a sufficienza prima, durante e dopo l'allenamento [s55]. Possono controllare il loro stato di idratazione anche verificando il colore dell'urina [s55]. In ambienti caldi o durante attività che provocano sudorazione, può essere utile aggiungere un po' di sale alla bevanda per compensare la perdita di sodio attraverso la sudorazione [s54]. Un semplice trucco per un rapido raffreddamento e idratazione può essere bere acqua fredda mentre si immergono i piedi in acqua fredda.

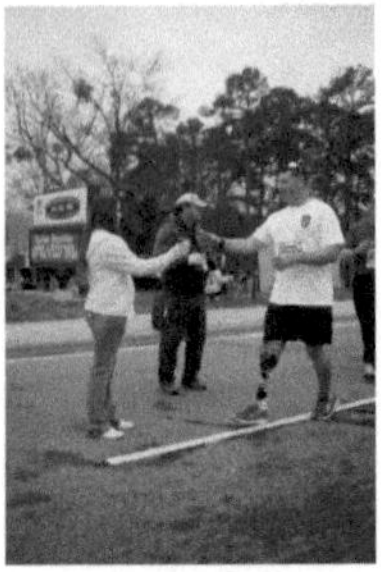

Bevanda elettrolitica [i55]

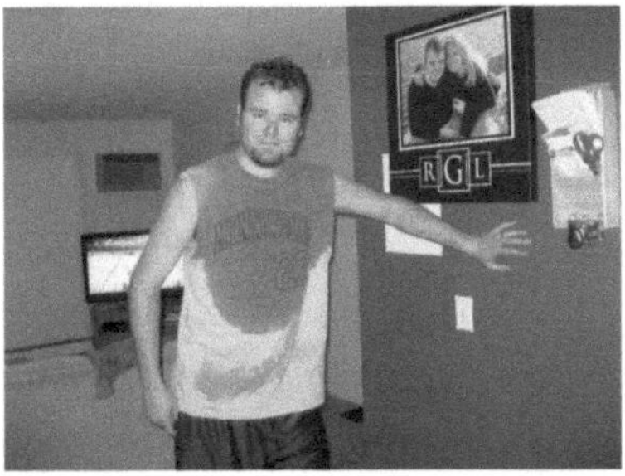

Sudare [i56]

Utile sapere

Bevande elettrolitiche

Bevande che contengono elettroliti come sodio e potassio, persi attraverso la sudorazione. Aiutano a ripristinare l'equilibrio idrico ed elettrolitico, particolarmente importante in caso di stress da calore per prevenire crampi muscolari e altri problemi legati al calore.

Stato di idratazione

Indica il contenuto di liquidi nel corpo. Un ottimale stato di idratazione è fondamentale per le prestazioni fisiche e il benessere, specialmente in ambienti caldi, per prevenire malattie legate al calore.

Fabbisogno di liquidi dopo l'attività

Fabbisogno di liquidi stimato in base al livello di attività e alla durata.

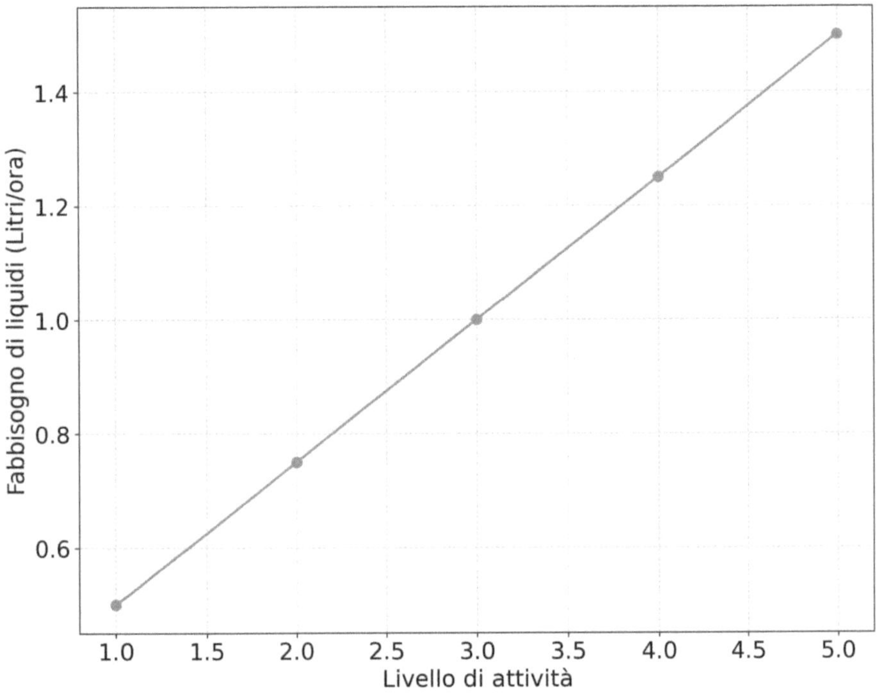

Attività di intensità e durata maggiori richiedono una maggiore assunzione di liquidi per compensare la perdita di sudore e mantenere l'idratazione. Ignorare queste maggiori esigenze può portare alla disidratazione, compromettendo le prestazioni e aumentando il rischio di malattie legate al calore. Reintegrare i liquidi in modo proattivo è fondamentale per il recupero e per prevenire conseguenze negative per la salute.

Stabilizzazione della Circolazione

La stabilizzazione della circolazione è vitale in caso di emergenze legate al caldo, in particolare in caso di colpo di calore. Oltre al raffreddamento immediato del corpo, il mantenimento di una circolazione sanguigna stabile gioca un ruolo cruciale per prevenire danni agli organi. Un collasso circolatorio può verificarsi quando il corpo non è più in grado di trasportare sangue sufficiente agli organi vitali a causa del caldo e della perdita di liquidi. In caso di collasso circolatorio, la persona colpita deve essere immediatamente posta in posizione supina per migliorare il flusso sanguigno al cervello. Parallelamente, è essenziale una rapida somministrazione di liquidi intravenosi per aumentare il volume di sangue circolante e stabilizzare la pressione sanguigna. Ad esempio, in un paziente con pressione bassa a causa di un colpo di calore, potrebbe essere necessaria un'infusione di soluzione salina isotonica. Il monitoraggio dei parametri vitali, come la frequenza cardiaca e la pressione sanguigna, è cruciale durante il trattamento per valutare il successo delle misure e apportare eventuali aggiustamenti. Inoltre, è importante garantire la respirazione della persona colpita e somministrare ossigeno se necessario. In caso di gravi reazioni allergiche, che possono essere scatenate dal caldo e da alcuni farmaci e che possono portare a un collasso circolatorio, può essere necessaria la somministrazione di adrenalina nella coscia. La stabilizzazione della circolazione è quindi un processo complesso che richiede misure diverse a seconda della causa e della gravità dell'emergenza. Nelle lesioni traumatiche che possono verificarsi in combinazione con il caldo, il controllo del sanguinamento diventa fondamentale. Un'identificazione rapida della fonte di sanguinamento e il suo controllo mediante bende compressive sono prioritari. Ad esempio, in caso di una lesione agli arti con forte sanguinamento, può essere applicata una benda compressiva mentre si chiama il numero di emergenza. È importante mantenere una pressione sanguigna sistolica tra 80 e 100 mmHg fino a quando il sanguinamento non è sotto controllo. Inoltre, è necessario monitorare la coagulazione del sangue e, se necessario, supportarla con la somministrazione di plasma. Il trattamento di sintomi associati come l'ipotermia, l'acidosi e disturbi della coagulazione è anch'esso importante per il successo del trattamento. Agenti emostatici locali possono essere utilizzati in aggiunta a misure chirurgiche. La stabilizzazione della circolazione in caso di emergenze legate al caldo richiede quindi un intervento rapido e coordinato, adattato alle esigenze individuali della persona colpita.

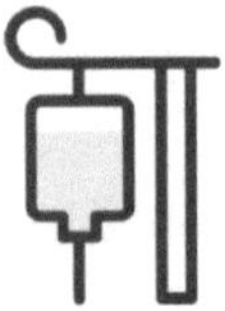

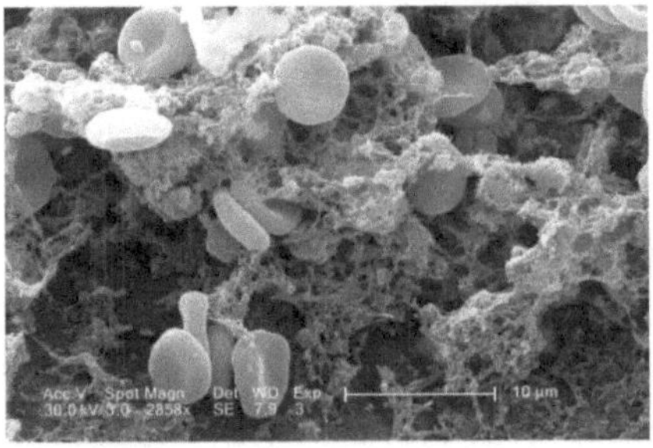

coagulazione del sangue [i57]

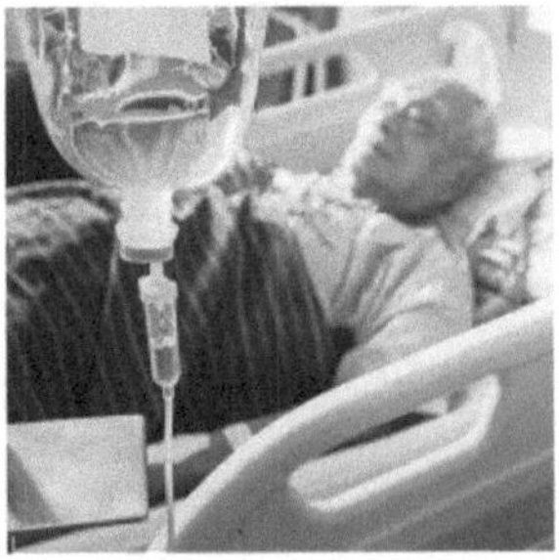

Terapia infusionale endovenosa [i58]

Utile sapere

Disturbo della Coagulazione

I disturbi della coagulazione possono essere esacerbati dall'esaurimento da calore e da altre emergenze legate al caldo, aumentando il rischio di emorragie. Pertanto, il monitoraggio e, se necessario, il trattamento dei disturbi della coagulazione sono importanti per evitare complicazioni.

Endovenoso

La somministrazione di liquidi per via endovenosa è fondamentale in caso di collasso circolatorio dovuto a esaurimento da calore, per compensare rapidamente la perdita di liquidi ed elettroliti e stabilizzare la pressione sanguigna. Consente un rapido approvvigionamento del corpo con liquidi e farmaci necessari.

Pressione Sistolica

La pressione sistolica è il valore più alto nella misurazione della pressione sanguigna e indica la pressione nelle arterie quando il cuore batte. Mantenere una pressione sistolica adeguata è importante per garantire la perfusione degli organi in caso di emergenze legate al caldo.

Soluzione Salina Isotonica

Una soluzione salina isotonica ha la stessa concentrazione di sale del sangue umano e viene somministrata per via endovenosa per ripristinare il volume di liquidi nel corpo in caso di disidratazione dovuta a malattie da calore, senza danneggiare le cellule.

Stabilizzazione Circolatoria nelle Emergenze da Calore

Relazione tra temperatura corporea, frequenza cardiaca ed efficacia dell'intervento nel colpo di calore.

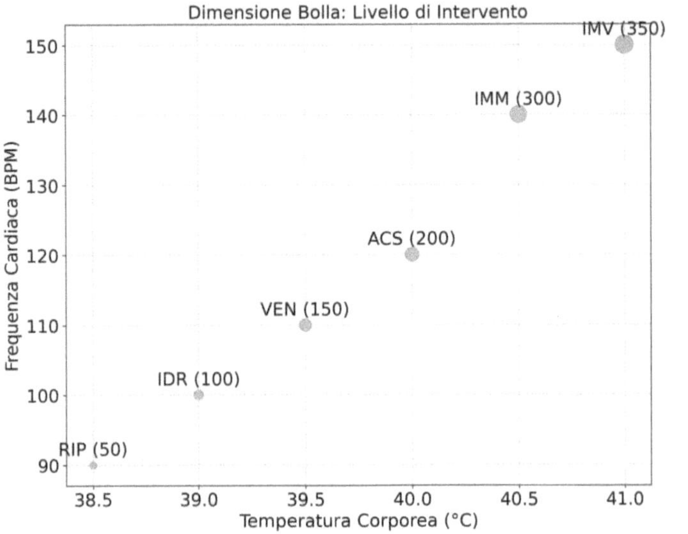

Blasengröße: Livello di Intervento ((nessuno))

ACS: Spruzzo di Acqua Fredda	IDR: Idratazione
IMM: Immersione in Acqua Ghiacciata	IMV: Immersione in Acqua Ghiacciata + EV
RIP: Riposo	VEN: Ventilazione/Ombra

Temperature corporee più elevate sono correlate a una maggiore frequenza cardiaca, indicando un peggioramento del distress circolatorio. Le misure di raffreddamento aggressive sono più efficaci a temperature più elevate, come mostrato dalle dimensioni delle bolle più grandi, evidenziando l'urgenza dell'intervento nel colpo di calore grave. Man mano che la temperatura corporea diminuisce e la frequenza cardiaca si normalizza, sono sufficienti interventi meno intensivi.

Consigli concreti

- Previeni un colpo di calore osservando il tuo urina: se ha un colore scuro, bevi subito di più.
- Raffredda non solo le arterie principali in caso di colpo di calore, ma avvolgi anche panni umidi attorno ai polsi e alle caviglie.
- Utilizza acqua di torrenti o fiumi per il raffreddamento in caso di colpo di calore, prestando attenzione alla corrente e alla qualità dell'acqua.
- Costruisci una protezione solare con rami e foglie per creare ombra in caso di calore estremo.
- Ventila la persona colpita da colpo di calore con grandi foglie o indumenti per sfruttare il raffreddamento da evaporazione.
- In caso di colpo di calore, inzuppa i vestiti con urina: l'evaporazione raffredda ulteriormente, se non è disponibile acqua.
- Cerca caverne o buche nel terreno: la temperatura più bassa lì può alleviare un colpo di calore.
- Scava una fossa poco profonda all'ombra in caso di calore estremo e colpo di calore e sdraiati dentro.
- Sfrutta il raffreddamento da evaporazione: metti pietre umide e fresche sulla fronte della persona colpita.
- Controlla le vie aeree della persona incosciente e mettila in posizione laterale di sicurezza.
- In caso di confusione iniziale dovuta al calore, incoraggia la persona a muoversi leggermente all'ombra per sostenere la circolazione.
- Non esitare a versare acqua fredda sulla persona se altri metodi di raffreddamento non sono sufficienti.

3. 3 Avvelenamenti e Ustioni Chimiche

Le intossicazioni e le ustioni rappresentano un grave pericolo in situazioni estreme. La distinzione tra piante tossiche e commestibili è vitale per la sopravvivenza, così come la conoscenza delle adeguate misure di primo soccorso. Decisioni errate possono avere conseguenze gravi, da lievi irritazioni a condizioni potenzialmente letali. La complessità delle diverse sostanze tossiche e dei tipi di ustioni richiede una comprensione approfondita dei sintomi e delle opzioni di trattamento. Dall'identificazione delle piante tossiche alla prima assistenza, fino a metodi specifici di disintossicazione: ogni dettaglio è importante. Questo capitolo fornisce le conoscenze necessarie per agire correttamente in situazioni di emergenza e aumentare le proprie possibilità di sopravvivenza. Continua a leggere e preparati per il caso di emergenza.

Nel caso di ustioni nella cavità orale e nella faringe, durante la fase acuta si dovrebbe sciacquare solo con acqua, evitando latte o altri liquidi, poiché questi possono complicare la valutazione medica.

Riconoscere le Piante Velenose

Il riconoscimento sicuro delle piante velenose è essenziale nella natura e nel trattamento di vegetazione sconosciuta. L'identificazione si basa su diverse caratteristiche come la forma delle foglie, l'infiorescenza, la forma e il colore dei frutti, nonché la struttura complessiva della pianta. Si noti che le somiglianze tra piante commestibili e velenose possono essere ingannevoli. Ad esempio, le foglie del velenoso Schierling assomigliano a quelle del prezzemolo. Pertanto, non fare mai affidamento esclusivamente sulle caratteristiche visive, ma utilizzare fonti di informazione aggiuntive come libri di esperti o app per l'identificazione delle piante. Documentare le caratteristiche distintive con foto e descrizioni dettagliate. La conoscenza delle famiglie di piante velenose tipiche può facilitare l'identificazione. I Doldenblütler (Apiaceae), ad esempio, includono sia specie commestibili come carote e finocchi, sia altamente velenose come il Cicuta maculata. Le Euphorbie (Euphorbiaceae) sono anch'esse note per la loro tossicità. Il lattice della pianta di latte *Euphorbia tirucalli* può causare irritazioni al contatto con la pelle e gravi danni fino alla cecità in caso di contatto con gli occhi. [s56] Lavare immediatamente con acqua o soluzione salina in caso di contatto con gli occhi e cercare assistenza medica. [s56] Anche problemi renali possono essere causati da piante velenose. [s57] In particolare, nell'uso della medicina erboristica tradizionale, la funzione renale dovrebbe essere monitorata. [s57] Ulteriori indicazioni possono derivare dalla posizione e dall'ambiente della pianta.

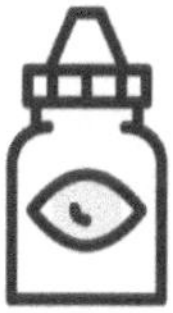

Alcune specie prosperano preferibilmente in luoghi ombreggiati e umidi, altre in terreni soleggiati e asciutti. La presenza di determinati insetti o danni alla pianta possono anche fornire indizi sulla specie. In caso di dubbio, la regola è: evitare ogni contatto con piante sconosciute. Non consumare mai piante di cui non si può confermare chiaramente l'edibilità. Lavarsi accuratamente le mani dopo aver toccato piante. In caso di sospetto avvelenamento, cercare immediatamente assistenza medica.

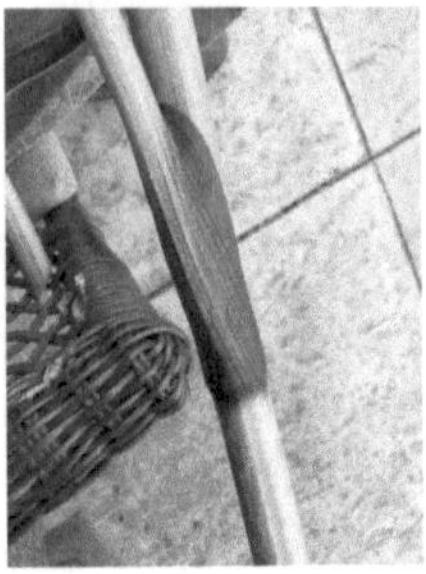

Ombrellifere [i59]

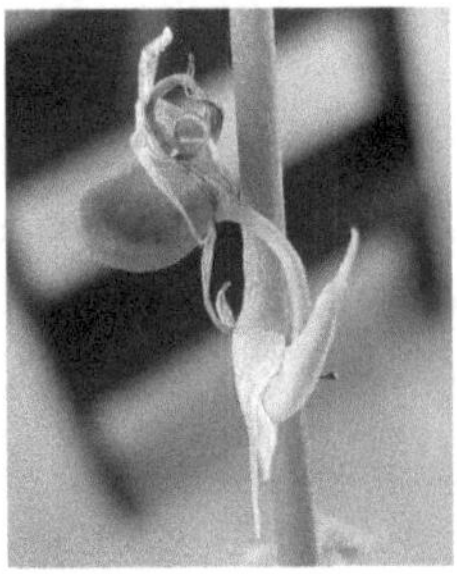

Forma del frutto [i60]

Utile sapere

Doldenblütler

La famiglia delle Doldenblütler (Apiaceae) comprende sia piante commestibili che altamente velenose. La distinzione richiede una conoscenza accurata delle singole specie. A causa del rischio di confusione con sosia velenosi, è necessaria cautela.

Euphorbia tirucalli

Il lattice di *Euphorbia tirucalli* è altamente irritante per la pelle e può causare gravi lesioni in caso di contatto con gli occhi. I sintomi di avvelenamento includono bruciore, arrossamento, gonfiore e dolore. In caso di ingestione, possono verificarsi nausea, vomito e disturbi gastrointestinali.

Medicina Erboristica Tradizionale

L'uso di piante e erbe per il trattamento di malattie e infortuni. Mentre alcune erbe hanno benefici medicinali, altre possono essere velenose o causare effetti collaterali indesiderati. Un'identificazione e un'applicazione accurate sono essenziali.

Schierling

Il Schierling è una pianta altamente velenosa il cui consumo può portare a paralisi respiratoria e morte. I primi segni di avvelenamento includono nausea, vomito, vertigini e crampi. In caso di sospetto avvelenamento da Schierling, è necessario cercare immediatamente assistenza medica e indurre il vomito.

Livelli di Tossicità delle Piante

Livelli di tossicità di piante velenose comuni.

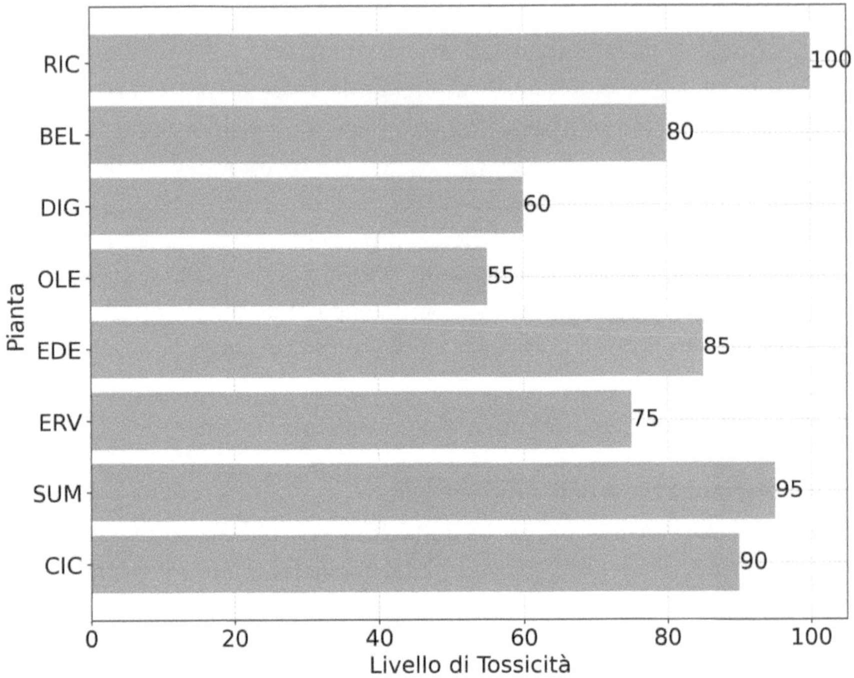

BEL: Belladonna

DIG: Digitale

ERV: Sommaco Velenoso

RIC: Ricino

CIC: Cicuta Maggiore

EDE: Edera Velenosa

OLE: Oleandro

SUM: Sommaco Velenoso

Il grafico evidenzia i diversi livelli di tossicità di diverse specie vegetali. Le piante altamente tossiche rappresentano una minaccia significativa che richiede cure mediche immediate, mentre le piante moderatamente tossiche possono ancora causare effetti negativi. Le piante a bassa tossicità possono causare un lieve disagio e quelle classificate come non tossiche presentano rischi minimi. La comprensione di questi livelli è fondamentale per una corretta valutazione del rischio e il trattamento in potenziali scenari di avvelenamento.

Prime Misure

Le prime misure in caso di avvelenamenti e ustioni si concentrano sulla minimizzazione di ulteriori danni e sulla stabilizzazione della persona colpita. Rimuovere immediatamente la persona dalla zona di pericolo, sia attraverso la separazione spaziale da fumi tossici () o rimuovendo i vestiti contaminati in caso di contatto con la pelle (). In caso di ustioni, raffreddare rapidamente la zona colpita con acqua tra 10 e 20°C per limitare i danni ai tessuti (). Tuttavia, una temperatura troppo bassa può portare a ulteriori complicazioni. Mantenere le vie aeree e la circolazione ha la massima priorità (). Assicurarsi delle vie aeree in caso di segni di difficoltà respiratoria, come salivazione o cambiamenti nella voce (). In caso di sintomi di shock, garantire ampi accessi venosi e somministrare liquidi per via endovenosa (). In caso di ustioni gravi, è essenziale un apporto di liquidi con cristalloidi isotoni per evitare un shock ipovolemico (). La decontaminazione è un passo importante. In caso di contatto cutaneo con idrofluorico, sciacquare immediatamente la zona colpita con abbondante acqua o, se disponibile, con una soluzione di gluconato di calcio al 5-10% (). Il gluconato di calcio, in forma di gel o soluzione, funge da antidoto e deve essere applicato direttamente sulla pelle colpita (). Se la sostanza caustica è stata ingerita, sciacquare la bocca con acqua o soluzione di gluconato di calcio. Non indurre il vomito (). In caso di ustioni nella cavità orale e faringea, le sostanze solide tendono ad aderire maggiormente alle mucose, mentre i liquidi raggiungono più rapidamente l'esofago e lo stomaco, dove possono causare danni maggiori (). Un lavaggio gastrico non è consigliato in tali casi, poiché può portare a vomito e a una nuova esposizione dell'esofago (). Invece, possono essere somministrati carbone attivo o argilla Fuller per minimizzare l'ulteriore assorbimento (). I tentativi di neutralizzazione di acidi o basi sono controindicati a causa delle possibili reazioni esotermiche (). Dopo la stabilizzazione del paziente, è essenziale consultare un centro antiveleni o un tossicologo (). Questi esperti possono fornire raccomandazioni specifiche basate sul tipo di veleno o sostanza caustica. In caso di danni da inalazione, è indicata la somministrazione di ossigeno al 100% e l'umidificazione delle vie aeree per alleviare i sintomi irritativi (). I broncodilatatori possono essere utilizzati in caso di broncospasmo e in caso di gravi lesioni della laringe può essere necessaria un'intubazione precoce (). Il monitoraggio dei sintomi ritardati, in particolare dopo esposizione a irritanti scarsamente solubili in acqua, è importante, poiché questi possono manifestarsi solo 12-72 ore dopo (). Un esame endoscopico entro 12-24 ore dopo l'esposizione, e al più tardi entro 48 ore, consente di valutare e classificare il danno e influisce sul trattamento successivo (,). In caso di gravi ustioni, può essere necessaria una nutrizione parenterale o una jejunostomia per la nutrizione enterale (). Inoltre, possono essere necessarie misure di supporto come un apporto di liquidi isotoni in caso di disidratazione, raffreddamento in caso di ipertermia e antiemetici in caso di nausea e vomito (). In caso di avvelenamenti da paraquat, la prognosi può essere stimata attraverso concentrazioni plasmatiche, test di dithionite nelle urine e nel plasma, nonché caratteristiche cliniche. Il trattamento con carbone attivo o argilla Fuller dovrebbe iniziare entro 2-4 ore dall'ingestione (). La funzione renale dovrebbe essere monitorata, in particolare con l'uso di medicina tradizionale a base di erbe, poiché alcune piante possono causare danni renali.

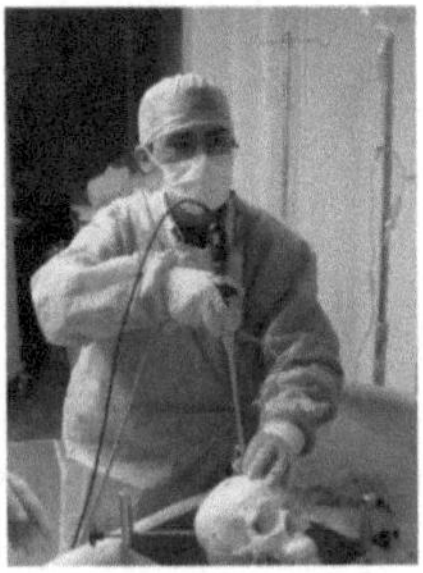

Esame endoscopico [i61]

Utile sapere

Cristalloidi isotoni

Soluzioni liquide che hanno una concentrazione simile di sostanze disciolte rispetto al plasma sanguigno. Vengono somministrati per via endovenosa per compensare la perdita di liquidi in caso di ustioni.

Esame endoscopico

Un esame degli organi interni con un endoscopio, un tubo flessibile con una telecamera. In caso di ustioni, questo può aiutare a valutare il grado di danno all'esofago e allo stomaco.

Nutrizione parenterale

Nutrizione artificiale tramite infusione di soluzioni nutritive direttamente nel flusso sanguigno, quando il tratto digestivo non può essere utilizzato, ad esempio in caso di gravi ustioni.

Reazione esotermica

Una reazione chimica in cui viene liberato calore. Nella neutralizzazione di acidi o basi, questo può portare a ustioni.

Shock ipovolemico

Una condizione potenzialmente letale causata da una forte perdita di liquidi, ad esempio a causa di ustioni. Porta a una diminuzione della pressione sanguigna e a una ridotta ossigenazione degli organi.

Efficacia delle Misure di Primo Soccorso per Avvelenamento/Ustioni Chimiche

Efficacia relativa delle azioni iniziali

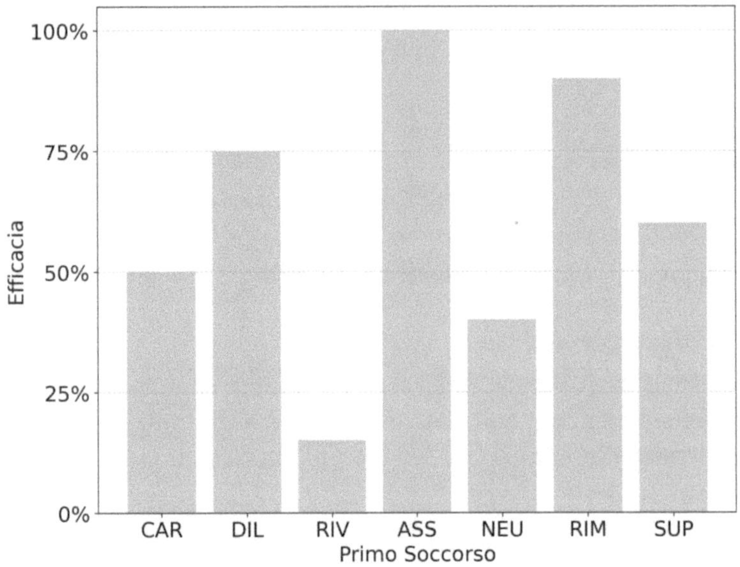

ASS: Assistenza Medica (Consultare sempre)

CAR: Carbone Attivo (Se indicato)

DIL: Diluizione (Acqua per la pelle)

NEU: Neutralizzazione (Se applicabile e sicura)

RIM: Rimuovere il Contaminante (Pelle/Occhi)

RIV: Rivocare il Vomito (Generalmente evitare)

SUP: Supporto Vitale (ABC, Monitoraggio)

La rimozione del contaminante è fondamentale, mostrando la massima efficacia. Mentre le cure di supporto sono importanti, sono meno efficaci da sole. I tentativi di neutralizzazione mostrano una minore efficacia ed evidenziano il rischio di un'applicazione impropria. L'induzione del vomito è generalmente sconsigliata a causa di potenziali complicazioni e di un beneficio limitato, come si riflette nel suo basso indice di efficacia.

Metodi di Disintossicazione

I metodi di disintossicazione mirano a rimuovere le tossine dal corpo o a minimizzarne gli effetti. Vengono utilizzati diversi procedimenti, a seconda del tossina e della sua via di assunzione. Nella disintossicazione da metalli pesanti, il corpo trasforma composti inorganici dannosi in forme meno tossiche e eliminabili. [s58] L'arsenico, ad esempio, viene metilato, mentre il piombo provoca reazioni di stress ossidativo che sovraccaricano i meccanismi antiossidanti del corpo. [s58] Il mercurio si accumula nella catena alimentare e danneggia in particolare il sistema nervoso. [s58] Il cadmio, invece, si accumula negli organi, principalmente nei reni, causando avvelenamenti sia acuti che cronici. [s58] L'alluminio, privo di funzione biologica, può avere effetti neurotossici, specialmente in caso di funzionalità renale compromessa. [s58] Anche il ferro, essenziale in piccole quantità, diventa tossico in alte dosi e provoca danni cellulari. [s58] È quindi fondamentale monitorare la funzionalità renale in caso di avvelenamenti, ma anche durante l'uso della medicina tradizionale a base di erbe. In caso di ustioni nella bocca e nella gola, la terapia si concentra sulla diluizione il più rapidamente possibile dell'agente caustico mediante sciacqui con acqua. Contrariamente a una diffusa convinzione, non dovrebbero essere somministrati latte o altre bevande nella fase acuta, poiché la loro efficacia non è dimostrata e possono complicare la valutazione del danno da parte del medico. [s59] Un lavaggio gastrico o l'induzione del vomito sono kontraindiziert in caso di ustioni, poiché possono danneggiare nuovamente l'esofago. [s59] Invece, come in alcuni avvelenamenti, possono essere somministrati adsorbenti come il carbone attivo o la terra di Fuller per ridurre l'assorbimento delle tossine nel tratto gastrointestinale. In caso di esposizione al cloro gassoso, la priorità è rimuovere la persona dall'ambiente contaminato. [s60] Il trattamento è principalmente di supporto e si concentra sulla sicurezza delle vie aeree e sulla

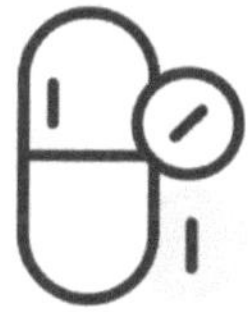

somministrazione di ossigeno. [s60] Non esiste un antidoto specifico. [s60] Paragonabile al trattamento delle ustioni, anche in caso di avvelenamento da cloro, un lavaggio gastrico è controindicato.

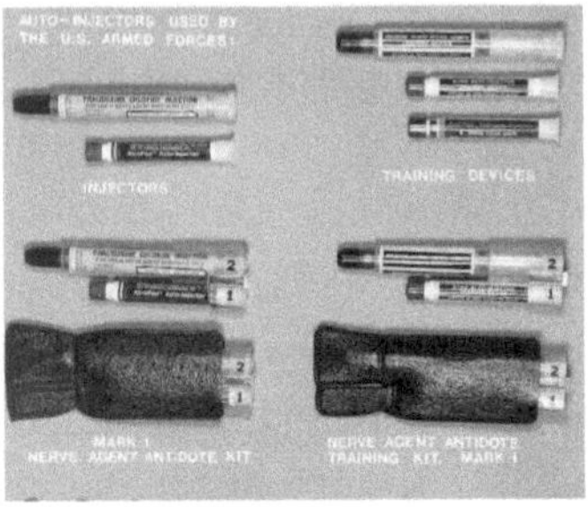

Antidoto [i62]

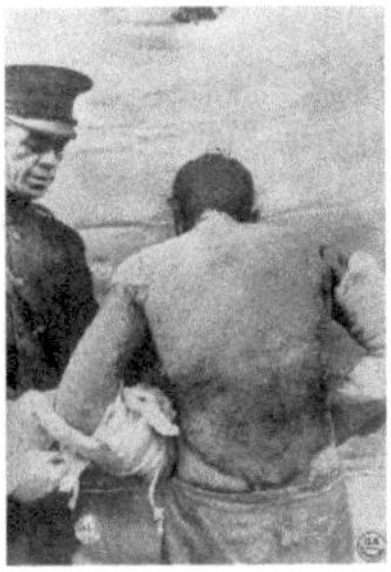

Ustione chimica [i63]

Utile sapere

Adsorbenti

Sostanze che possono legare altre sostanze sulla loro superficie. In medicina d'emergenza, vengono utilizzati adsorbenti come il carbone attivo per legare le tossine nel tratto gastrointestinale e prevenire il loro assorbimento nel corpo. Questo può ridurre la gravità dell'avvelenamento.

Antidoto

Un controveleno che neutralizza o attenua l'effetto di un determinato veleno. Gli antidoti agiscono neutralizzando chimicamente il veleno, bloccando il suo assorbimento o inibendo il suo effetto nel corpo. Non esiste un antidoto specifico per ogni veleno.

Metilato

Un processo chimico in cui un gruppo metile (CH3) viene aggiunto a una molecola. In relazione agli avvelenamenti, la metilazione può alterare la tossicità di una sostanza, sia aumentandola che diminuendola. Questo gioca un ruolo nella disintossicazione di alcuni metalli pesanti.

Reazioni di Stress Ossidativo

Si verificano a causa di uno squilibrio tra la produzione di radicali liberi e la capacità del corpo di neutralizzarli. In caso di avvelenamenti, alcune sostanze possono favorire la formazione di radicali liberi e causare stress ossidativo, che può portare a danni cellulari.

Efficacia del metodo di disintossicazione

Efficacia dei comuni metodi di disintossicazione.

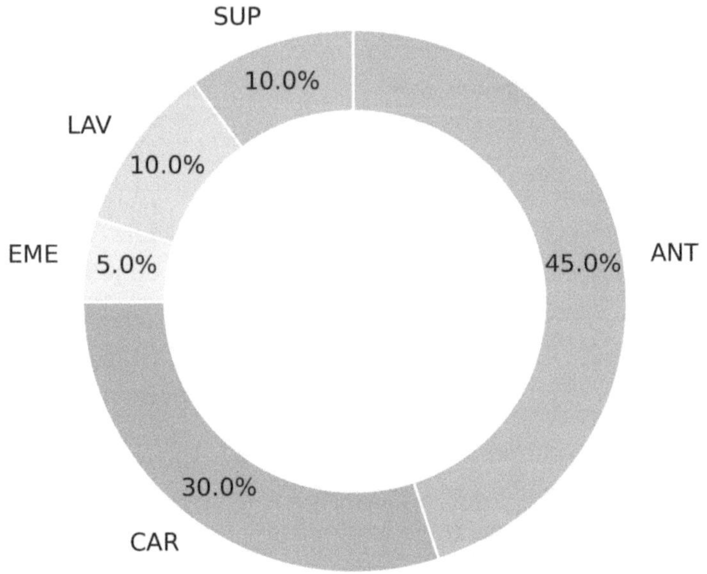

ANT: Antidoti specifici
CAR: Carbone attivo
EME: Emesi indotta
LAV: Lavanda gastrica
SUP: Cure di supporto (essenziali per tutti i metodi)

Mentre il carbone attivo mostra una ragionevole efficacia nell'assorbire determinate tossine, il suo successo complessivo è limitato. La lavanda gastrica e l'emesi indotta comportano rischi e sono meno efficaci di altri metodi in molti scenari. Gli antidoti specifici, quando disponibili, offrono le maggiori possibilità di disintossicazione efficace, evidenziando l'importanza dell'identificazione accurata della sostanza tossica. Le cure di supporto sono cruciali in tutti i metodi per gestire i sintomi e le complicazioni.

Consigli concreti

- Controlla in caso di avvelenamento se il paziente indossa gioielli che potrebbero aver reagito con la sostanza e rimuovili.
- Cerca nei dintorni eventuali resti della pianta o della sostanza che potrebbero aver causato l'avvelenamento o le ustioni, per una successiva identificazione.
- Illumina con una torcia le ustioni in bocca per valutare meglio il danno.
- Utilizza pietre lisce per raschiare le fibre vegetali dalla pelle prima di sciacquare, se disponibili.
- Se possibile, utilizza una pipetta o una cannuccia per dosare il liquido da utilizzare per sciacquare occhi o ferite.
- Improvvisa un contenitore per il lavaggio degli occhi con foglie o corteccia per sciacquare continuamente l'occhio.
- Raffredda le ustioni anche con fango freddo o terra umida, se non è disponibile acqua pulita.
- Copri le ustioni dopo aver sciacquato con grandi foglie pulite in modo da proteggere la ferita e alleviare il dolore.
- Fai attenzione a secrezioni insolite (urina, feci) in caso di avvelenamento e conserva campioni, se possibile.
- Prepara un tè di zenzero o menta piperita in caso di nausea persistente, se disponibile, per calmare lo stomaco.
- Monitora il diametro pupillare del paziente in caso di avvelenamento: le variazioni possono fornire indizi importanti.
- Strofina terra sulla zona interessata in caso di contatto con piante tossiche per legare le tossine prima di sciacquare.

Revisione - 3. Medicina di Sopravvivenza in Situazioni Estreme

La medicina di sopravvivenza in situazioni estreme richiede più di una semplice conoscenza teorica: richiede preparazione pratica e una profonda comprensione delle proprie capacità e limiti. Il testo di partenza fornisce importanti basi per il mantenimento del calore, il riscaldamento, la gestione del calore, la disidratazione e le intossicazioni. Tuttavia, la vera sfida risiede nell'applicazione di queste conoscenze in condizioni reali, dove stress, paura e l'imprevedibilità della situazione possono influenzare il processo decisionale. Pertanto, è essenziale impegnarsi attivamente con i concetti qui descritti e metterli in pratica.

Iniziate con una valutazione realistica del vostro ambiente e dei potenziali pericoli. Un'escursione in montagna richiede preparazioni diverse rispetto a un addestramento di sopravvivenza nel bosco. Preparate il vostro equipaggiamento di conseguenza, tenendo conto degli scenari "cosa succederebbe se". Una coperta di emergenza, un accendino e un kit di pronto soccorso sono utili in modo universale, ma considerate anche le esigenze specifiche: strati di abbigliamento aggiuntivi per le notti fredde, bevande elettrolitiche per le giornate calde e un filtro per l'acqua se dipendete da fonti d'acqua naturali. Testate il vostro equipaggiamento in anticipo per familiarizzare con il suo utilizzo e assicurarvi che tutto funzioni. Un indumento asciutto può essere salvavita, ma solo se sapete come cambiarlo rapidamente ed efficientemente quando i vostri vestiti si sono bagnati.

Evitare i pericoli è altrettanto importante quanto reagire ad essi. Imparate a riconoscere i segni di ipotermia e colpo di calore, non solo in voi stessi, ma anche nei vostri compagni. Fate attenzione ai cambiamenti nel comportamento, nel colore della pelle e nella temperatura corporea. Reagite tempestivamente, prima che la situazione peggiori. Quando si tratta di identificare le piante, è necessaria cautela. Non fate affidamento esclusivamente su immagini in libri o app. L'identificazione sicura richiede esperienza e pratica. In caso di dubbio, è meglio considerare una pianta come tossica e evitarla. Lo stesso vale per i funghi. Un piccolo errore può avere conseguenze gravi.

La sfida più grande in una situazione estrema è spesso la propria psiche. Panico e paura possono compromettere il vostro processo decisionale razionale. Preparatevi mentalmente alle sfide. Esercitate regolarmente le vostre abilità di sopravvivenza per poter agire in modo routinario in caso di emergenza. Costruite resistenza allo stress e imparate a controllare le vostre emozioni. Una mente lucida e un atteggiamento positivo possono fare la differenza decisiva in una situazione estrema.

La medicina di sopravvivenza è un processo di apprendimento continuo. Approfondite le vostre conoscenze, allenate le vostre abilità e riflettete sulle vostre esperienze. Più sarete preparati, maggiori saranno le vostre possibilità di affrontare una situazione estrema e tornare a casa in sicurezza. Investite nella vostra sicurezza: è il miglior investimento che possiate fare.

4. Assistenza Medica in Caso di Catastrofe

Cosa succede quando l'assistenza medica non può essere presente in pochi minuti? In scenari di catastrofe, dobbiamo prepararci a periodi prolungati senza assistenza professionale. Le giuste conoscenze e una preparazione ben ponderata possono fare la differenza tra vita e morte. Questo capitolo fornisce le basi essenziali per la gestione autonoma di feriti e malati in condizioni difficili. Le tecniche e le strategie presentate qui aiutano a coprire il tempo critico fino al ripristino delle strutture di assistenza regolari.

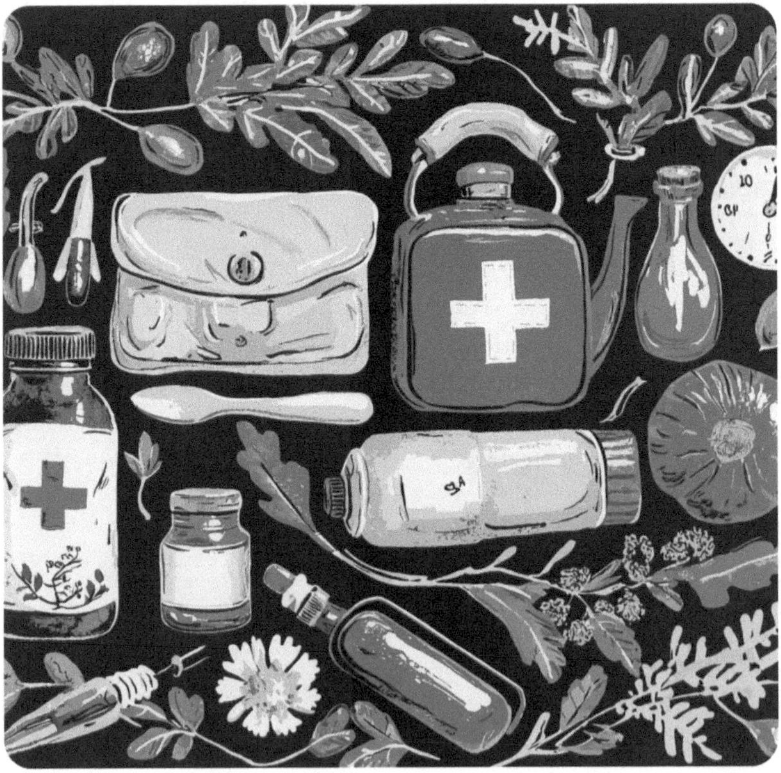

4. 1 Gestione delle Lesioni

Le lesioni sono onnipresenti negli scenari di catastrofe. Fratture, ustioni e ferite da taglio richiedono strategie di trattamento adattate nella medicina di sopravvivenza, poiché le risorse e le infrastrutture sono spesso limitate. La corretta prima assistenza determina la sopravvivenza e riduce il rischio di conseguenze a lungo termine. Questo capitolo fornisce le conoscenze necessarie per agire in modo efficace in tali situazioni.

Nel contesto dell'assistenza medica in caso di catastrofe, la rapida valutazione e stabilizzazione del paziente, seguita da un trattamento mirato della lesione tenendo conto delle possibili complicazioni e conseguenze a lungo termine, è fondamentale per la sopravvivenza e il recupero.

Trattamento delle fratture ossee

Le fratture ossee richiedono approcci terapeutici diversi a seconda del tipo e della gravità. Un aspetto importante è l'immobilizzazione dell'area interessata per evitare ulteriori danni e favorire la guarigione. Per le fratture del femore, si raccomandano stecche di trazione per aumentare il comfort del paziente e stabilizzare i frammenti della frattura prima del trasporto in ospedale [s61]. Nei pazienti instabili, la gamba infortunata può essere immobilizzata anche alla gamba non infortunata [s61]. Le offene_frakturen richiedono un trattamento immediato con antibiotici per prevenire infezioni [s62]. La ferita deve essere pulita accuratamente e liberata da tessuti morti (debridement) [s62]. La stabilizzazione precoce dell'osso è fondamentale per proteggere i tessuti circostanti e ripristinare la funzione [s62]. Per le fratture del radio distale, note anche come fratture del polso, il trattamento dipende dalla gravità della frattura [s63]. I trattamenti non chirurgici sono possibili in caso di dislocazione, inclinazione e accorciamento della frattura accettabili. Il braccio viene immobilizzato in una stecca per prevenire movimenti [s63]. Sono necessarie visite di controllo settimanali per monitorare il processo di guarigione [s63]. Se la frattura non è allineata in modo accettabile, è necessaria un'operazione. In questo caso, la frattura viene stabilizzata con placche, chiodi o fissatori esterni [s63]. Dopo l'intervento, il braccio viene immobilizzato in una stecca e si raccomandano esercizi di movimento per le dita per evitare rigidità [s63]. Le fratture tibiali pilon, fratture all'estremità inferiore della tibia, vengono generalmente trattate in due fasi [s64]. Nella cura d'emergenza, la frattura viene ridotta sotto analgesia per ridurre la pressione su nervi e vasi sanguigni [s64]. Per le fratture aperte, è necessaria una pulizia accurata e, se necessario, la rimozione di tessuti morti, seguita da antibiotici [s64]. La gestione chirurgica avviene generalmente il prima possibile, ma può essere ritardata in caso di gravi lesioni ai tessuti molli [s64]. La scelta del metodo chirurgico dipende dal tipo di frattura e viene pianificata in base a scansioni TC

[s64]. Per le fratture costali, il trattamento del dolore è importante per facilitare la respirazione e prevenire complicazioni come la polmonite [s65]. Si raccomanda una combinazione di analgesici sistemici e procedure regionali come i blocchi nervosi per ridurre la necessità di oppioidi [s65]. I blocchi paravertebrali toracici sono considerati un'alternativa efficace all'anestesia epidurale toracica, poiché hanno meno effetti collaterali [s65]. Oltre a questi trattamenti specifici, negli adulti oltre i 50 anni, dopo una frattura, è sempre necessario eseguire un esame per l'osteoporosi, indipendentemente dalla causa della frattura [s66]. Un trattamento precoce dell'osteoporosi può ridurre il rischio di ulteriori fratture [s66]. La cura post-operatoria dovrebbe essere coordinata da un servizio specializzato per garantire un trattamento e un monitoraggio completi dell'osteoporosi [s66]. Come dimostra una frattura della gamba in un paziente anziano, questo può essere un primo segno di osteoporosi e richiede, oltre alla cura della frattura, anche una terapia della malattia di base [s66].

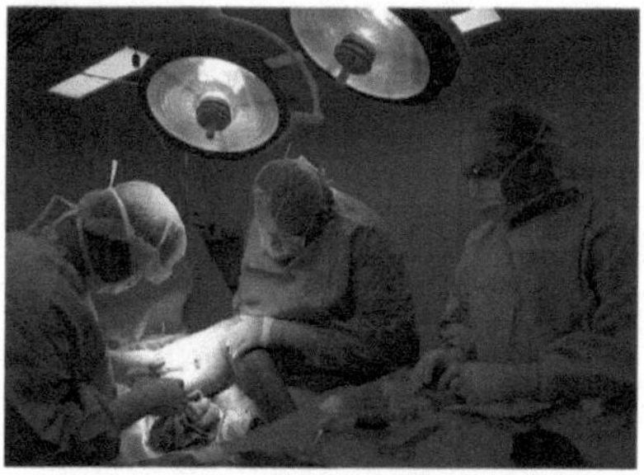

Debridement [i64]

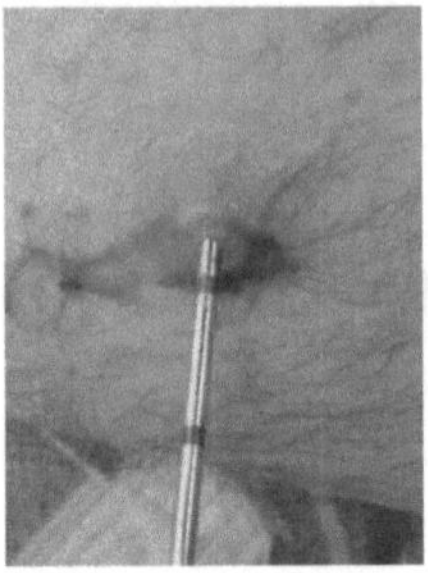

Fissatore esterno [i65]

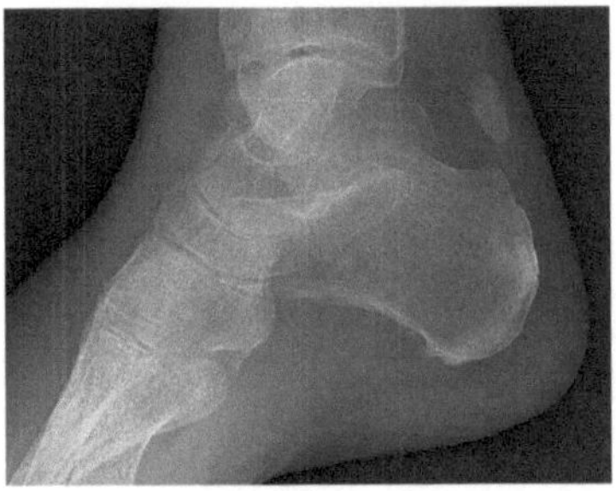

Frattura del pilone tibiale [i66]

Utile sapere

Blocco paravertebrale toracico

Una procedura per il sollievo dal dolore in cui un anestetico locale viene iniettato vicino ai nervi che forniscono la parete toracica. Questo può essere utile in caso di fratture costali per facilitare la respirazione.

Frattura del femore

Una frattura del femore, che spesso si verifica a causa di un forte impatto e limita notevolmente la mobilità in una situazione di sopravvivenza. Stecche improvvisate e gestione del dolore sono vitali in tali casi.

Frattura del radio distale

Una frattura all'estremità inferiore del radio, vicino al polso. Questo tipo di frattura è comune e può essere causato da cadute o colpi diretti. L'immobilizzazione è fondamentale.

Osteoporosi

Una malattia che indebolisce le ossa e le rende più suscettibili a fratture. Un'adeguata assunzione di calcio e vitamina D può contribuire a ridurre il rischio di osteoporosi, ma è difficile da garantire in situazioni di sopravvivenza.

Tempo di guarigione stimato della frattura

Tempo medio di guarigione per fratture comuni.

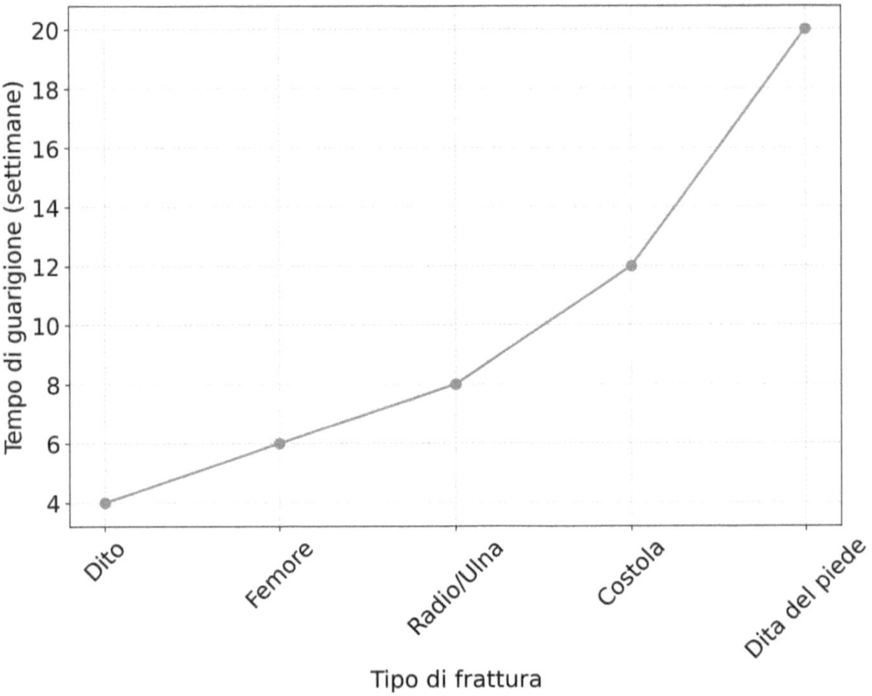

Questo grafico visualizza i tempi di guarigione tipici per diversi tipi di fratture. Si noti che queste sono stime e i singoli tempi di guarigione possono variare in base a fattori come l'età, la salute generale e la gravità della frattura. Un'adeguata assistenza medica è fondamentale per una guarigione ottimale e per ridurre al minimo le complicazioni.

Trattamento delle Ustioni

Il trattamento delle ustioni si concentra sulla cura locale della ferita e sulla reazione sistemica del corpo. Oltre alla nota classificazione in ustioni termiche, chimiche, elettriche e da radiazioni [s67], è importante valutare la profondità dell'ustione (superficiale, parziale, totale) e l'estensione (percentuale della superficie corporea colpita) per la pianificazione terapeutica [s67]. La cura iniziale comprende il raffreddamento, la pulizia e la copertura della ferita, oltre al sollievo dal dolore [s67]. In caso di ustioni estese, è necessaria una terapia fluida aggressiva per prevenire lo "shock da ustione" causato da perdita di liquidi e fuga capillare (Ipovolemia e Ipoperfusione) [s68]. La quantità di liquido necessaria nelle prime 24 ore può essere calcolata utilizzando la Formula di Parkland [s68]. È essenziale monitorare attentamente i parametri vitali, lo stato di coscienza, il riempimento capillare e la produzione di urina per adattare l'assunzione di liquidi in modo individuale [s68]. La terapia fluida nelle prime 24-48 ore dopo l'evento rappresenta un compito complesso e richiede una collaborazione coordinata tra team chirurgici, medici di terapia intensiva e unità di evacuazione [s69]. Per minimizzare i rischi associati e standardizzare il trattamento, sono state sviluppate linee guida per ridurre la morbidità e la mortalità nei pazienti gravemente ustionati [s69]. Un sistema di cura strutturato facilita anche il trasferimento dei pazienti tra diverse strutture sanitarie [s69]. Oltre alla cura acuta, è necessario considerare anche le conseguenze a lungo termine delle ustioni. Le ustioni scatenano una reazione ipermetabolica con effetti fisiologici, catabolici e immunologici [s70]. Pertanto, la moderna cura delle ferite include, oltre alla terapia fluida, anche resuscitazione colloidale, pratiche di trasfusione adattate e terapie anticataboliche [s70]. Ad esempio, una somministrazione precoce e adeguata di liquidi può migliorare significativamente la prognosi dei pazienti con gravi ustioni [s70]. La guarigione della ferita da sola non rappresenta una completa guarigione, poiché possono verificarsi cambiamenti e compromissioni a lungo termine [s71]. Pertanto, il trattamento olistico dei pazienti ustionati comprende, oltre alla cura acuta e intensiva, anche la gestione a lungo termine e la riabilitazione [s71].

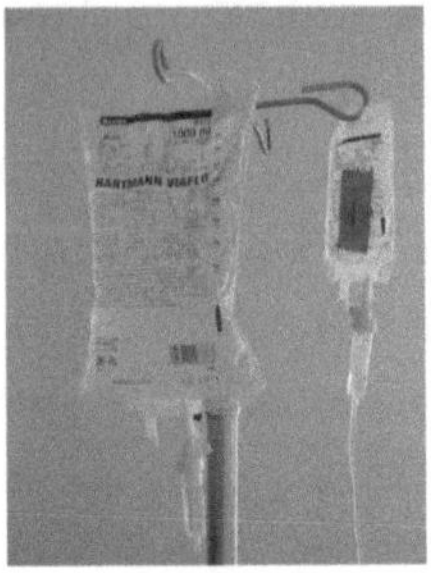

Formula di Parkland [i67]

Utile sapere

Formula di Parkland

Una formula per calcolare la quantità di liquido che dovrebbe essere somministrata per via endovenosa ai pazienti ustionati nelle prime 24 ore dopo la lesione, per prevenire uno stato di shock. La formula tiene conto del peso corporeo del paziente e della superficie corporea bruciata.

Ipoperfusione

Una insufficiente perfusione dei tessuti, che può portare a carenza di ossigeno e danni cellulari. Nel contesto delle ustioni, ciò è spesso una conseguenza di ipovolemia.

Reazione ipermetabolica

Un aumento del tasso metabolico che si verifica dopo gravi ustioni. Il corpo consuma più energia e nutrienti, il che può portare a perdita di peso, atrofia muscolare e un sistema immunitario indebolito.

Resuscitazione colloidale

La somministrazione di soluzioni colloidali (liquidi con grandi molecole) per ripristinare il volume sanguigno in condizioni di shock causate da ustioni o altre lesioni. I colloidi aiutano a mantenere i liquidi nel sistema vascolare.

Distribuzione della gravità delle ustioni in situazioni di sopravvivenza

Tipica distribuzione della gravità delle ustioni in scenari di sopravvivenza.

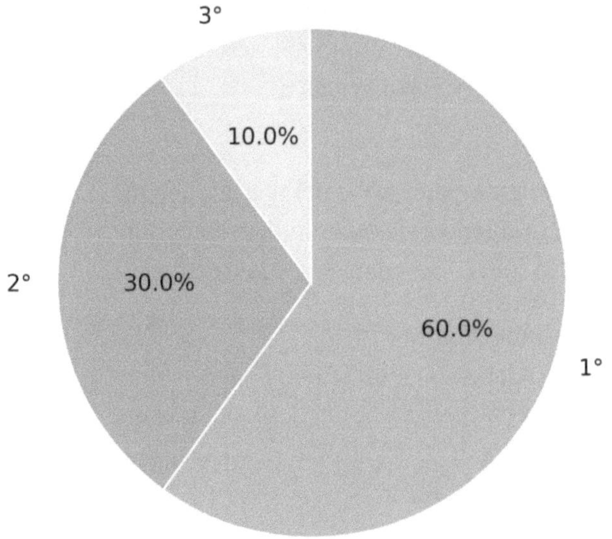

- 1°: Ustioni di primo grado (superficiali)
- 2°: Ustioni di secondo grado (a spessore parziale)
- 3°: Ustioni di terzo grado (a tutto spessore)

Le ustioni di primo grado sono le più comuni, rappresentando una parte significativa delle lesioni da ustione. Le ustioni di secondo grado sono meno frequenti ma comunque un rischio considerevole. Le ustioni di terzo grado, sebbene siano le più gravi, sono relativamente rare a causa delle circostanze in cui si verificano situazioni di sopravvivenza. Questa distribuzione evidenzia l'importanza di essere preparati a trattare efficacemente le ustioni di primo e secondo grado in un contesto di sopravvivenza, poiché queste saranno probabilmente le più frequenti.

Trattamento delle Ferite da Puntura trattare

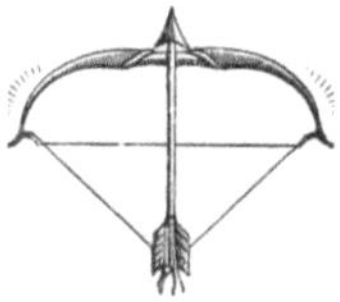

rattare le ferite da puntura: La gestione delle ferite da puntura richiede una rapida valutazione e misure mirate. Oltre alla evidente lesione della pelle, possono essere coinvolte strutture sottostanti come organi, vasi e nervi [s72]. La localizzazione della ferita fornisce i primi indizi sulle strutture potenzialmente coinvolte. Una ferita da puntura nella cavità addominale può ad esempio danneggiare organi interni come intestino o fegato e portare a emorragie interne [s72]. La profondità della ferita è anch'essa decisiva per la prognosi. Lesioni profonde e penetranti comportano un rischio maggiore di complicazioni. Le misure di primo soccorso si concentrano sul controllo delle emorragie esercitando una pressione diretta sulla ferita. Il bendaggio compressivo deve essere sterile per evitare infezioni. L'estrazione di oggetti incastrati nel canale della ferita deve essere evitata, poiché ciò può causare ulteriori lesioni e un aumento delle emorragie. Invece, l'oggetto dovrebbe essere fissato con una benda e la gestione successiva dovrebbe essere lasciata al personale medico. Dopo la stabilizzazione del paziente e il trasporto in una clinica, viene eseguita una diagnostica dettagliata per determinare l'entità della lesione. Tecniche di imaging come l'ecografia o la tomografia computerizzata (TC) aiutano a identificare organi danneggiati e accumuli di sangue [s72]. A seconda dei risultati, può essere necessaria un'intervento chirurgico per trattare le lesioni e fermare le emorragie interne. La prognosi dipende dalla gravità della lesione, dagli organi coinvolti e dalla rapidità dell'assistenza medica [s72]. Un trattamento tempestivo e adeguato aumenta le possibilità di sopravvivenza e riduce il rischio di conseguenze a lungo termine.

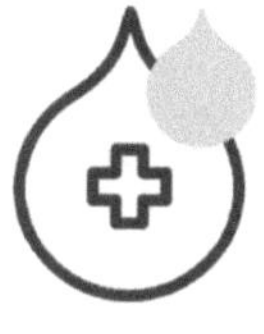

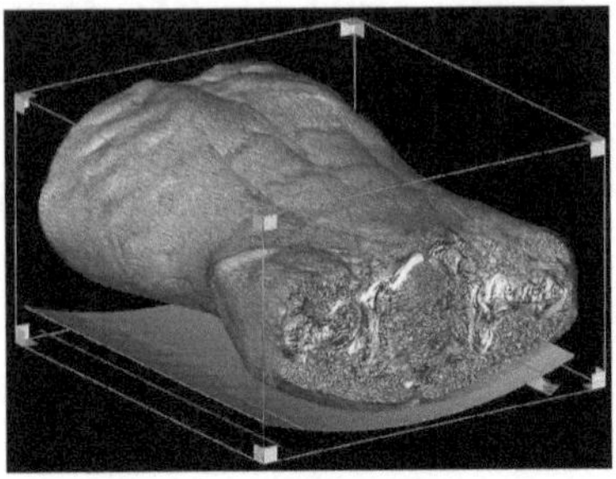

Tomografia computerizzata [i68]

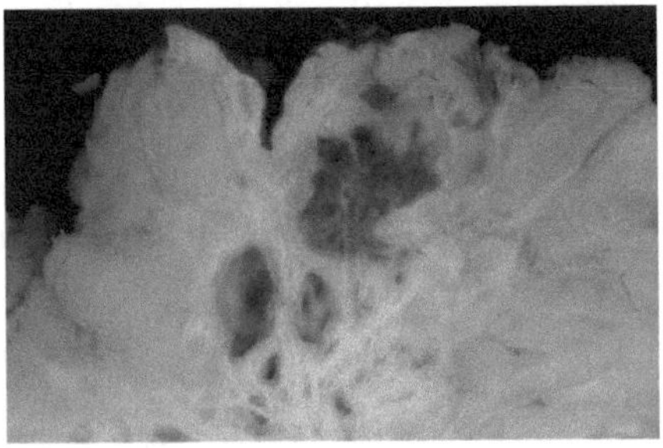

cavo addominale [i69]

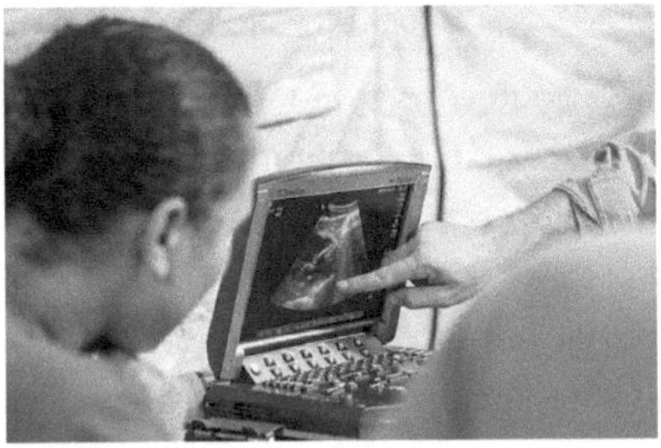

Organo [i70]

Utile sapere

Bendaggio Compressivo

Un bendaggio compressivo serve a fermare le emorragie esercitando pressione sulla ferita. In una situazione di sopravvivenza, un bendaggio compressivo può essere realizzato con materiali improvvisati come strisce di stoffa e un oggetto rigido.

Tomografia Computerizzata

La tomografia computerizzata (TC) è una tecnica di imaging che crea immagini dettagliate a strati del corpo. In una situazione di sopravvivenza, questa tecnologia di solito non è disponibile, quindi la valutazione della lesione deve avvenire in base ai sintomi esterni.

Ferita da Puntura

Una ferita da puntura si verifica quando un oggetto appuntito penetra nel corpo. Nel contesto della medicina di sopravvivenza, il rischio di infezioni a causa di scarsa igiene e mancanza di materiali sterili è particolarmente elevato. Bendaggi improvvisati realizzati con indumenti puliti possono aiutare a fermare l'emorragia e proteggere temporaneamente la ferita.

Tassi di infezione da ferite da puntura

Tassi di infezione di vari trattamenti per ferite da puntura

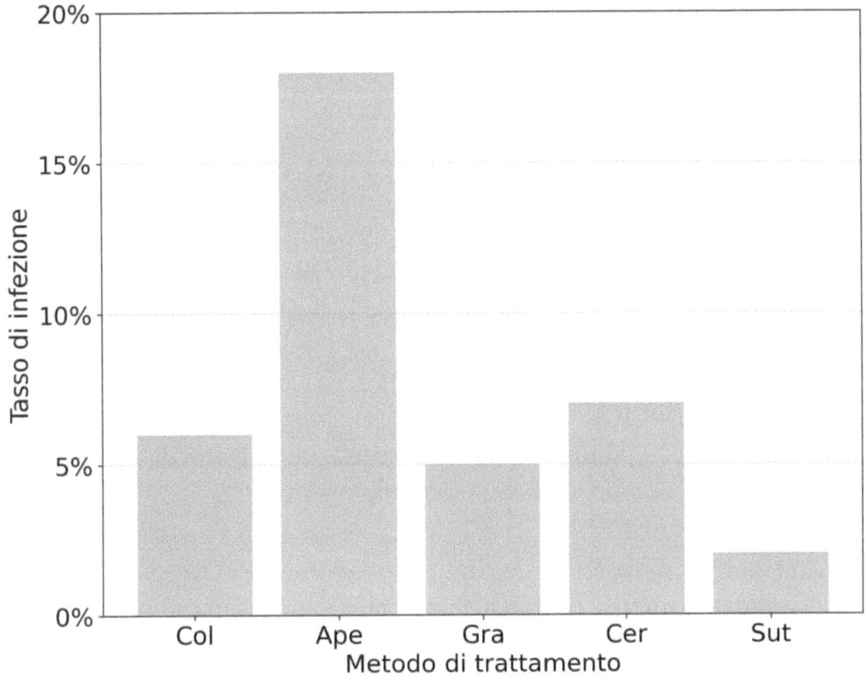

Ape: Aperto

Col: Colla per ferite

Sut: Sutura

Cer: Cerotti

Gra: Graffe

Lasciare aperta una ferita da puntura comporta un rischio di infezione significativamente maggiore rispetto ad altri metodi di trattamento. Sebbene la sutura offra il tasso di infezione più basso, richiede competenze e attrezzature specializzate. La chiusura della ferita con cerotti e punti metallici rappresenta un buon equilibrio tra facilità d'uso e basso rischio di infezione.

Consigli concreti

- Prioritizza la gestione delle lesioni potenzialmente letali come emorragie gravi o ostruzioni delle vie aeree nel contesto della gestione delle lesioni.
- Utilizza le risorse disponibili in modo efficace: un ramo stabile può fungere da stecca provvisoria, uno zaino come imbottitura per il trasporto.
- Comunica in modo chiaro e preciso con la persona ferita e con gli altri soccorritori per evitare malintesi e ritardi.
- Osserva continuamente la persona ferita per eventuali cambiamenti nel suo stato, anche dopo le prime cure.
- Improvvisa antidolorifici: la digitopressione in determinati punti può alleviare il dolore.
- Favorisci la guarigione delle ferite con bende pulite e, se possibile, pulizia delle ferite con acqua chiara.
- Lavora in team: coordina la cura di più feriti distribuendo i compiti.
- Pensa al supporto psicologico: parla con la persona ferita, offri conforto e rassicurala.
- Documenta le lesioni e le misure adottate con foto, se possibile, per la consegna ai soccorritori.
- Prepara mentalmente la persona ferita per il trasporto e spiega i prossimi passi.
- Controlla nuovamente tutti i feriti al termine delle prime cure per eventuali ferite trascurate.
- Rifletti sulle tue azioni dopo l'intervento per imparare per situazioni future.
- Adatta il tuo approccio in modo flessibile alla situazione specifica: soluzioni standard sono rare nella medicina di emergenza.

4. 2 Controllo delle Infezioni

Il controllo delle infezioni è vitale in scenari di catastrofe. La ridotta igiene, le risorse insufficienti e l'alta densità di persone favoriscono la diffusione di infezioni che possono rapidamente diventare letali. Ciò riguarda sia la cura delle ferite che la gestione delle esigenze igieniche quotidiane. Strategie efficaci per la prevenzione e il trattamento delle infezioni sono quindi essenziali. Questa sezione tratta i principi fondamentali del controllo delle infezioni nella medicina di emergenza, dalla cura delle ferite alla sterilizzazione fino alle misure igieniche di base. Le conoscenze qui fornite aiutano a ridurre i rischi di infezione e a massimizzare le possibilità di guarigione. Preparati e impara come proteggere te stesso e gli altri.

Il controllo delle infezioni nella medicina di sopravvivenza richiede un approccio multilivello che, oltre all'igiene delle mani, comprende anche la cura delle ferite, la sterilizzazione e l'uso di dispositivi di protezione individuale.

Misure igieniche

Le misure igieniche costituiscono un pilastro fondamentale del controllo delle infezioni, in particolare in situazioni di crisi. L'igiene delle mani riveste un ruolo chiave, poiché le mani sono veicolo di patogeni [s73]. Mani contaminate possono diffondere infezioni attraverso il contatto diretto, ad esempio toccando ferite, o indirettamente tramite superfici contaminate. Un'igiene delle mani efficace comprende il lavaggio delle mani con sapone e acqua per almeno 20 secondi o la disinfezione con un disinfettante per le mani a base di alcol (almeno 60% di alcol) [s74]. In questo processo, tutte le palme, gli spazi tra le dita, i pollici, il dorso delle mani e le unghie devono essere puliti accuratamente. È particolarmente importante praticare l'igiene delle mani dopo il contatto con fluidi corporei, prima e dopo i pasti e dopo l'uso del bagno. Oltre alle pratiche di routine, l'uso di disinfettanti per le mani a base di alcol può migliorare l'aderenza all'igiene delle mani e allo stesso tempo ridurre il rischio di danni cutanei dovuti a lavaggi frequenti [s75]. L'integrazione di creme idratanti nella cura della pelle può contribuire ulteriormente a mantenere la salute della pelle. Oltre all'igiene delle mani, altre misure contribuiscono al controllo delle infezioni. Queste includono l'uso di dispositivi di protezione individuale come guanti e

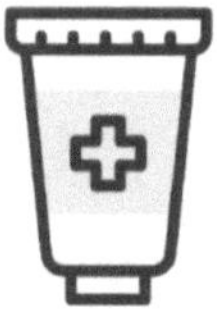

mascherine, la corretta eliminazione di materiali contaminati, la pulizia e disinfezione regolari delle superfici e l'isolamento delle persone infette. Programmi di intervento multimodali che includono formazione, feedback e monitoraggio dell'igiene delle mani possono migliorare in modo sostenibile l'aderenza agli standard igienici e quindi ridurre il rischio di infezione [s76]. Un raddoppio dell'aderenza all'igiene delle mani osservato in uno studio dopo l'implementazione di un tale programma sottolinea l'efficacia di questa strategia [s76]. Il miglioramento dell'aderenza in tutti i gruppi professionali e aree ospedaliere, ad esempio dal 35% al 77% tra gli operatori sanitari, dimostra il potenziale di tali programmi.

L'implementazione di misure per l'igiene delle mani può portare a una significativa riduzione della trasmissione di patogeni multiresistenti, come dimostra uno studio che ha evidenziato una riduzione del tasso di acquisizione del 47% [s77].

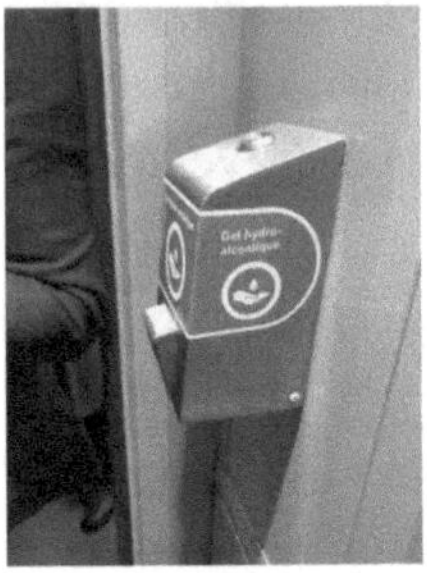

Disinfettante per le mani a base di alcol [i71]

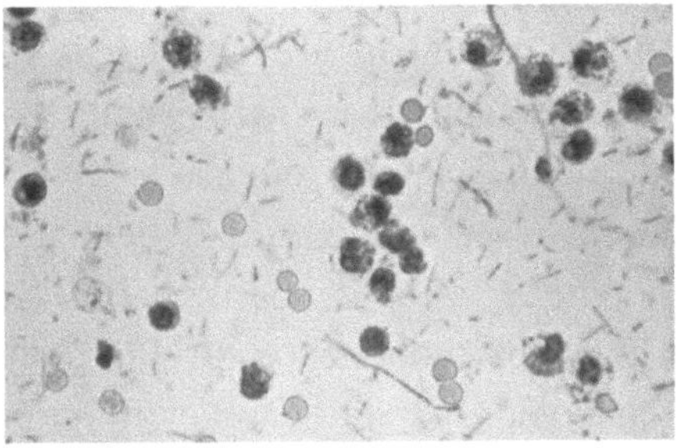

Patogeno [i72]

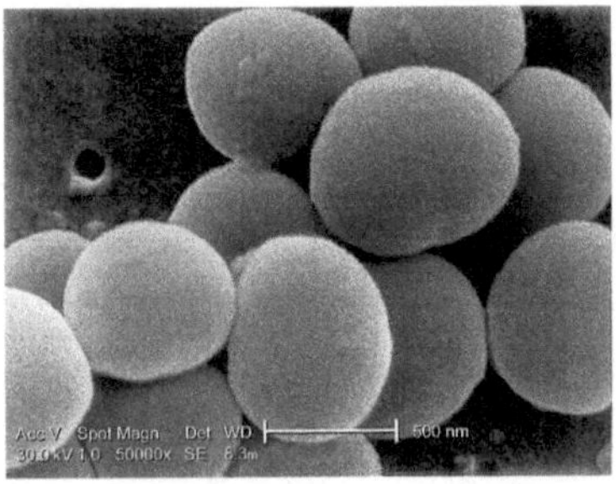

Agenti patogeni multiresistenti [i73]

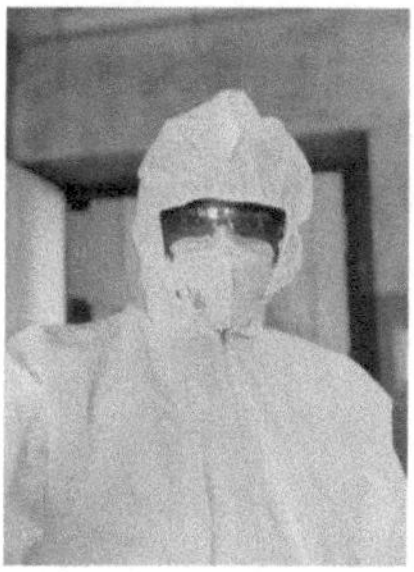

Dispositivi di Protezione Individuale (DPI) [i74]

Utile sapere

Disinfettante per le mani a base di alcol

Prodotti per la disinfezione delle mani a base di alcol. Sono efficaci contro molti patogeni, ma non contro tutti. In una situazione di sopravvivenza, la produzione di un disinfettante improvvisato a base di alcol può essere un'opzione se non sono disponibili prodotti commerciali.

Dispositivi di protezione individuale

Attrezzature per la protezione dalle infezioni, ad esempio guanti, maschere e occhiali protettivi. In situazioni di sopravvivenza, è possibile realizzare dispositivi di protezione improvvisati con materiali disponibili nell'ambiente.

Patogeni multiresistenti

Batteri che sono resistenti a più antibiotici. Il trattamento delle infezioni causate da patogeni multiresistenti è difficile e richiede farmaci speciali che potrebbero non essere disponibili in una situazione di sopravvivenza. Pertanto, la prevenzione delle infezioni attraverso misure igieniche è particolarmente importante.

Efficacia dell'igiene

Efficacia delle misure igieniche in un contesto di sopravvivenza.

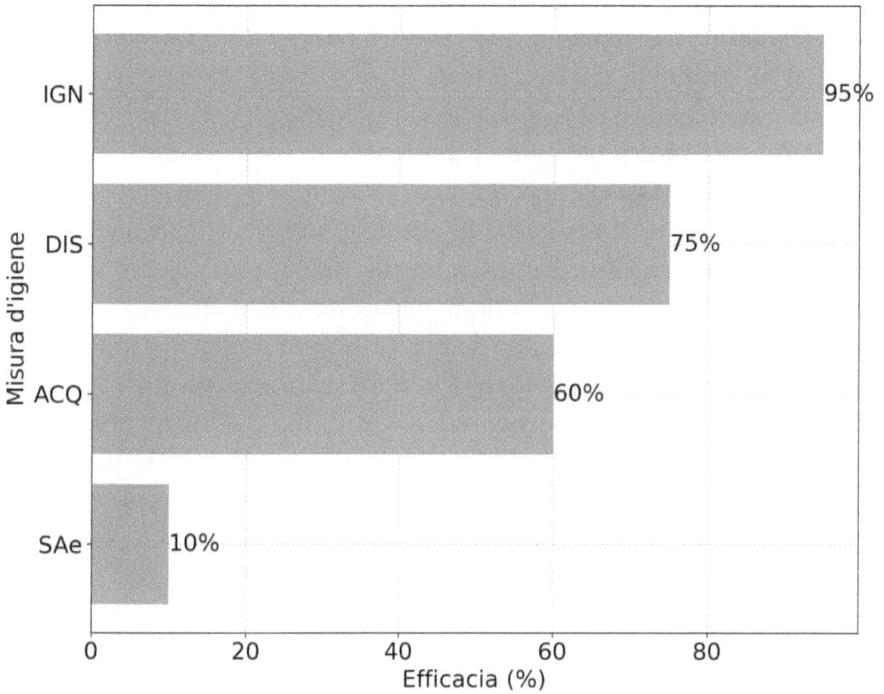

ACQ: Solo acqua

DIS: Disinfettante per le mani

IGN: Nessuna igiene

SAe: Sapone e acqua

Lavarsi le mani con il sapone mostra la massima efficacia, riducendo significativamente il rischio di infezione. L'acqua da sola offre una protezione moderata, mentre il disinfettante per le mani, sebbene utile, è meno efficace del sapone e dell'acqua. Nessuna pratica igienica aumenta notevolmente il rischio di infezione.

Evitare le infezioni delle ferite

Cura delle ferite pulita per prevenire le infezioni Evitare le infezioni delle ferite è di grande importanza in ogni situazione medica, ma soprattutto in medicina d'emergenza. Una kontamination da germi può avere conseguenze gravi e ritardare notevolmente il processo di guarigione. Pertanto, un'azione rapida e corretta è fondamentale. La pulizia della ferita è il primo e più importante passo. Serve a rimuovere corpi estranei, sporco e tessuti morti, che rappresentano un terreno ideale per i batteri. Le ferite da morso profonde devono essere sciacquate accuratamente e lasciate aperte per garantire un drenaggio ottimale [s78]. Per le ferite superficiali, di solito è sufficiente una pulizia con acqua pulita o una soluzione salina sterile. Inoltre, può essere utilizzato un antisettico adeguato per ridurre ulteriormente il numero di germi. Per la cura delle ferite, devono sempre essere utilizzati materiali sterili, come garze, compresse e cerotti. Un approccio inadeguato, come l'uso di panni non sterili o il contatto con la ferita con mani non lavate, aumenta drasticamente il rischio di infezione. Dopo la pulizia, si procede alla chiusura della ferita. Qui sono disponibili diverse tecniche, come punti di sutura, graffette o adesivi per ferite. La scelta del metodo dipende dal tipo e dalla profondità della ferita. Le ferite profonde, in particolare le ferite da morso che sono più profonde della superficie, non dovrebbero essere chiuse primariamente per minimizzare il rischio di un ascesso [s78]. I pazienti dovrebbero essere informati sui vari metodi di chiusura delle ferite e sui rispettivi vantaggi e svantaggi [s78]. In caso di ferite da morso complicate, in particolare su mani o piedi, o in pazienti con immunosoppressione o segni di infezione esistenti, è consigliabile il rinvio a uno specialista [s78]. L'intervento chirurgico precoce, idealmente entro 6 ore dall'infortunio, gioca un ruolo cruciale nel controllo ottimale delle infezioni [s79]. La cura post-operatoria è altrettanto importante quanto il trattamento iniziale della ferita. Cambi regolari delle medicazioni con materiali sterili e l'osservazione della ferita per segni di infezione, come arrossamento, gonfiore, dolore o formazione di pus, sono essenziali. In caso di sospetta infezione, è necessario consultare immediatamente un medico. Una terapia antibiotica mirata, basata sull'identificazione dei batteri coinvolti tramite colture, può essere necessaria per combattere l'infezione e promuovere la guarigione [s79]. Tuttavia, l'uso perioperatorio di antibiotici dovrebbe essere interrotto entro 24-72 ore dopo l'intervento per evitare lo sviluppo di resistenze [s79]. L'uso profilattico di antibiotici, in particolare cefalosporine di prima generazione, prima dell'incisione cutanea, può ridurre il rischio di infezioni delle ferite [s80]. La rimozione dei peli dovrebbe avvenire con un tagliacapelli e non con una lametta, per minimizzare il rischio di microlesioni e le infezioni correlate [s80]. In sintesi, evitare le infezioni delle ferite è un processo multilivello che comprende una pulizia accurata della ferita, una chiusura adeguata, una regolare cura post-operatoria e, se necessario, una terapia antibiotica mirata. L'osservanza delle tecniche sterili e la formazione del personale medico sono essenziali per minimizzare il rischio di infezione e garantire una guarigione ottimale.

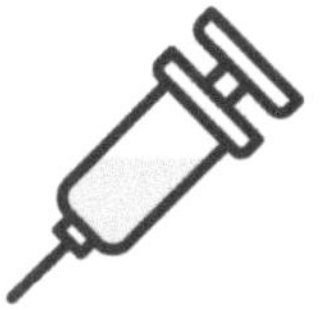

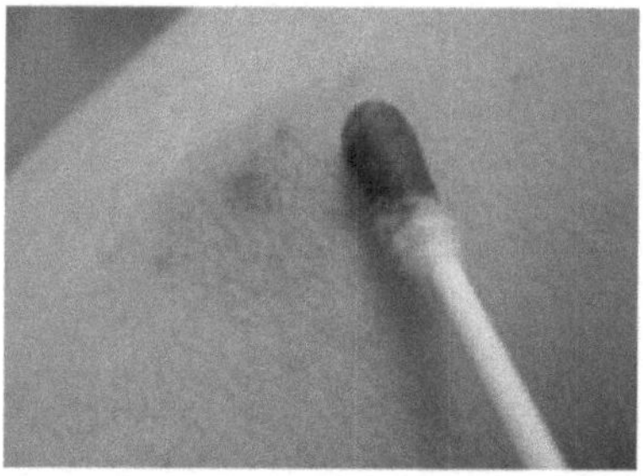

Antisettico [i75]

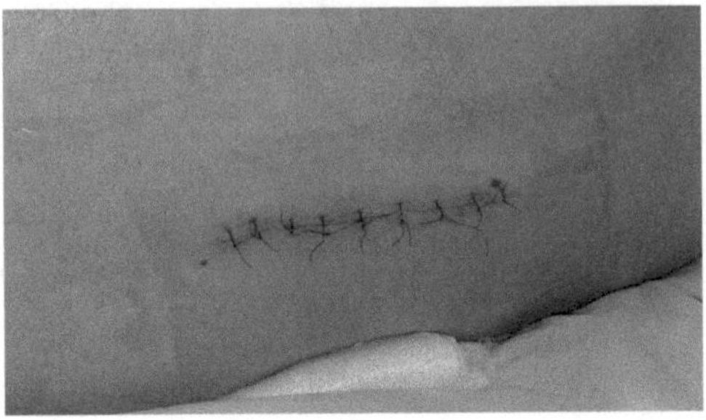

Intervento chirurgico [i76]

Intervento Chirurgico

Intervento operativo. In situazioni di sopravvivenza, gli interventi chirurgici sono spesso possibili solo con mezzi improvvisati e in condizioni difficili.

Cura Post-Operatoria

Assistenza medica dopo un intervento chirurgico. In situazioni di sopravvivenza, la cura post-operatoria è spesso complicata da risorse limitate e dalla mancanza di personale medico qualificato.

Immunosoppressione

Soppressione del sistema immunitario, che aumenta la suscettibilità alle infezioni. In situazioni di sopravvivenza, l'immunosoppressione può essere aggravata dalla malnutrizione o dallo stress.

Microlesioni

Piccole lesioni della pelle, spesso non visibili. In situazioni di sopravvivenza, le microlesioni possono essere porte d'ingresso per le infezioni.

Uso Profilattico

Uso preventivo di farmaci per prevenire l'insorgenza di una malattia. In situazioni di sopravvivenza, l'uso profilattico di antibiotici può essere utile in alcuni casi.

Fattori di rischio di infezione delle ferite

Relazione tra gravità della ferita, livello di igiene e rischio di infezione.

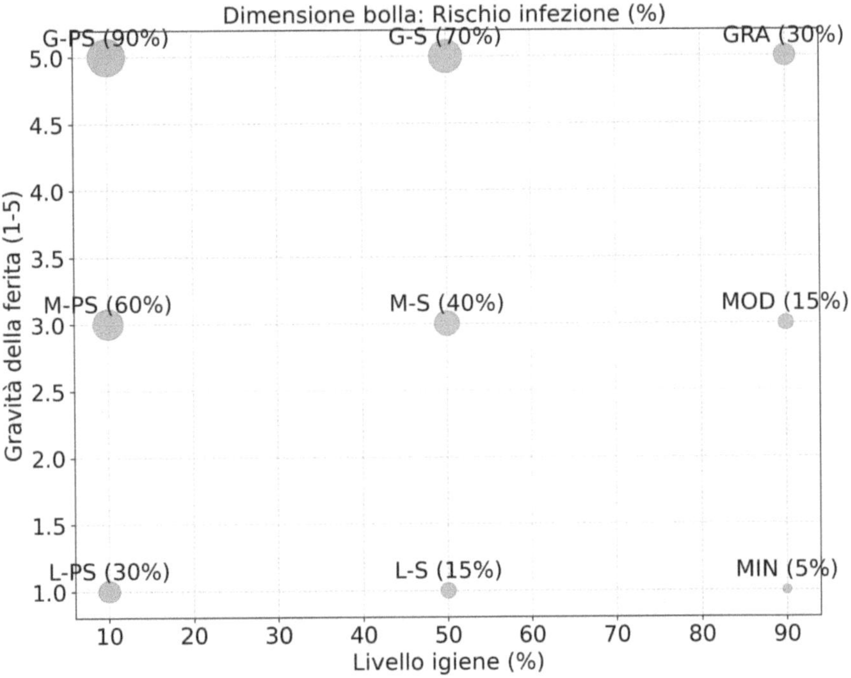

Blasengröße: Rischio di infezione (%)

G-PS: Ferita grave, pessima igiene

G-S: Ferita grave, scarsa igiene

L-S: Ferita lieve, scarsa igiene

MOD: Ferita moderata, buona igiene

M-S: Ferita moderata, scarsa igiene

GRA: Ferita grave, buona igiene

L-PS: Ferita lieve, pessima igiene

MIN: Ferita minore, buona igiene

M-PS: Ferita moderata, pessima igiene

Il grafico dimostra che una maggiore gravità della ferita combinata con una scarsa igiene aumenta drasticamente il rischio di infezione. Le ferite minori con una buona igiene presentano il rischio più basso. Concentrarsi sulle misure igieniche preventive e sulla cura tempestiva delle ferite è fondamentale per ridurre al minimo la probabilità di infezione.

Sterilizzazione degli Strumenti

La sterilizzazione elimina tutte le forme di vita microbica, comprese le spore resistenti, ed è essenziale per strumenti critici [s81] [s82]. Si distingue dalla disinfezione, che riduce i germi patogeni ma non uccide tutte le spore [s81] [s82]. Sono disponibili diversi metodi, tra cui la sterilizzazione a vapore in autoclave, calore secco o agenti sterilizzanti chimici per materiali sensibili alla temperatura [s81] [s82]. La scelta del metodo appropriato dipende dalla natura del materiale dell'oggetto da sterilizzare. Un esempio è la sterilizzazione di strumenti chirurgici in autoclave, mentre per dispositivi delicati come endoscopi si utilizzano agenti sterilizzanti chimici. La classificazione degli strumenti in categorie in base al loro rischio di contaminazione (critico, semicritico, non critico) determina il metodo necessario [s81] [s82]. Gli strumenti critici, che penetrano nelle cavità corporee o nel sistema vascolare, richiedono sterilizzazione. Gli strumenti semicritici, che entrano in contatto con mucose o pelle non integra, necessitano di una disinfezione ad alto livello [s81] [s82]. Per gli strumenti non critici, che toccano solo pelle integra, è sufficiente una disinfezione a bassa o media efficacia [s81]. L'efficacia della sterilizzazione e della

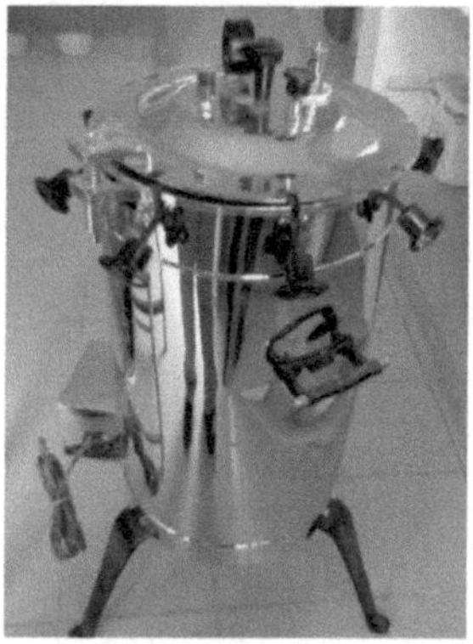

Autoclave [i77]

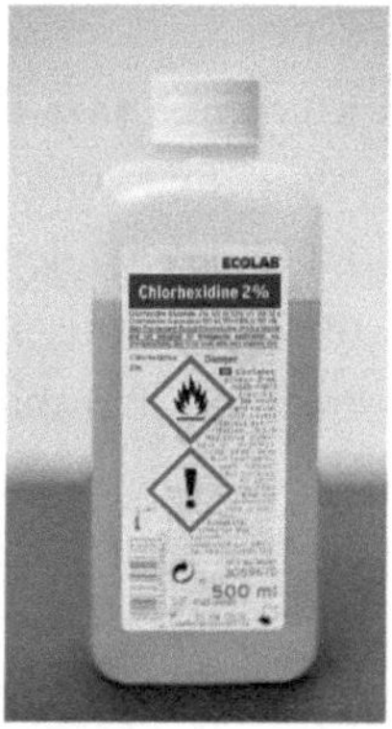

Clorexidina [i78]

disinfezione è influenzata da diversi fattori: la pre-pulizia dell'oggetto, il tipo e l'entità del carico microbico e il tempo di contatto dell'agente sterilizzante o disinfettante [s82]. Una pulizia accurata prima della sterilizzazione o disinfezione è quindi essenziale per garantire l'efficacia. L'applicazione e il dosaggio corretti degli agenti sterilizzanti e disinfettanti secondo le indicazioni del produttore e le raccomandazioni delle autorità competenti sono anch'essi decisivi per ottenere una riduzione sicura ed efficace dei germi [s82]. Nuove tecnologie come il vapore di perossido di idrogeno e la luce UV sono attualmente in fase di studio per migliorare

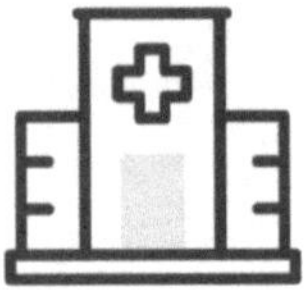

ulteriormente l'igiene ambientale [s81]. Per applicazioni speciali, come l'inserimento di cateteri venosi centrali, si applicano linee guida specifiche [s83]. Devono essere rispettate misure massime di barriera sterile, tra cui l'uso di cuffie, maschere, camici sterili, guanti sterili e una copertura sterile per tutto il corpo [s83]. La pelle nel punto di inserimento deve essere trattata in anticipo con un antiseptikum. Dopo l'inserimento, il sito del catetere deve essere protetto con una medicazione sterile e questa deve essere cambiata regolarmente [s83]. Le medicazioni impregnate di clorexidina possono ridurre ulteriormente il rischio di infezioni da catetere [s83]. Non si raccomanda un cambio di catetere di routine per la profilassi delle infezioni; la rimozione dovrebbe avvenire solo in presenza di segni clinici di infezione [s83].

Utile sapere

Agenti sterilizzanti

Sostanze chimiche utilizzate per uccidere tutti i microrganismi, comprese le spore. In una situazione di emergenza, alcune sostanze chimiche, se disponibili e sicure da usare, possono svolgere questa funzione.

Clorexidina

Antisettico ad ampio spettro contro batteri, funghi e alcuni virus. Può essere utilizzato in situazioni di sopravvivenza per la disinfezione delle ferite, se disponibile.

Disinfezione

Riduzione del numero di germi patogeni su un oggetto o una superficie, ma senza uccidere completamente tutti i microrganismi, in particolare le spore resistenti. Importante per minimizzare il rischio di infezione durante la cura delle ferite all'aperto.

Endoscopio

Strumenti medici per l'osservazione delle cavità corporee. La loro sterilizzazione è generalmente non rilevante nelle situazioni di sopravvivenza.

Efficacia della sterilizzazione in contesti di sopravvivenza

Efficacia dei comuni metodi di sterilizzazione di sopravvivenza.

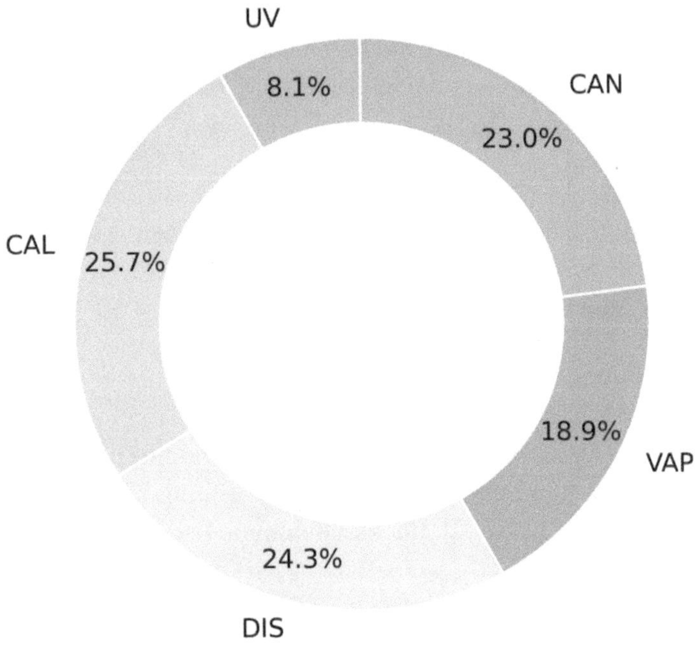

CAL: Calore secco (160°C, 2 ore)
CAN: Candeggina (1:10, 30 min)
DIS: Disinfezione chimica (Candeggina)
UV: Luce UV (Luce solare diretta, 6 ore)
VAP: Vapore a pressione improvvisato (15 min)

Mentre l'ebollizione offre un'opzione facilmente disponibile con un'efficacia moderata, la cottura a vapore a pressione improvvisata migliora significativamente i tassi di sterilizzazione. La disinfezione chimica con candeggina fornisce un'alternativa valida quando il calore non è pratico, ma la sua efficacia dipende fortemente dalla corretta concentrazione e dal tempo di contatto. Il calore secco richiede temperature elevate e durate prolungate per ottenere una sterilizzazione affidabile. La limitata efficacia della sterilizzazione UV evidenzia le sfide del raggiungimento di una disinfezione completa in contesti di sopravvivenza.

Consigli concreti

- Stabilire una 'camera di decontaminazione' in un'unità di trattamento provvisoria per contenere le contaminazioni. In questo modo si separa l'area contaminata da quella sterile.
- Contrassegnare chiaramente le aree e i materiali per il controllo delle infezioni, ad esempio con nastri colorati.
- Utilizzare materiali monouso il più possibile, anche improvvisati con materiali disponibili come sacchetti di plastica.
- Stabilire una 'regola del senso unico': il personale e i materiali si muovono solo in una direzione – dall'area pulita a quella sporca.
- Assicurarsi che ci sia sufficiente acqua disponibile, anche se è necessario raccogliere e filtrare l'acqua piovana.
- Riscaldare gli strumenti in acqua bollente per almeno cinque minuti per ottenere una sterilizzazione d'emergenza.
- Designare una persona che monitori il rispetto delle misure igieniche e ricordi regolarmente al team.
- Creare un semplice protocollo per il controllo delle infezioni e affiggerlo in un luogo ben visibile.
- Assegnare a ciascun membro del team un ruolo specifico nel controllo delle infezioni per definire chiaramente le responsabilità.
- Controllare regolarmente lo stato dei dispositivi di protezione individuale e sostituire immediatamente le parti danneggiate.
- Introdurre un sistema di ricompensa per il corretto rispetto delle misure igieniche, al fine di aumentare la motivazione.
- Riflettere quotidianamente sulle misure igieniche e adattarle, se necessario, alla situazione in evoluzione.

4. 3 Scorte e Attrezzature

Una fornitura medica completa in tempi di crisi richiede più di una semplice conoscenza teorica. La corretta scorta di farmaci e materiali medici è fondamentale, ma comporta anche sfide come la durata, le esigenze individuali e la gestione delle risorse limitate. Inoltre, la capacità di improvvisare ausili diventa sempre più importante quando i materiali standard mancano. In questo capitolo, imparerete come prepararvi al meglio e mantenere la vostra capacità di azione anche in situazioni estreme.

Una completa preparazione medica per le emergenze non considera solo l'acquisto di attrezzature adeguate, ma anche la regolare verifica e integrazione dei materiali di consumo, la comprensione dell'uso di farmaci alternativi e la capacità di mantenere l'assistenza medica in tempi di crisi utilizzando strumenti e tecniche improvvisate.

Attrezzatura Medica di Base

Un kit di pronto soccorso ben fornito costituisce la base di ogni attrezzatura medica di base e dovrebbe conservare tutti i materiali in un luogo centrale e facilmente accessibile [s84]. Cerotti di diverse dimensioni, splint in alluminio per le dita, bende elastiche e garze sterili devono essere inclusi, così come bende triangolari, protezioni per gli occhi, guanti e una pinzetta [s84]. Disinfettanti, batuffoli di cotone sterili e un termometro completano l'attrezzatura di base. Per la cura delle ferite, sono utili antisettici, unguenti antibiotici, lavaggi oculari sterili e creme idrocortisone [s84]. Un controllo regolare del kit di pronto soccorso con la sostituzione di articoli scaduti o esauriti garantisce la prontezza all'uso. Inoltre, un'attrezzatura medica di base, in particolare nel contesto di una preparazione per emergenze di più giorni, dovrebbe essere adattata anche alle esigenze mediche individuali. Ciò include la fornitura di farmaci soggetti a prescrizione e la garanzia del funzionamento di dispositivi medici, ad esempio attraverso batterie di ricambio o fonti di energia alternative [s85]. Se fosse necessaria un'evacuazione, deve essere garantito l'accesso al kit di emergenza. Documenti importanti e dispositivi medici dovrebbero poter essere portati con sé [s85]. Nella pianificazione, devono essere considerate le esigenze delle persone anziane o con disabilità. Questo comprende sia articoli per il comfort che la possibilità di fornire supporto aggiuntivo [s85]. Anche con risorse limitate, dovrebbero essere disponibili equipaggiamenti di protezione, barelle, bende compressive, stecche e mezzi di comunicazione [s86]. L'attrezzatura e i materiali devono essere adattati alle conoscenze e alle capacità del personale che li utilizzerà in caso di emergenza [s86]. Oltre alle conoscenze di pronto soccorso, la formazione in misure salvavita di base, come la rianimazione cardiopolmonare, può ampliare significativamente la capacità di intervento in caso di emergenza. In tale formazione, i partecipanti

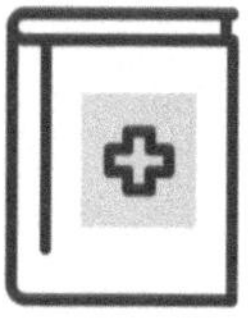

imparano, ad esempio, a posizionare una persona incosciente ma che respira in posizione laterale stabile per garantire la respirazione.

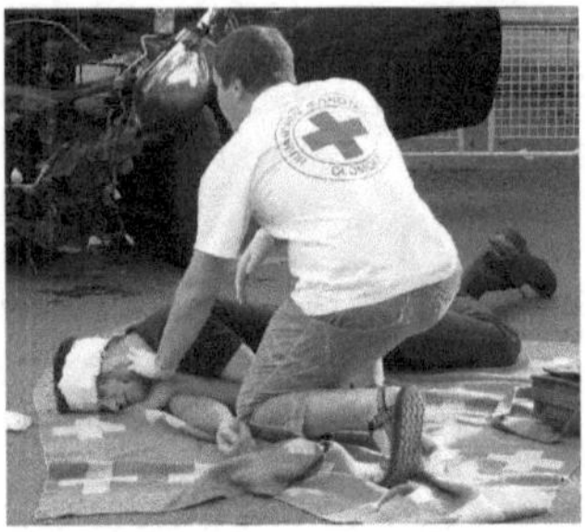

Posizione laterale di sicurezza [i79]

Utile sapere

Crema idrocortisone

Creme contenenti idrocortisone, un principio attivo antinfiammatorio. Alleviano prurito, arrossamenti e gonfiori causati da punture di insetti, reazioni allergiche o irritazioni cutanee – problemi comuni in situazioni di sopravvivenza.

Lavaggio oculare sterile

Soluzioni sterili per sciacquare corpi estranei o irritanti dagli occhi. Indispensabili nei kit di sopravvivenza per trattare lesioni oculari e prevenire infezioni quando l'assistenza professionale non è disponibile.

Stecca in alluminio per le dita

Stecche leggere e modellabili per la stabilizzazione di fratture o distorsioni delle dita. Pratiche per il primo soccorso in caso di infortuni alle dita in situazioni di sopravvivenza, fino a quando non è possibile un trattamento medico più completo.

Composizione del kit medico essenziale

Distribuzione degli articoli essenziali in un kit medico di sopravvivenza.

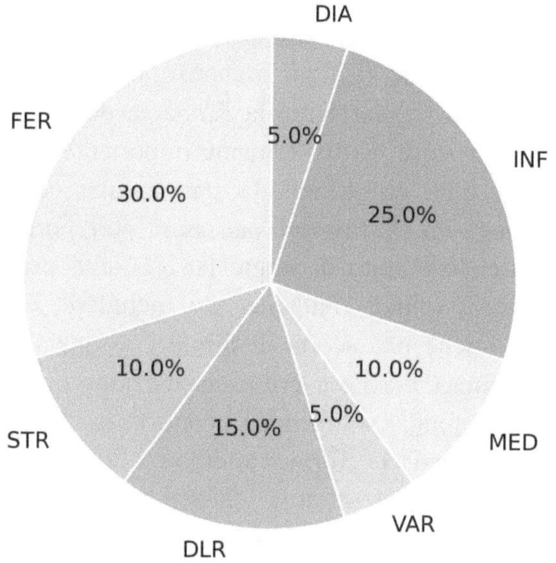

DIA: Diagnostica (Stecche, Manuale di primo soccorso)

DLR: Gestione del dolore (analgesici)

FER: Cura delle ferite (bende, garze, antisettici)

INF: Controllo delle infezioni (antibiotici, guanti)

MED: Farmaci (antistaminici, antidiarroici)

STR: Strumenti e forniture (forbici, pinzette, termometro)

VAR: Vari (Nastro adesivo, spille da balia)

Questo grafico evidenzia l'importanza di un approccio equilibrato alla preparazione medica. Mentre la cura delle ferite e il controllo delle infezioni rappresentano le porzioni più grandi, l'inclusione di farmaci antidolorifici, medicinali e strumenti/forniture dimostra la necessità di affrontare una varietà di potenziali problemi medici in una situazione di sopravvivenza. La più piccola, ma cruciale, allocazione per la diagnostica e articoli vari sottolinea l'importanza di essere preparati per circostanze impreviste e garantire una valutazione accurata.

Farmaci a Lunga Conservazione

La durata dei farmaci è un fattore critico per la preparazione alle emergenze. Molti preparati perdono la loro efficacia nel tempo. Un farmaco scaduto non solo può essere inefficace, ma può anche risultare dannoso per la salute. Pertanto, è essenziale controllare regolarmente la farmacia domestica e sostituire i farmaci scaduti. Questo è particolarmente importante per le persone con malattie croniche, che dipendono da una terapia continua [s87]. La perdita o la mancanza di farmaci necessari può portare a un rapido deterioramento del loro stato di salute [s87]. Nella preparazione di un kit di emergenza, è quindi fondamentale includere, oltre a un kit di pronto soccorso, anche una scorta di farmaci essenziali e regolarmente necessari. Ad esempio, è utile avere a disposizione quantità adeguate di analgesici, antistaminici o farmaci contro la diarrea. Inoltre, è consigliabile informarsi su forme alternative di somministrazione o farmaci sostitutivi [s88]. In caso di catastrofi o carenze, è possibile mantenere l'assistenza medica nonostante le risorse limitate [s88]. Per i malati cronici, la consulenza di un medico è fondamentale per elaborare un piano di emergenza individuale che consideri il dosaggio e la conservazione sicura dei farmaci in condizioni difficili [s87]. I farmaci devono essere conservati in un luogo fresco, asciutto e al riparo dalla luce per massimizzare la loro durata. I farmaci devono sempre essere conservati nelle loro confezioni originali per evitare confusioni e avere a disposizione il foglietto illustrativo con informazioni importanti.

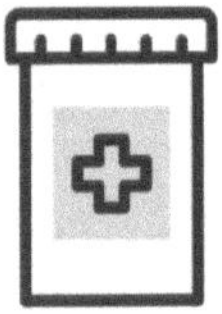

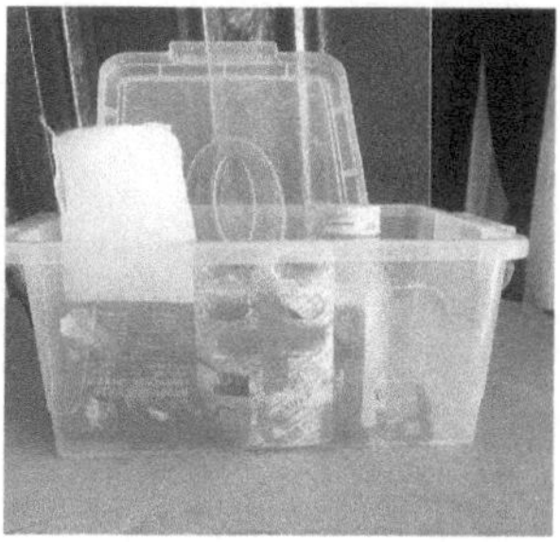

Kit di pronto soccorso [i80]

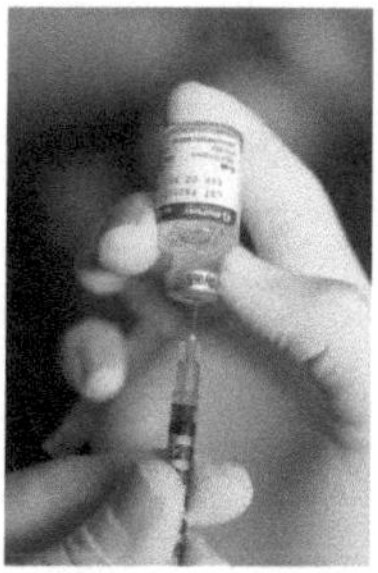

Forma farmaceutica [i81]

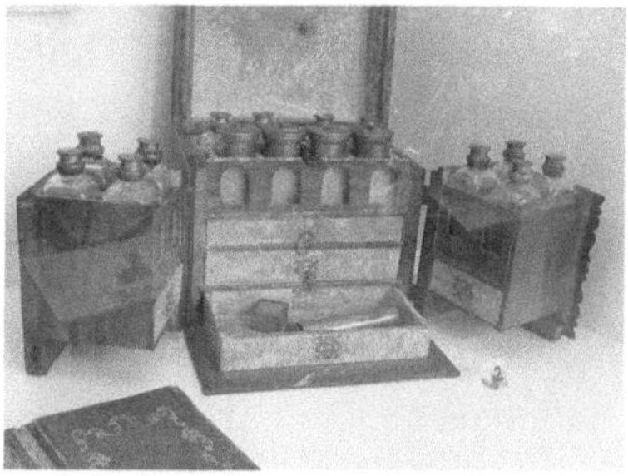

Cassetta di pronto soccorso/Kit di medicinali di emergenza [i82]

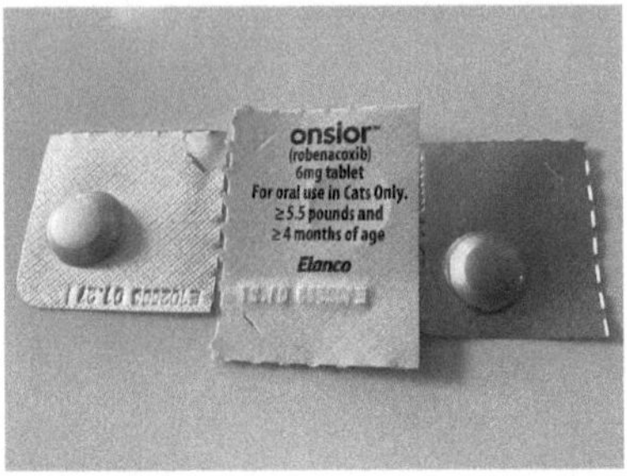

Confezione di medicinali [i83]

Utile sapere

Antistaminici

Gli antistaminici sono farmaci che alleviano le reazioni allergiche bloccando l'azione dell'istamina. Possono essere utili in caso di punture di insetti, eruzioni cutanee allergiche o febbre da fieno.

Essenziale

Essenziale significa, in questo contesto, vitale o assolutamente necessario. Si riferisce a farmaci o attrezzature che possono essere cruciali in una situazione di emergenza.

Cronico

Le malattie croniche sono malattie di lunga durata che richiedono un trattamento medico regolare. Una scorta adeguata di farmaci necessari è particolarmente importante in situazioni di emergenza per le persone con malattie croniche.

Validità dei Farmaci

Durata di conservazione dei farmaci di emergenza comuni.

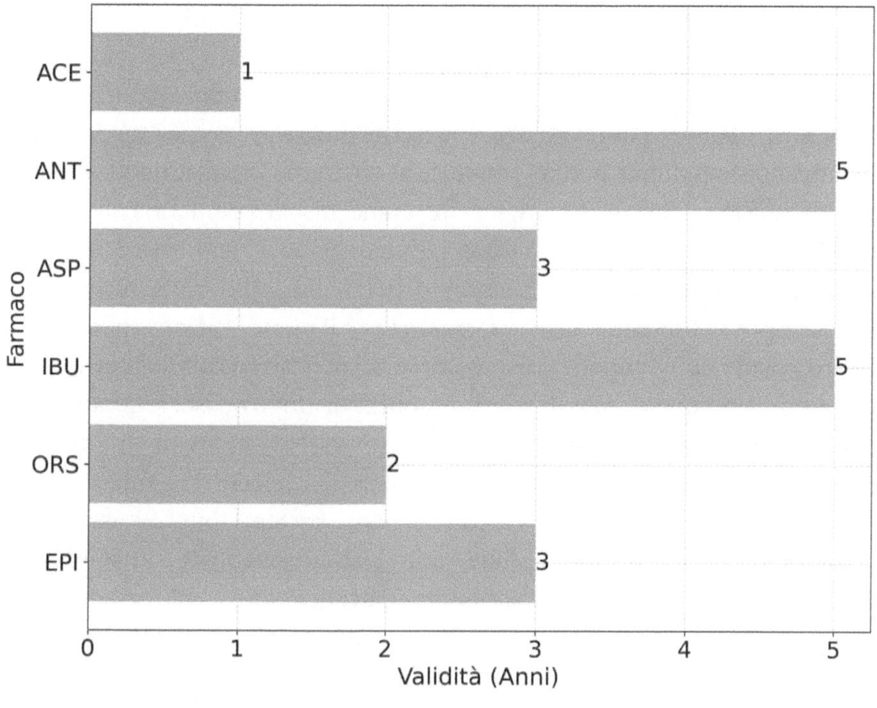

ACE: Paracetamolo

ASP: Aspir

IBU: Ibup

ANT: Antista

EPI: Epine

ORS: Sali

Il grafico rappresenta visivamente la diversa durata di conservazione dei farmaci essenziali, evidenziando l'importanza di controlli e sostituzioni regolari per mantenere un kit di emergenza funzionale. I farmaci con una durata di conservazione più breve richiedono un'attenzione più frequente.

Strumenti Improvvisati

In situazioni di emergenza, quando l'accesso a materiali medici standard è limitato, la produzione e l'uso di strumenti improvvisati acquistano importanza. Oggetti e materiali quotidiani possono svolgere funzioni utili inaspettate. [s89] Un ramo robusto e pezzi di stoffa possono, ad esempio, essere trasformati in un tutore provvisorio per un braccio rotto, fissando il ramo all'estremità ferita e assicurandolo con le strisce di stoffa. Panni puliti possono essere utilizzati come medicazioni, mentre una maglietta pulita – piegata a triangolo e fissata con spille da balia o nastro adesivo – può servire come fascia per il braccio. Anche una bottiglia di plastica, dopo una pulizia accurata, può essere utilizzata come contenitore per liquidi sterili o per il lavaggio delle ferite. [s89] È sempre fondamentale mantenere l'igiene. Le medicazioni improvvisate dovrebbero essere il più pulite possibile per evitare infezioni. La conoscenza di tali possibilità di improvvisazione amplia la capacità di azione in tempi di crisi e può essere salvavita in situazioni di emergenza. Oltre all'uso dei materiali, anche la funzione dei dispositivi medici può essere improvvisata. Ad esempio, una ventilazione manuale, quando non sono disponibili sacche di ventilazione, può rappresentare una misura salvavita. [s89] Prepararsi a tali scenari implica anche acquisire conoscenze sulle applicazioni alternative degli oggetti quotidiani e praticare tecniche mediche di base. Sviluppare strategie per l'improvvisazione in ambito medico contribuisce a mantenere l'assistenza medica anche in circostanze avverse.

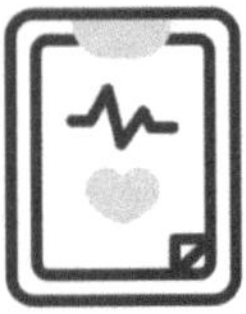

Utile sapere

Estremità

In medicina d'emergenza, l'estremità si riferisce agli arti del corpo, ovvero braccia e gambe. Nella gestione delle lesioni, la distinzione tra estremità superiori e inferiori è importante per la scelta delle misure appropriate e per la valutazione dell'impatto sulla mobilità del paziente.

Ventilazione Manuale

La ventilazione manuale è una misura salvavita in cui la respirazione di un paziente viene supportata o completamente assunta, immettendo aria nei suoi polmoni. Nel contesto della scorta e dell'attrezzatura, è importante familiarizzare con diverse tecniche di ventilazione manuale nel caso in cui non siano disponibili dispositivi di ventilazione.

Frequenza di utilizzo di aiuti medici improvvisati

Frequenza di utilizzo di aiuti improvvisati in scenari di sopravvivenza.

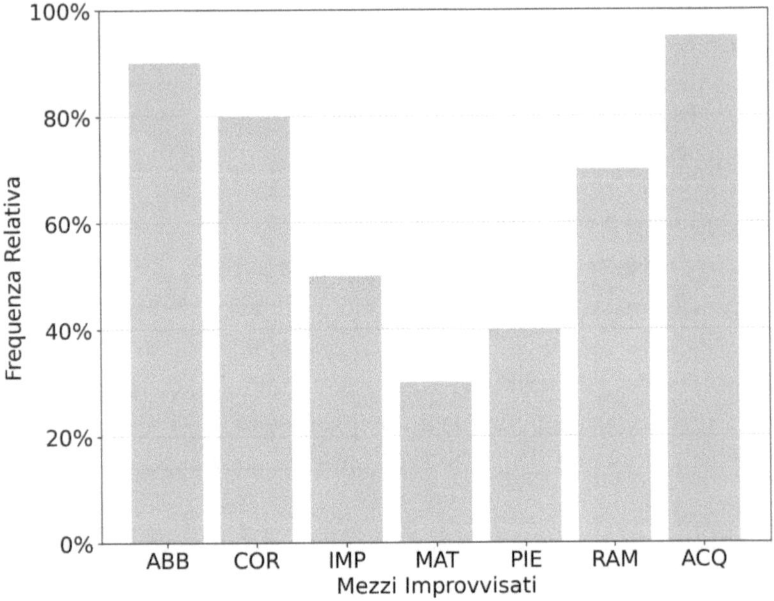

ABB: Abbigliamento (Bende, Fasciature)

ACQ: Acqua (Pulizia, Idratazione)

COR: Cordame (Laccio emostatico, Legature per stecche)

IMP: Stecche Improvvisate (da materiali disponibili)

MAT: Materiale Vegetale (Imbottitura per bende, Antisettici - *con cautela*)

PIE: Pietre/Sassi (Pesi, Applicazione di calore)

RAM: Rami/Bastoni (Stecche, Stampelle)

I dati evidenziano l'importanza della conoscenza adattabile e dell'intraprendenza nelle situazioni di sopravvivenza. Oggetti comuni come abbigliamento e cordame vengono spesso riutilizzati per esigenze mediche, sottolineando il valore dell'addestramento all'improvvisazione. Sebbene gli articoli specializzati come le stecche siano usati meno frequentemente, il loro impatto in scenari specifici può essere cruciale. Ciò sottolinea la necessità di un approccio equilibrato alla preparazione, concentrandosi sia su soluzioni improvvisate comuni che specializzate.

Consigli concreti

- Metti nella tua attrezzatura, oltre a bende standard, anche bende di garza: sono versatili e possono essere utilizzate, ad esempio, per fissare stecche o per realizzare bende compressive.
- Completa il tuo kit di emergenza con un piccolo ago da cucito e un filo robusto: così potrai riparare strappi nei vestiti o nell'attrezzatura e, se necessario, suturare ferite.
- Procura una lampada frontale con funzione luce rossa: protegge la tua visione notturna mentre assisti i pazienti al buio.
- Metti un piccolo coltellino nella tua attrezzatura: non serve solo a tagliare bende, ma anche ad aprire confezioni o a intagliare stecche.
- Porta con te guanti da lavoro robusti oltre ai guanti sterili: questi proteggono le tue mani durante le operazioni di pulizia o nella costruzione di rifugi d'emergenza.
- Metti in valigia un rotolo di nastro adesivo resistente: con questo puoi sigillare le bende in modo impermeabile, fissare stecche o creare strumenti improvvisati.
- Investi in un contenitore d'acqua pieghevole: in questo modo avrai sempre a disposizione acqua pulita sufficiente per la cura delle ferite in caso di emergenza.
- Fissa un piccolo specchio segnaletico al tuo zaino d'emergenza: così potrai attirare l'attenzione su di te e allertare i soccorritori se necessario.
- Amplia le tue conoscenze mediche: impara come estrarre denti o rimettere in sede articolazioni dislocate con mezzi semplici.
- Esercitati nell'uso della tua attrezzatura: solo così potrai agire rapidamente ed efficacemente in caso di emergenza.

Revisione - 4. Assistenza Medica in Caso di Catastrofe

La fornitura di assistenza medica in caso di catastrofe ci pone di fronte alla sfida di fornire aiuto medico con risorse limitate e in condizioni avverse. Il successo dipende non solo dalla conoscenza medica, ma anche dalla capacità di improvvisazione e dalla pianificazione anticipata. Consideriamo la gestione delle fratture: gli splint per l'immobilizzazione sono essenziali per prevenire ulteriori danni. In una situazione di emergenza, è possibile improvvisarli utilizzando rami, bastoni o anche vestiti arrotolati e nastro adesivo. Ricordate di applicare lo splint in modo da stabilizzare l'articolazione sopra e sotto la frattura. Nei casi di fratture aperte, il rischio di infezione è elevato. Pulite accuratamente la ferita con acqua pulita – l'acqua bollita è ideale, se possibile – e copritela con una medicazione il più sterile possibile. Gli antibiotici sono cruciali in tali casi, ma considerate i rischi di un uso improprio e dello sviluppo di resistenza.

Le ustioni richiedono anch'esse un trattamento attento. Raffreddate l'area colpita con acqua fredda, possibilmente pulita, ma non con ghiaccio, per evitare danni ai tessuti. Le ustioni estese comportano una significativa perdita di liquidi e richiedono una terapia fluida aggressiva, che in uno scenario di catastrofe rappresenta una grande sfida. Concentratevi sulla fornitura di acqua potabile pulita. Sebbene la formula di Parkland offra una guida per il calcolo dei liquidi, spesso è difficile da applicare nella pratica. Osservate attentamente il paziente per segni di disidratazione e shock.

L'igiene è fondamentale in ogni situazione medica di emergenza. Lavarsi le mani con sapone, se disponibile, o utilizzare un disinfettante a base di alcol riduce significativamente la trasmissione dei germi. Improvvisate se necessario: cenere e acqua possono fungere da sostituto del sapone. La sterilizzazione degli strumenti è ideale, ma spesso non praticabile. Concentratevi sulla pulizia accurata con acqua bollente, se possibile. Per le ferite da punta: non rimuovete mai oggetti conficcati! Stabilizzate l'oggetto e controllate il sanguinamento con una fasciatura compressiva.

Uno zaino di emergenza ben pianificato è il vostro alleato più importante. Oltre agli articoli standard come materiale per medicazioni, antidolorifici e antisettici, dovreste considerare anche le vostre esigenze individuali: farmaci cronici, allergie, diete speciali. Controllate regolarmente la scadenza dei vostri farmaci e integrate gli articoli mancanti. Imparate a utilizzare oggetti quotidiani in modo medico. Uno zaino robusto, una coperta di emergenza e un buon libro di pronto soccorso sono investimenti preziosi.

La fornitura di assistenza medica in caso di catastrofe può sembrare intimidatoria, ma con la giusta preparazione potete migliorare notevolmente la vostra capacità di azione in tempi di crisi. Investite nella vostra formazione, esercitate abilità pratiche e pianificate in anticipo. La vostra capacità di agire in modo calmo e ponderato in una situazione di emergenza può salvare vite – forse anche la vostra.

5. Medicina Outdoor e Prevenzione

Qual è l'utilità del miglior kit di pronto soccorso se non si sa come evitare i pericoli? La natura offre innumerevoli sfide per il corpo e la mente - da temperature estreme a piante tossiche. Attraverso un'azione preventiva e una conoscenza approfondita, molte situazioni critiche possono essere già mitigate in anticipo. Questo capitolo fornisce le basi essenziali per un comportamento sicuro nella natura e mostra strategie collaudate per la riduzione del rischio. Le tecniche e i principi presentati qui possono fare la differenza decisiva tra sopravvivenza e fallimento in situazioni estreme.

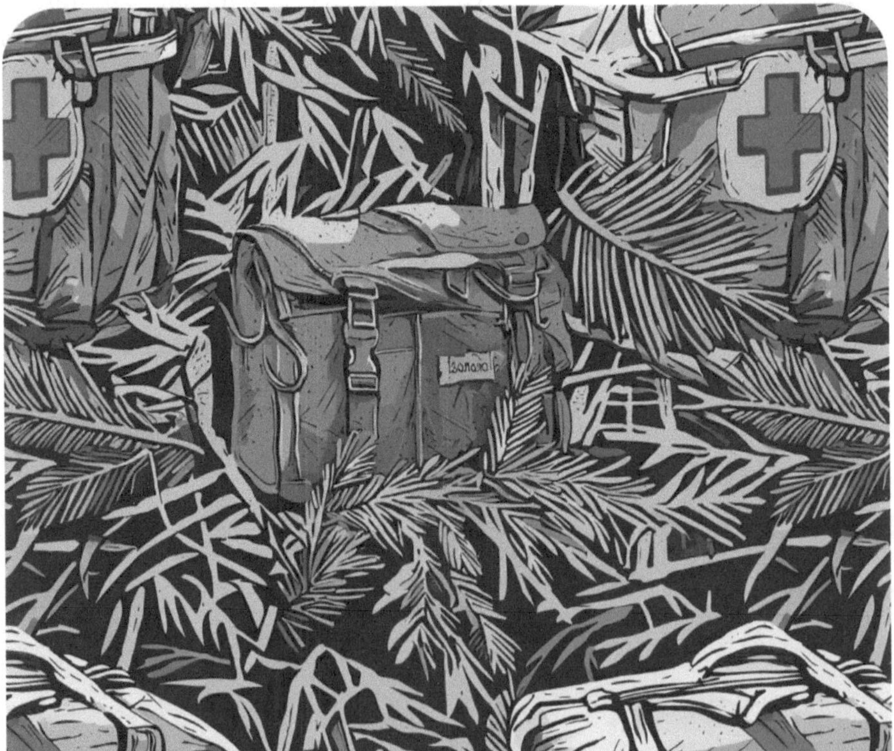

5. 1 Misure Precauzionali

La prevenzione nel settore outdoor riduce i rischi per la salute e massimizza le prestazioni in ambienti impegnativi. Strategie efficaci aiutano a prevenire infezioni, infortuni e altre emergenze mediche. Fattori come il sistema immunitario, la capacità di resistenza e una pianificazione adeguata giocano un ruolo cruciale. Preparati al meglio e affronta ogni sfida: questo capitolo ti mostra come.

Un approccio olistico alla prevenzione della salute, che oltre alle misure igieniche comprende anche l'adattamento allo stress, una dieta equilibrata, un'attività fisica regolare e un uso consapevole delle interventi medici, rafforza in modo sostenibile il sistema immunitario e aumenta la resilienza nei momenti di crisi.

Prevenzione Sanitaria

La prevenzione sanitaria comprende strategie e misure per mantenere e migliorare la salute. Un aspetto importante è la prevenzione delle malattie infettive, in particolare nel settore sanitario. La trasmissione dell'HIV avviene principalmente attraverso il contatto con sangue infetto, spesso a causa di lesioni da puntura di ago [s90]. Misure di precauzione universali, come indossare guanti e indumenti protettivi, riducono il rischio di infezione. La profilassi post-esposizione (PEP) può prevenire un'infezione da HIV dopo una possibile esposizione, ma deve essere iniziata entro 72 ore e non sostituisce le regolari misure di prevenzione [s91]. Oltre alle misure di precauzione universali, l'igiene delle mani, le misure di precauzione basate sulla trasmissione e la corretta sterilizzazione degli strumenti medici sono essenziali per minimizzare la diffusione delle infezioni nel settore sanitario [s92]. Anche le vaccinazioni per il personale medico proteggono sia i dipendenti che i pazienti. Un altro aspetto importante della prevenzione sanitaria è l'accesso a esami di prevenzione. Studi mostrano che gli immigrati accedono meno frequentemente a esami di prevenzione, vaccinazioni o trattamenti dentali [s93]. Le barriere linguistiche e le differenze culturali possono giocare un ruolo in questo. Pertanto, campagne informative mirate e offerte a bassa soglia in diverse lingue sono importanti per superare le barriere di accesso e migliorare l'assistenza sanitaria per tutti i gruppi di popolazione. La prevenzione sanitaria personalizzata, basata su una buona relazione medico-paziente, può ridurre l'uso dei servizi di emergenza e abbattere i costi sanitari [s94]. Un primo appuntamento più lungo (60-90 minuti) per controlli sanitari consente una consulenza approfondita sui cambiamenti dello stile di vita e promuove il coinvolgimento del paziente. Gli anziani traggono inizialmente maggiori benefici dalle misure preventive, mentre i giovani possono beneficiare in seguito di cambiamenti dello stile di vita a lungo termine.

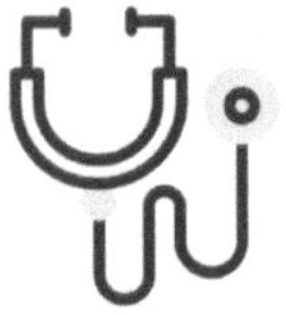

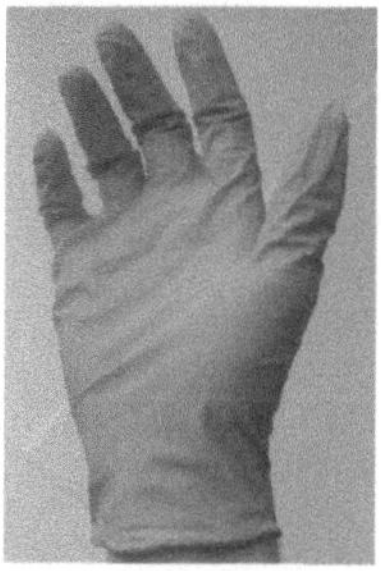

Guanti [i84]

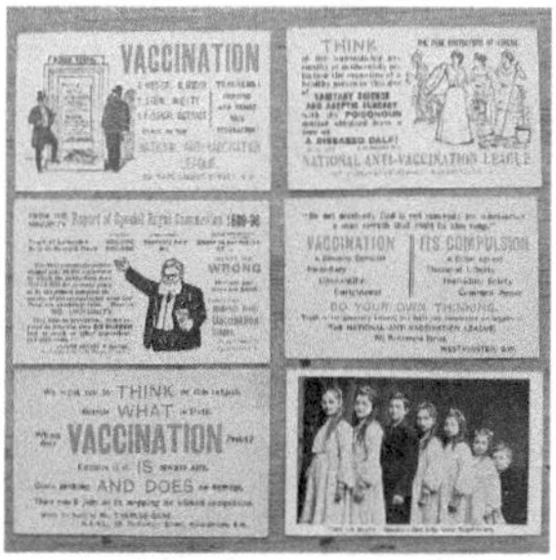

Vaccinazione [i85]

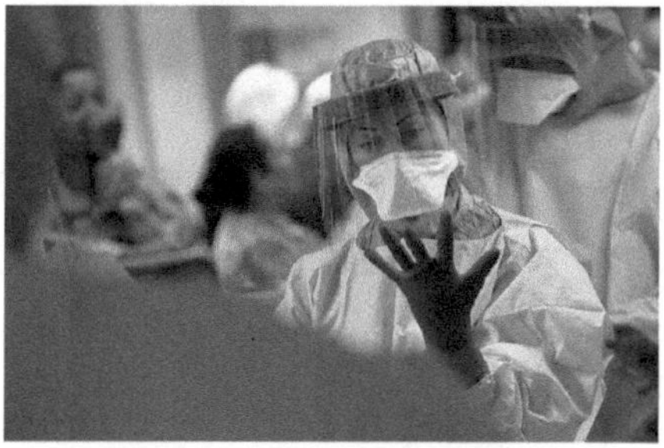

Abbigliamento protettivo [i86]

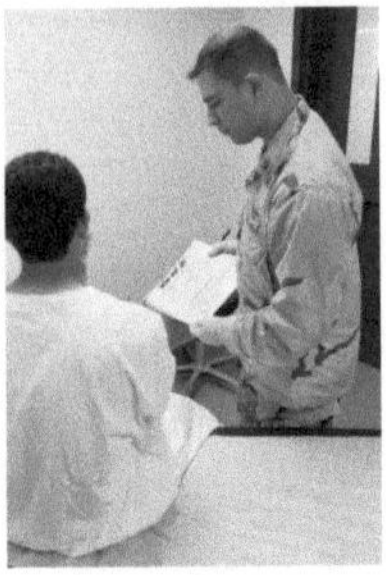

Visita medica preventiva [i87]

Utile sapere

Esami di prevenzione

Esami medici regolari per rilevare e trattare precocemente le malattie. Prima di una situazione di sopravvivenza, è consigliabile effettuare esami di prevenzione per controllare lo stato di salute e identificare potenziali rischi.

Lesioni da puntura di ago

Lesioni causate da aghi. Nel contesto della sopravvivenza, rappresentano un rischio di infezione, specialmente se l'ago è entrato in contatto con materiale contaminato. È importante maneggiare gli aghi con attenzione e smaltirli in modo sicuro.

Misure di precauzione universali

Misure standardizzate per la protezione dalle infezioni, applicate nel trattamento dei fluidi corporei per prevenire la trasmissione di patogeni. In situazioni di sopravvivenza, queste misure sono essenziali per evitare infezioni.

Profilassi post-esposizione (PEP)

Un trattamento farmacologico somministrato dopo una possibile esposizione a un patogeno (ad es. HIV) per prevenire un'infezione. In situazioni di sopravvivenza, l'accesso alla PEP può essere limitato, rendendo le misure preventive ancora più importanti.

Misure Preventive in Medicina di Sopravvivenza

Distribuzione delle misure preventive incentrate sulla sopravvivenza in ambiente selvaggio e sulla preparazione medica di emergenza.

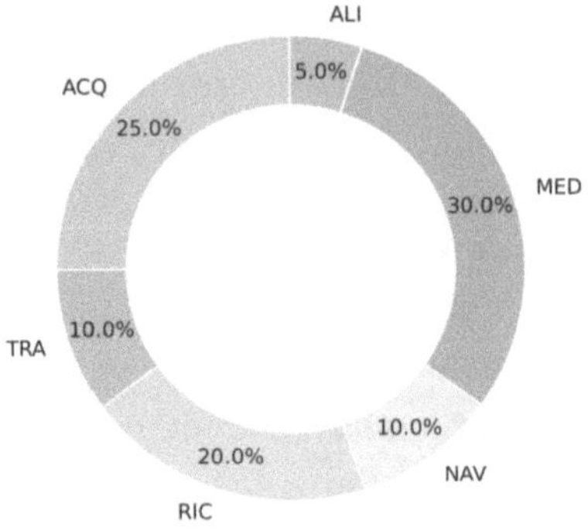

ACQ: Approvvigionamento e Purificazione dell'Acqua

ALI: Approvvigionamento di Cibo (Raccolta, Caccia, Pesca)

MED: Competenze e Conoscenze Mediche (Pronto Soccorso, Medicina di Montagna)

NAV: Navigazione e Segnalazione

RIC: Costruzione di Rifugi e Accensione di Fuochi

TRA: Forniture di Primo Soccorso e Trauma Care

La visualizzazione evidenzia l'importanza della pianificazione e della preparazione proattiva. Una parte significativa enfatizza le competenze e le conoscenze mediche, suggerendo che essere in grado di trattare lesioni e malattie è fondamentale nelle situazioni di sopravvivenza. Anche l'approvvigionamento e la purificazione dell'acqua hanno un peso considerevole, riflettendo il bisogno critico di acqua potabile sicura. Rifugio e fuoco, fondamentali per la sopravvivenza, rappresentano un segmento sostanziale, mentre la navigazione e la segnalazione, sebbene più piccole, sono ancora vitali per garantire il soccorso o l'autosufficienza. Lo stanziamento per il primo soccorso e la cura dei traumi sottolinea il potenziale di lesioni in ambienti austeri. Infine, la porzione relativamente minore dedicata all'approvvigionamento di cibo suggerisce che la sopravvivenza a breve termine si basa più sulla preparazione medica e sui bisogni immediati come l'acqua e il riparo, piuttosto che su ampie capacità di foraggiamento o caccia.

Adattamento allo Sforzo

L'adattamento allo sforzo descrive la capacità del corpo di adattarsi a richieste fisiche. Il organismo reagisce a stimoli come il carico meccanico, tra cui le ossa, modificando le proprie strutture e funzioni. [s95] Un allenamento regolare con un aumento progressivo del carico – ad esempio attraverso l'allenamento di forza o la corsa – porta a una maggiore densità ossea. [s95] Non solo l'intensità del carico, ma anche la frequenza delle sessioni di carico influisce sull'adattamento del sistema scheletrico. [s95] Maggiore è il numero di cicli di carico completati, maggiore è l'aumento misurabile della densità ossea. [s95] L'insieme del carico, quindi la combinazione di intensità, frequenza e numero di cicli di carico, ha un effetto positivo sulla densità ossea. [s95] Un piano di allenamento con un numero crescente di ripetizioni e serie, adattato al livello di prestazione individuale, promuove l'aumento della massa ossea e rafforza così in modo sostenibile il sistema scheletrico.

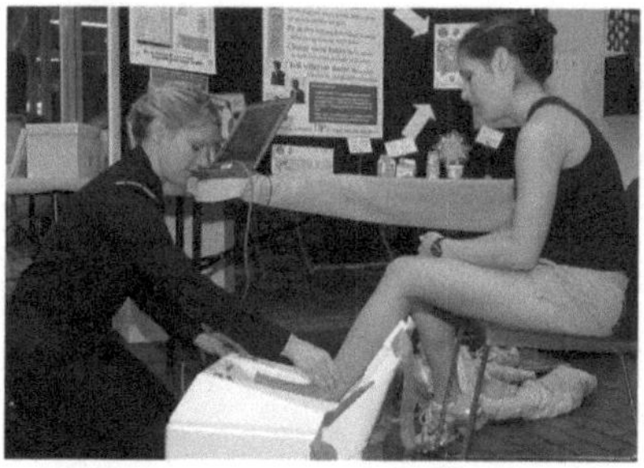

Densità ossea [i88]

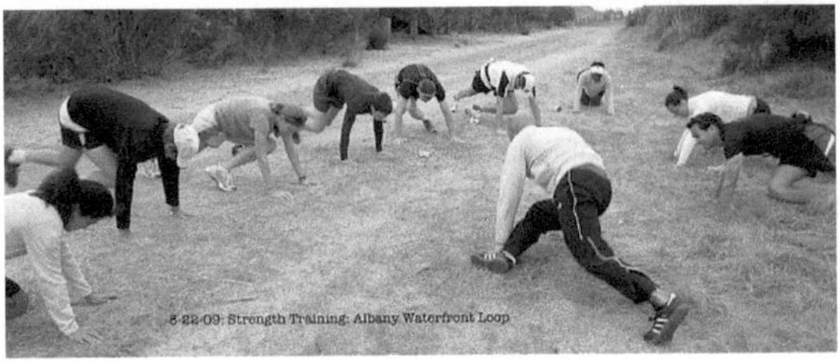

Allenamento della forza [i89]

Utile sapere

Adattamento allo Sforzo

Nel contesto della medicina di sopravvivenza e dell'emergenza, l'adattamento allo sforzo è fondamentale per preparare il corpo alle sfide fisiche inusuali. Un corpo allenato è più resistente agli infortuni e può gestire meglio le sollecitazioni in situazioni di emergenza.

Cicli di Carico

I cicli di carico si riferiscono al carico ripetuto del corpo, ad esempio attraverso la corsa o il sollevamento. Un numero sufficiente di cicli di carico è importante per il mantenimento e l'aumento della massa ossea, il che aumenta la resistenza in situazioni di sopravvivenza.

Densità Ossea

La densità ossea è una misura della solidità delle ossa. Una maggiore densità ossea riduce il rischio di fratture, il che può essere vitale in una situazione di sopravvivenza.

Sistema Scheletrico

Il sistema scheletrico è la struttura di supporto del corpo e protegge gli organi vitali. In situazioni di sopravvivenza, un sistema scheletrico forte è importante per evitare infortuni causati da cadute o altri traumi.

Degrado delle prestazioni sotto stress

Illustra il declino delle prestazioni fisiche e cognitive sotto stress nel tempo.

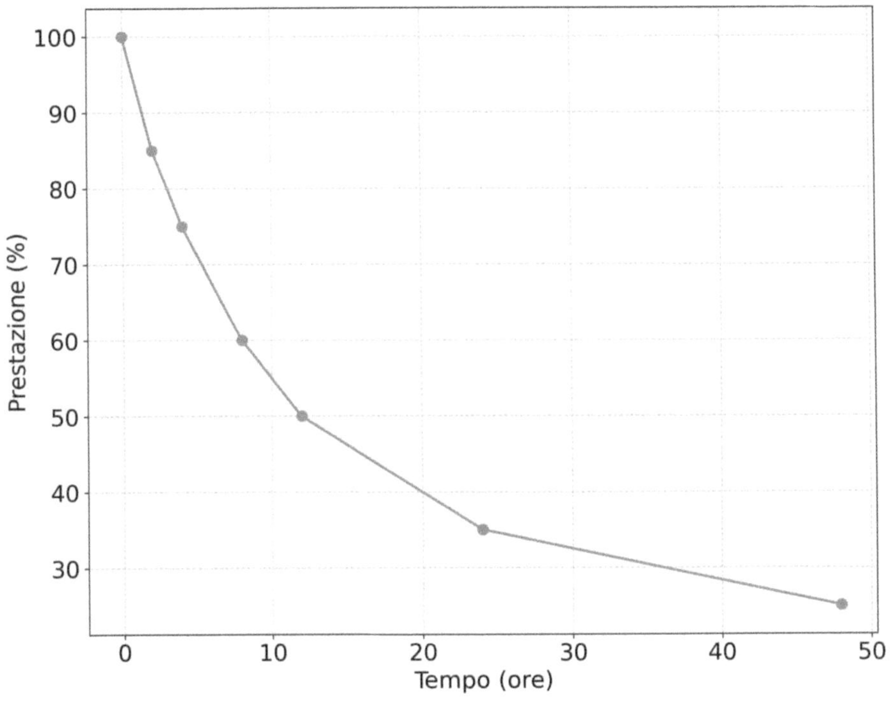

Il grafico mostra un rapido declino iniziale delle prestazioni seguito da una diminuzione più lenta, ma continua. Ciò evidenzia l'importanza di un intervento precoce e di tecniche di gestione dello stress in situazioni di sopravvivenza. Lo stress prolungato influisce in modo significativo sulla capacità di un individuo di svolgere compiti essenziali, influenzando le sue possibilità di sopravvivenza.

Rafforzamento del Sistema Immunitario

Un sistema immunitario robusto è la base per la resilienza contro i patogeni. Oltre a evitare infezioni attraverso misure igieniche come il lavaggio delle mani accurato [s96], un approccio preventivo mirato al rafforzamento delle difese naturali del corpo contribuisce significativamente alla salute [s97]. La prevenzione primaria, focalizzata sulla promozione della salute generale, include strategie come una dieta equilibrata e attività fisica regolare [s97]. Una dieta ricca di nutrienti fornisce al corpo vitamine e minerali essenziali, fondamentali per il funzionamento del sistema immunitario. Un piano di allenamento che includa sia elementi di resistenza che di forza può ottimizzare la risposta immunitaria e ridurre la suscettibilità alle infezioni. Ad esempio, un piano di allenamento settimanale con tre sessioni di allenamento aerobico, come corsa o ciclismo, e due sessioni di allenamento di forza, utilizzando il proprio peso corporeo o pesi leggeri, può rafforzare le difese. Questa combinazione di alimentazione e movimento rappresenta una base importante per un sistema immunitario resiliente. Inoltre, evitare interventi medici eccessivi, un punto chiave della prevenzione quaternaria [s97], è rilevante per non sovraccaricare inutilmente il sistema immunitario. Troppi farmaci o trattamenti possono disturbare l'equilibrio naturale del corpo e indebolire le difese. Un approccio consapevole agli interventi medici e la focalizzazione su metodi naturali di promozione della salute contribuiscono a mantenere un sistema immunitario forte e funzionante.

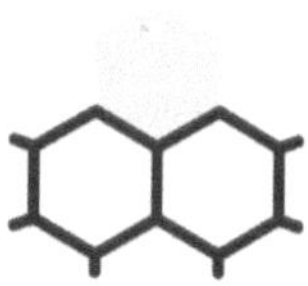

Utile sapere

Prevenzione

Misure preventive per evitare malattie o infortuni, ad esempio vaccinazioni o la preparazione di provviste.

Dieta Equilibrata

Un'alimentazione che fornisce tutti i nutrienti necessari nelle giuste quantità per mantenere il corpo sano in una situazione di sopravvivenza. Ciò include la conoscenza delle piante selvatiche commestibili e la preparazione sicura del cibo.

Infezioni

L'ingresso e la moltiplicazione di patogeni nel corpo, che possono portare a malattie. Nel contesto della sopravvivenza, le infezioni rappresentano una seria minaccia e la loro prevenzione attraverso l'igiene e la cura delle ferite è essenziale.

Misure Igieniche

Pratiche per mantenere la pulizia e la salute, al fine di prevenire infezioni, ad esempio lavarsi le mani, far bollire l'acqua o costruire latrine.

Prevenzione Quaternaria

Si riferisce a misure volte a evitare trattamenti medici non necessari e quindi prevenire danni. Nel contesto della sopravvivenza, ciò può significare ricorrere a metodi di guarigione naturali, quando possibile, e applicare procedure invasive solo in caso di emergenza.

Strategie per rafforzare il sistema immunitario

Efficacia e intensità delle risorse dei metodi di rafforzamento immunitario.

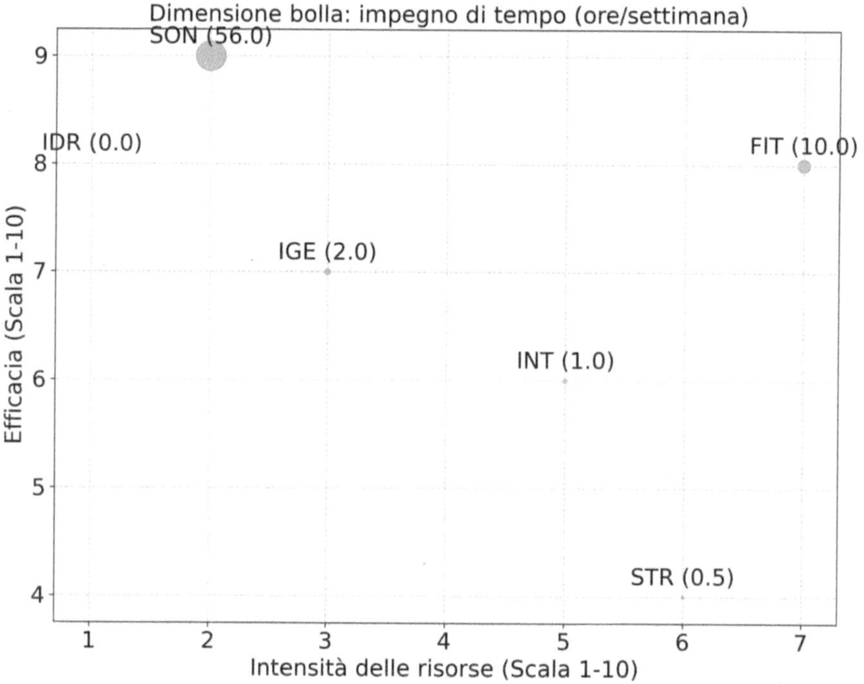

Blasengröße: Impegno di tempo (ore/settimana)

FIT: Attività fisica	IDR: Idratazione
IGE: Pratiche igieniche	INT: Integrazione
SON: Sonno	STR: Gestione dello stress

Il sonno e l'idratazione mostrano un'elevata efficacia con un basso investimento di risorse. L'integrazione offre un'efficacia moderata ma può richiedere molte risorse. Mentre l'attività fisica aumenta significativamente l'immunità, richiede tempo e impegno considerevoli. Le pratiche igieniche offrono una buona efficacia per un investimento di risorse relativamente basso, evidenziandone l'importanza. Il grafico suggerisce di dare priorità al sonno, all'idratazione e all'igiene per un supporto immunitario efficiente, considerando l'integrazione e l'attività fisica in base alle risorse e alle priorità individuali.

Consigli concreti

- Considera l'acquisto di una piccola pompa per filtrare l'acqua a manovella, per garantire l'accesso a acqua potabile in caso di emergenza.
- Informati sulle piante selvatiche commestibili nella tua regione e esercitati a identificarle, per integrare le tue scorte alimentari in caso di necessità.
- Allena regolarmente le tue capacità di orientamento con mappa e bussola, per trovare la tua strada anche senza GPS.
- Sviluppa un segnale di emergenza personale che tu e i tuoi compagni possiate utilizzare in caso di separazione.
- Acquista un piccolo taccuino impermeabile e una penna, per documentare informazioni importanti, osservazioni o l'andamento di una malattia.
- Metti una piccola fischietto nel tuo kit di emergenza: è più leggero e compatto di un segnale acustico e può comunque richiamare aiuto in modo efficace.
- Esercitati a accendere un fuoco con diversi metodi, ad esempio con un acciarino e materiale infiammabile, per poter accendere un fuoco anche in condizioni di umidità.
- Impara tecniche di nodi di base, per fissare oggetti in caso di emergenza, costruire una barella provvisoria o erigere un riparo.
- Procura un libro di pronto soccorso per la natura e leggilo regolarmente, per rinfrescare le tue conoscenze sulla medicina all'aperto.
- Simula situazioni di emergenza, per allenare la tua reattività e la tua capacità di improvvisazione.
- Rifletti sulle tue esperienze dopo ogni attività all'aperto e identifica potenziali miglioramenti nella tua attrezzatura o nel tuo comportamento.

5. 2 Riconoscimento dei Pericoli

Le pericoli si nascondono nella natura in modo vario e inaspettato. Da eventi meteorologici estremi a animali velenosi, fino a patogeni – la wilderness comporta rischi che, in caso di emergenza, richiedono decisioni vitali. Un comportamento errato può avere conseguenze gravi, da infezioni e avvelenamenti a lesioni potenzialmente letali. Questo capitolo fornisce le conoscenze necessarie per riconoscere e valutare correttamente i potenziali pericoli all'aperto. Preparatevi e imparate a leggere i segnali della natura: la vostra sicurezza dipende da questo.

Eventi meteorologici estremi aumentano il rischio di infezioni, pertanto igiene, disinfezione e vaccinazioni sono essenziali in tempi di crisi.

Rischi legati alle Condizioni Meteo

I rischi legati alle condizioni meteo rappresentano gravi pericoli in situazioni di emergenza. Oltre alle minacce evidenti come l'ipotermia o il colpo di calore, eventi meteorologici estremi comportano spesso rischi sanitari inaspettati. Forti piogge, inondazioni e uragani possono favorire la diffusione di infektionskrankheiten, specialmente in regioni con infrastrutture inadeguate. [s98] Lesioni causate da detriti volanti o edifici in crollo aumentano la suscettibilità alle infezioni delle ferite. Il contatto con acqua contaminata può portare a infezioni cutanee e infezioni dei tessuti molli. Allo stesso tempo, aumenta il rischio di infezioni gastrointestinali e infezioni respiratorie, dovuto a scarse condizioni igieniche e alla diffusione di patogeni in aree allagate. [s98] Le gruppi vulnerabili, come gli anziani o le persone con patologie preesistenti, sono spesso i più colpiti. Un approccio proattivo è quindi essenziale. È consigliabile portare un kit di pronto soccorso con

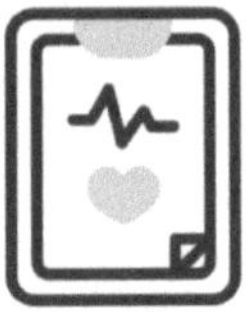

disinfettanti, materiali per la medicazione e farmaci sufficienti. L'acqua deve essere sempre bollita o disinfettata prima di essere bevuta. Indossare abbigliamento protettivo e utilizzare uno spray per insetti aiuta a ridurre il rischio di malattie trasmesse da vettori, come la malaria o dengue, i cui modelli di diffusione possono essere influenzati da catastrofi idrologiche. [s98] Sebbene i resti umani dopo tali eventi non rappresentino un rischio infettivo rilevante, [s98] è comunque fondamentale seguire rigorosamente le misure di protezione. Vaccinazioni tempestive contro il tetano, il tifo e l'epatite A possono offrire ulteriore protezione.

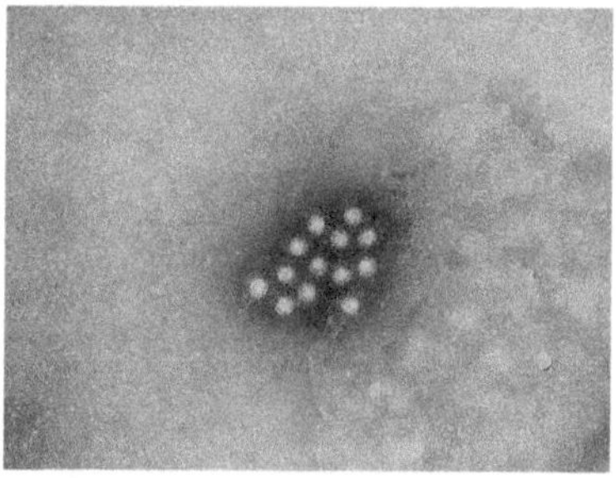

Epatite A [i90]

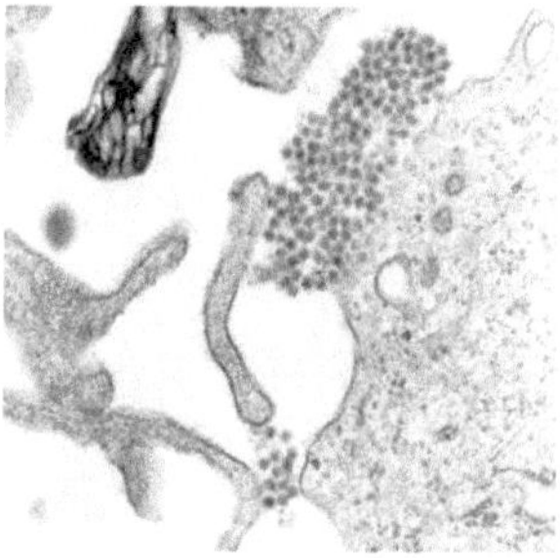

Febbre dengue [i91]

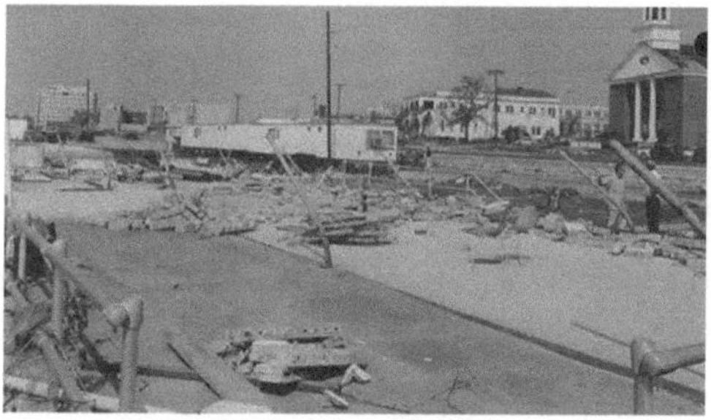

Uragano [i92]

Utile sapere

Idrologico

Idrologico si riferisce all'acqua, al suo ciclo e alla sua distribuzione sulla Terra. Le catastrofi idrologiche come le inondazioni possono influenzare la diffusione delle malattie.

Dengue

Il dengue è una malattia virale trasmessa dalle zanzare, che provoca febbre alta, forti mal di testa, dolori muscolari ed eruzioni cutanee.

Gruppo Vulnerabile

I gruppi vulnerabili, come gli anziani, i bambini e le persone con patologie preesistenti, sono particolarmente a rischio in situazioni di emergenza e necessitano di attenzione e supporto speciali.

Infezione dei Tessuti Molli

Le infezioni dei tessuti molli colpiscono i tessuti sotto la pelle, come muscoli e tessuto adiposo. Possono essere causate da batteri, funghi o parassiti e richiedono spesso un trattamento medico.

Infezione Respiratoria

Le infezioni respiratorie colpiscono i polmoni e le vie respiratorie e possono variare da un semplice raffreddore a una grave polmonite. Tosse, difficoltà respiratorie e febbre sono sintomi comuni.

Rischi meteorologici comuni nelle situazioni di sopravvivenza

Frequenza dei pericoli meteorologici

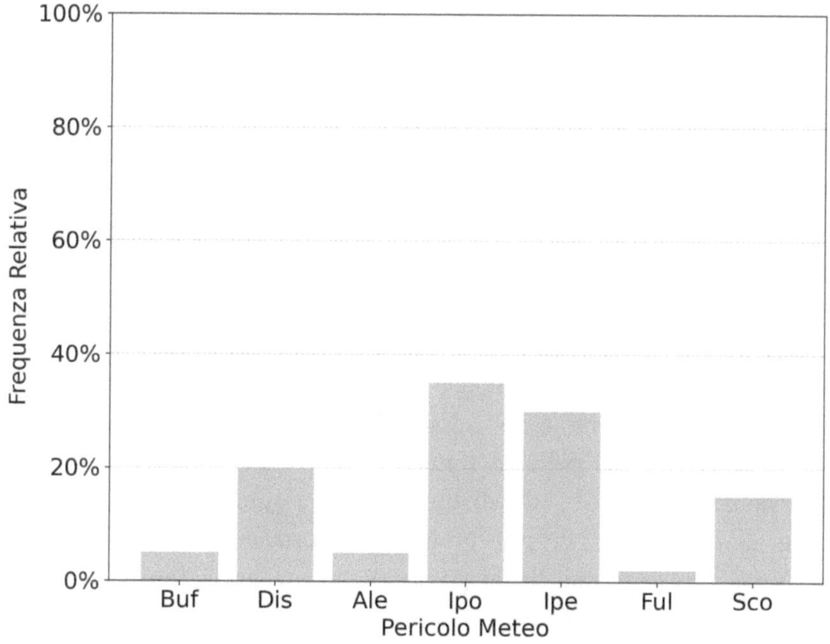

Ale: Alluvione Lampo

Buf: Bufera di neve

Dis: Disidratazione

Ful: Fulmine

Ipe: Ipertermia

Ipo: Ipotermia

Sco: Scottatura solare/Esposizione

Questo grafico evidenzia le frequenze relative di vari pericoli legati al meteo in scenari di sopravvivenza. Ipotermia e ipertermia rappresentano minacce significative, sottolineando l'importanza delle strategie di regolazione della temperatura. Anche la disidratazione, spesso aggravata dal calore, rappresenta un rischio considerevole. Sebbene meno frequenti, eventi meteorologici gravi come alluvioni improvvise e bufere di neve possono essere catastrofici, sottolineando la necessità di preparazione e risposta rapida. La comprensione di questi rischi consente una preparazione prioritaria e un processo decisionale informato nelle situazioni di sopravvivenza.

Animali Pericolosi

I pericoli animali rappresentano una seria minaccia in natura. Insetti, ragni e scorpioni possono iniettare veleno attraverso morsi o punture, causando reazioni locali come dolore, gonfiore e arrossamento. [s99] Reazioni allergiche ai veleni degli insetti sono possibili e possono variare da eruzioni cutanee a shock anafilattici potenzialmente letali. In caso di punture nella bocca e nella gola, esiste il rischio di soffocamento a causa del gonfiore risultante. Un morso di un ragno a forma di imbuto può, ad esempio, portare a insufficienza respiratoria, specialmente nei bambini e negli anziani. [s99] Oltre a morsi e punture, esistono ulteriori fonti di pericolo nel regno animale. Il contatto con peli di bruchi velenosi può causare forti irritazioni cutanee e infiammazioni. Anfibi e rettili velenosi, come alcune rane, rospi, salamandre e serpenti, rilasciano tossine attraverso la pelle o tramite morsi, che hanno effetti diversi sull'organismo umano – da disturbi locali a intossicazioni sistemiche. Anche animali selvatici più grandi comportano dei rischi. Predatori come orsi, lupi o grandi felini possono causare gravi ferite con morsi e graffi. Anche erbivori come cervi o cinghiali possono attaccare e ferire se minacciati. Per ridurre il rischio di attacchi animali, è consigliabile comportarsi con cautela nel loro habitat, riporre i rifiuti in modo sicuro e non lasciare cibo esposto. Indossare abiti chiari e utilizzare repellenti per insetti riduce le punture. In caso di incontro con animali selvatici, è importante mantenere la calma, ritirarsi lentamente e evitare il contatto visivo diretto. Dopo un morso o una puntura di ragno, la ferita deve essere pulita e tenuta sollevata. In caso di sintomi gravi o sospetto di reazione allergica, è fondamentale cercare immediatamente assistenza medica.

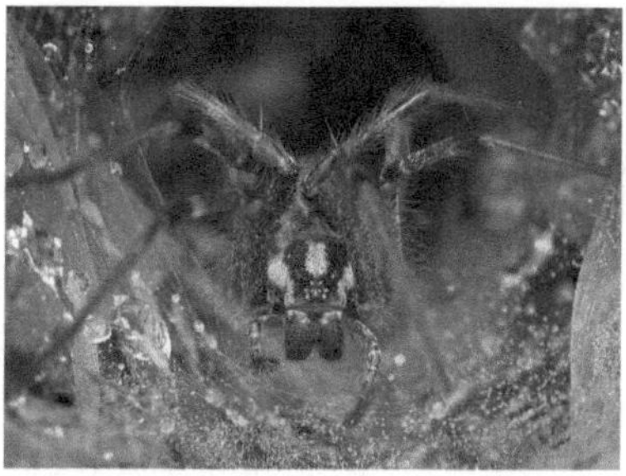

Ragno dei cunicoli [i93]

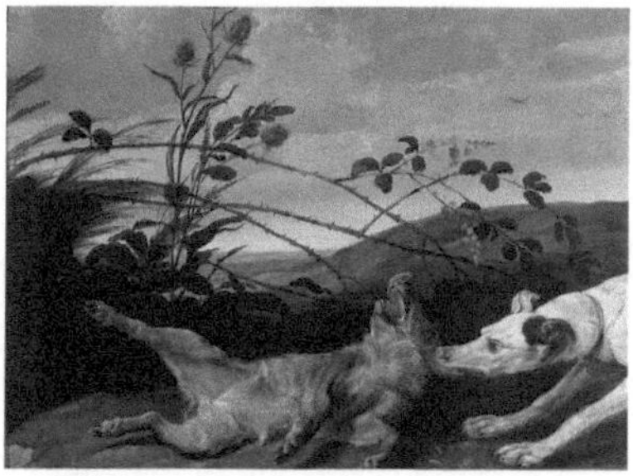

Cinghiale [i94]

Utile sapere

Intossicazione sistemica

Un'intossicazione sistemica si verifica quando le sostanze tossiche entrano nel flusso sanguigno e si diffondono in tutto il corpo. I sintomi variano a seconda del tipo di veleno, ma possono includere insufficienza d'organo, danni neurologici o morte. In una situazione di sopravvivenza, è fondamentale identificare la fonte del veleno e intraprendere misure appropriate per la disintossicazione.

Shock anafilattico

Lo shock anafilattico è una grave reazione allergica potenzialmente letale che può verificarsi in pochi secondi o minuti dopo il contatto con un allergene. I sintomi includono difficoltà respiratorie, vertigini, orticaria e abbassamento della pressione sanguigna. Nel contesto della sopravvivenza, è fondamentale agire rapidamente per mantenere le vie aeree libere e stabilizzare la circolazione.

Livello di pericolo degli animali

Confronto dei livelli di pericolo degli animali.

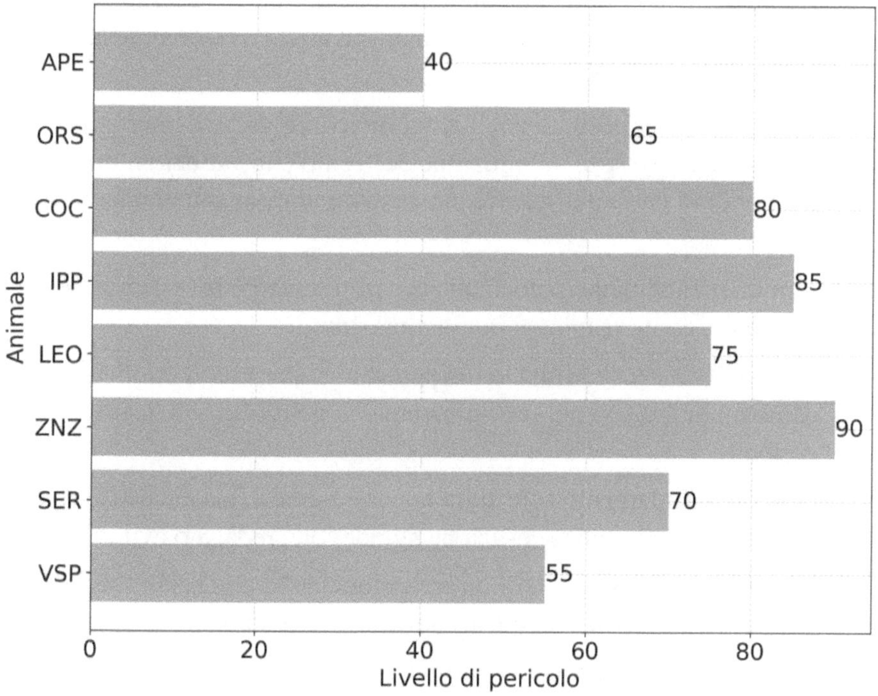

APE: Ape africanizzata

COC: Coccodrillo

IPP: Ippopotamo

LEO: Leone

ORS: Orso nero

SER: Serpente (Velenoso)

VSP: Vespa (Varie)

ZNZ: Zanzara

Il grafico a barre orizzontali rappresenta visivamente il pericolo relativo posto da diverse specie animali, evidenziando quelle che richiedono maggiore cautela e preparazione in un contesto di sopravvivenza. Gli animali con valori più alti rappresentano una minaccia significativamente maggiore per la sicurezza umana.

Consigli concreti

- Scansiona regolarmente l'ambiente circostante alla ricerca di potenziali fonti di pericolo come rami pendenti, detriti sciolti o terreni irregolari.
- Fai attenzione ai cambiamenti nella fauna: gli allarmi degli uccelli o comportamenti insoliti degli animali selvatici possono indicare un pericolo nelle vicinanze.
- Osserva attentamente le condizioni meteorologiche e interpreta le formazioni nuvolose, la direzione del vento e le variazioni di temperatura per poter reagire tempestivamente ai cambiamenti del tempo.
- Simula mentalmente potenziali scenari di emergenza e pensa in anticipo a come reagiresti in tali situazioni.
- Allena i tuoi sensi: affina la tua percezione per suoni, odori e cambiamenti visivi nel tuo ambiente che potrebbero indicare pericoli.
- Non fare affidamento solo sulla tua conoscenza, ma anche sulla tua intuizione: se hai una sensazione sgradevole, indaga o evita l'area.
- Discuti prima dell'inizio di un'escursione delle potenziali fonti di pericolo e sviluppa insieme ai tuoi compagni un piano di emergenza.
- Definisci ruoli chiari per l'emergenza, in modo da poter agire rapidamente e in modo coordinato in caso di necessità.
- Analizza incidenti o situazioni di emergenza già verificatisi per imparare da essi per le tue future escursioni.
- Documenta le tue osservazioni e esperienze dopo ogni escursione, per migliorare continuamente la tua consapevolezza dei pericoli.
- Rifletti sul tuo comportamento e identifica potenziali fonti di errore che potrebbero causare problemi in una situazione di emergenza.

5. 3 Misure di Autoprotezione

Il self-defense in situazioni di sopravvivenza e di emergenza comprende sia la preparazione fisica che l'equipaggiamento adeguato e un comportamento appropriato. Eventi imprevisti e situazioni di stress pongono elevate richieste al corpo e alla psiche. Misure efficaci riducono i rischi e aumentano le possibilità di sopravvivenza. La cura dell'equipaggiamento garantisce la funzionalità degli strumenti vitali. La corretta manutenzione e ispezione del materiale medico e di altri oggetti di equipaggiamento è essenziale per la loro affidabilità in caso di emergenza. Le regole comportamentali in situazioni di crisi influenzano in modo significativo il successo delle misure mediche e la propria sopravvivenza. Preparatevi in modo ottimale e affrontate ogni sfida: questo capitolo vi fornisce le conoscenze necessarie.

La cura di sé e la prevenzione della salute continuative aumentano la resilienza in situazioni di crisi.

Preparazione Fisica

La preparazione fisica nel contesto dell'autoprotezione e della medicina d'emergenza comprende più della semplice forma fisica. Significa preparare il corpo a carichi imprevisti e situazioni di stress. Un programma di allenamento personalizzato costituisce la base. I principianti dovrebbero iniziare con esercizi per gli arti superiori e inferiori, allenandosi con resistenza leggera e molte ripetizioni per sviluppare la muscolatura e prevenire infortuni [s100]. Gli avanzati possono aumentare gradualmente l'intensità e la resistenza. Lo stesso vale per l'allenamento di resistenza: un aumento lento del carico nel corso di settimane e mesi consente al sistema cardiovascolare e all'apparato muscolo-scheletrico di adattarsi [s100]. Chi, ad esempio, corre regolarmente 5 chilometri, non dovrebbe raddoppiare la distanza bruscamente, ma aumentarla di poche centinaia di metri a settimana. Anche per l'allenamento ad alta intensità è consigliabile un adattamento graduale al livello di fitness attuale [s100]. Prima di ogni allenamento, dovrebbe avvenire un riscaldamento dinamico per preparare i muscoli al carico e ridurre il rischio di infortuni [s100]. Dopo l'allenamento, è importante una fase di raffreddamento per abbassare lentamente la frequenza cardiaca e consentire al corpo di recuperare [s100]. I periodi di transizione, come dopo una malattia o un infortunio, richiedono un'intensità di allenamento adeguata. Il ritorno graduale al livello di fitness precedente previene nuovi infortuni o sovraccarichi [s100]. Oltre all'allenamento, l'assunzione di liquidi gioca un ruolo cruciale.

L'assunzione regolare di liquidi previene problemi legati al calore e mantiene le prestazioni [s100]. L'adattamento alle condizioni ambientali, come il calore o l'altitudine, è anch'esso importante. Un'acclimatazione graduale riduce il rischio di malattie da sforzo [s100]. Soprattutto in ambienti sconosciuti, è consigliabile prendersi del tempo per abituarsi alle circostanze prima di esporsi a sforzi fisici maggiori. Un programma di allenamento dovrebbe tenere conto delle limitazioni sanitarie, anche quelle che potrebbero non essere ancora riconosciute [s100]. Sono raccomandabili controlli medici regolari per verificare lo stato di salute e adattare di conseguenza il programma di allenamento.

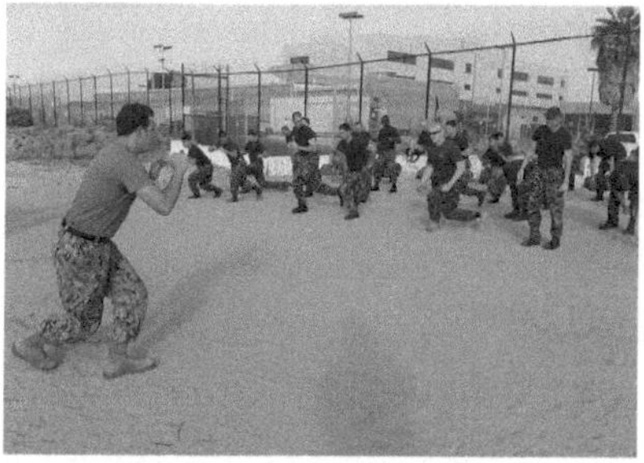

Riscaldamento dinamico [i95]

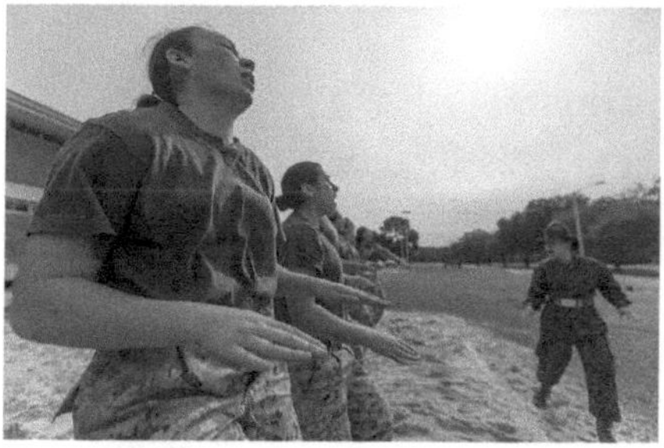

Allenamento a intervalli ad alta intensità (HIIT) [i96]

Allenamento ad Alta Intensità

L'allenamento ad alta intensità può aumentare rapidamente la resistenza e la forza, ma comporta anche un rischio maggiore di infortuni. In una situazione di sopravvivenza, questo metodo di allenamento dovrebbe essere utilizzato con cautela e solo in buone condizioni fisiche.

Assunzione di Liquidi

Un'adeguata assunzione di liquidi è vitale in situazioni di sopravvivenza per evitare la disidratazione, che può portare a riduzioni delle prestazioni, problemi di salute e, nei casi estremi, alla morte. Trovare fonti d'acqua e purificarla è quindi un compito prioritario.

Riscaldamento Dinamico

Prima di sforzi fisici nella natura, è importante un riscaldamento dinamico per preparare muscoli e articolazioni al carico e ridurre il rischio di infortuni. Questo può includere semplici esercizi di stretching e schemi di movimento che simulano le attività imminenti.

Sistema Cardiovascolare

Il sistema cardiovascolare è sottoposto a enormi stress in situazioni di sopravvivenza. L'allenamento di resistenza rafforza il cuore e migliora la circolazione, aumentando la capacità del corpo di affrontare stress e sfide fisiche.

Progresso della preparazione fisica

Miglioramento delle capacità di sopravvivenza chiave nel tempo.

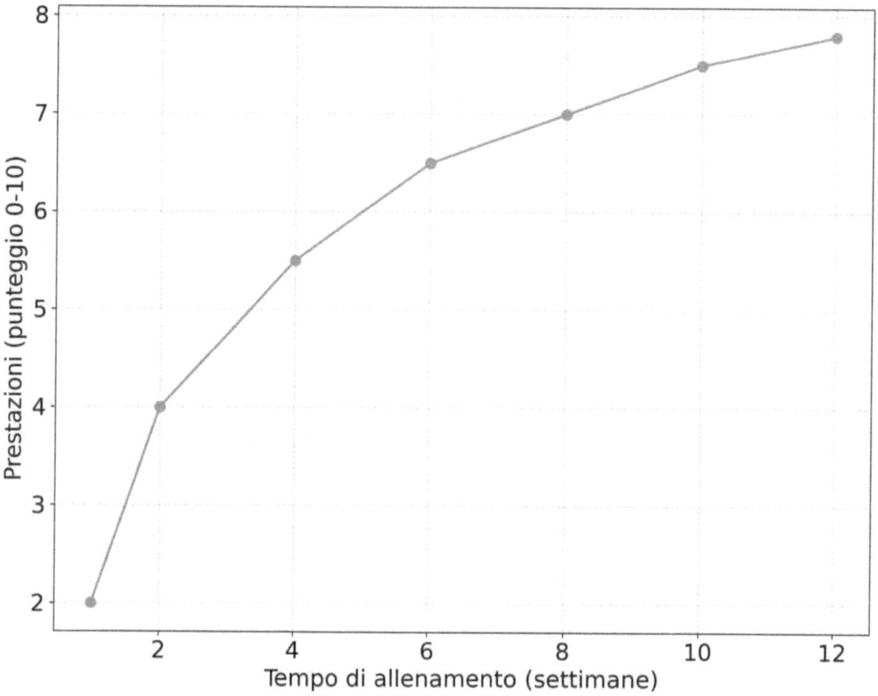

Questo grafico mostra un miglioramento costante nella preparazione fisica per le situazioni di sopravvivenza. I guadagni iniziali sono rapidi, probabilmente dovuti al miglioramento della tecnica e del condizionamento di base. Il successivo rallentamento dei progressi indica la crescente difficoltà di raggiungere livelli più elevati di competenza. Un allenamento continuo e mirato è essenziale per mantenere e migliorare ulteriormente queste capacità vitali.

Manutenzione dell'Attrezzatura

La manutenzione dell'attrezzatura nel campo della medicina di sopravvivenza e della medicina d'emergenza garantisce la funzionalità dell'attrezzatura e, di conseguenza, la sopravvivenza in situazioni critiche. La manutenzione e l'ispezione regolari sono necessarie per garantire l'affidabilità e la prontezza all'uso [s101] [s102]. La verifica delle condizioni dovrebbe basarsi su parametri specifici, suddivisi in categorie come funzioni dell'apparecchiatura, requisiti di manutenzione e rischi per la sicurezza [s101]. Ad esempio, un kit di pronto soccorso dovrebbe essere controllato regolarmente per farmaci scaduti o bende danneggiate e integrato di conseguenza. I costi di manutenzione dovrebbero essere proporzionati ai costi di acquisto per garantire l'efficienza economica [s101]. Il rispetto degli standard nazionali o internazionali può supportare la gestione efficace della manutenzione [s101]. Oltre alla pura funzionalità dell'apparecchiatura, anche le condizioni di stoccaggio devono essere verificate regolarmente. Dovrebbero essere progettate in modo sicuro ed efficace per garantire la qualità delle forniture [s103]. L'implementazione di protocolli e linee guida per la manutenzione contribuisce anche alla garanzia della qualità [s103]. L'attrezzatura medica dovrebbe inoltre essere adattata alle condizioni logistiche e ai requisiti specifici della situazione [s104]. Gli apparecchi devono conformarsi alle normative attuali e devono essere facili da usare anche in condizioni di risorse limitate [s104]. Una standardizzazione e verifica tramite una checklist organizzata in base al livello di fornitura richiesto facilita il controllo [s104]. La formazione del personale nell'uso dell'attrezzatura e nei protocolli di manutenzione e ispezione è essenziale [s105] [s102]. Corsi di aggiornamento regolari garantiscono la familiarità con le procedure [s102]. Un sistema di gestione completo con ispezioni e manutenzioni regolari supporta la garanzia della qualità [s105]. La documentazione di tutte le attività di manutenzione e ispezione consente la tracciabilità e contribuisce alla gestione dell'attrezzatura medica [s105]. L'identificazione e la valutazione dei rischi nell'uso dell'attrezzatura medica aiutano a prendere misure adeguate per la qualità e la sicurezza [s105]. Un ciclo PDCA (Pianificare-Fare-Verificare-Agire) può migliorare continuamente la qualità dei processi di manutenzione [s105]. L'acquisto dell'attrezzatura da fornitori medici affidabili previene l'acquisto di prodotti difettosi o contraffatti [s106]. I contenuti dei kit di emostasi dovrebbero includere materiali per la cura delle ferite standardizzati, torniquet e guanti protettivi [s106]. La conservazione e l'alloggio dell'attrezzatura dovrebbero essere chiaramente etichettati e facilmente accessibili per poter reagire rapidamente in caso di emergenza [s106]. La collocazione dei kit dovrebbe avvenire strategicamente in aree ad alta affluenza di persone, per poter fornire rapidamente assistenza in caso di necessità [s106]. I piani di emergenza dovrebbero contenere informazioni sulla manutenzione dell'attrezzatura medica e sulla sostituzione delle forniture mediche [s102].

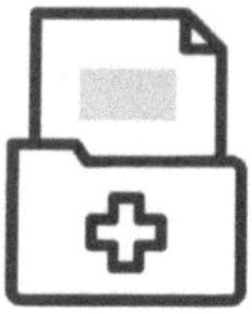

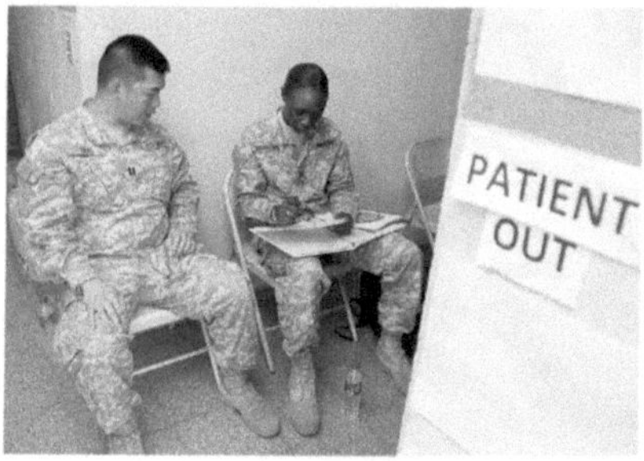

Lista di controllo [i97]

Utile sapere

Protocollo

Una procedura stabilita per la manutenzione e l'ispezione, che garantisce che tutti i passaggi importanti siano eseguiti e che l'attrezzatura sia pronta all'uso in caso di emergenza.

Standardizzazione

L'uso di procedure e materiali uniformi per l'attrezzatura e la sua manutenzione, al fine di aumentare l'efficienza e prevenire errori.

Torniquet

Un sistema di legatura utilizzato per fermare il flusso di sangue in caso di emorragie gravi – vitale in una situazione di sopravvivenza.

Manutenzione Attrezzatura

Distribuzione dello sforzo per la manutenzione dell'attrezzatura.

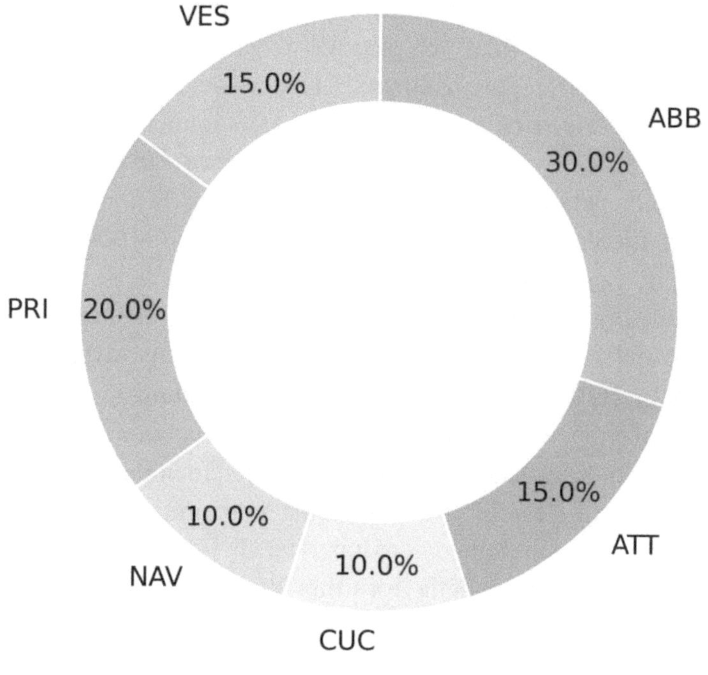

ABB: Abbigliamento/Calzature
ATT: Attrezzi/Kit Riparazione
CUC: Cucina/Acqua
NAV: Navigazione/Comunicazione
PRI: Pronto Soccorso/Igiene
VES: Vestiario/Riparo

L'abbigliamento richiede la manutenzione più frequente a causa dell'esposizione agli elementi, mentre il riparo e gli strumenti di navigazione necessitano di controlli meno frequenti ma cruciali. Il materiale di pronto soccorso richiede un'ispezione regolare per le date di scadenza e l'integrità. Gli strumenti e le attrezzature da cucina richiedono una manutenzione moderata a seconda della frequenza d'uso e delle condizioni.

Norme di Comportamento

Le norme di comportamento in situazioni di sopravvivenza e di emergenza influenzano in modo significativo le possibilità di sopravvivenza e il successo delle misure mediche. Un'azione calma e ponderata, anche sotto stress, è essenziale. La panico può portare a decisioni sbagliate e peggiorare la situazione. [s107] Stabilire le priorità è cruciale in situazioni di emergenza. Condizioni potenzialmente letali, come emorragie gravi o difficoltà respiratorie, richiedono un intervento immediato. Il controllo delle funzioni vitali (respirazione, polso, coscienza) aiuta a valutare le condizioni della persona colpita. [s107] In caso di lesioni alla testa, è necessaria particolare cautela. Le persone incoscienti devono essere posizionate in posizione laterale stabile per mantenere le vie aeree libere e prevenire l'annegamento da vomito. Qualsiasi manipolazione della testa o del collo deve essere evitata per non aggravare eventuali lesioni spinali. [s107] La comunicazione è essenziale in situazioni di emergenza. Informazioni chiare e precise ai soccorritori facilitano un intervento rapido ed efficace. Il luogo esatto dell'incidente, il numero di feriti e il tipo di lesioni sono informazioni importanti. Anche la documentazione dei sintomi, dell'assunzione di farmaci e delle allergie può essere utile nel corso della fornitura di assistenza medica. [s108] Nella cura di persone con pensieri o comportamenti suicidari, una comunicazione empatica è particolarmente importante. La de-escalation verbale e la creazione di un ambiente sicuro sono prioritarie. L'accesso a oggetti potenzialmente pericolosi deve essere assolutamente evitato. Dopo l'intervento immediato in caso di crisi, è fondamentale fornire informazioni su ulteriori offerte di aiuto. [s109] La consulenza per ridurre l'accesso a mezzi letali, come armi o farmaci, è un aspetto importante della cura post-operatoria. Coinvolgere l'ambiente sociale e supportare il rispetto del trattamento possono prevenire ricadute. [s109] In caso di emergenze radiologiche, la protezione personale è la priorità. Indossare attrezzature di protezione adeguate, come grembiuli di piombo e maschere respiratorie, riduce l'esposizione alle radiazioni. I dosimetri aiutano a monitorare la dose di radiazione individuale. [s110]

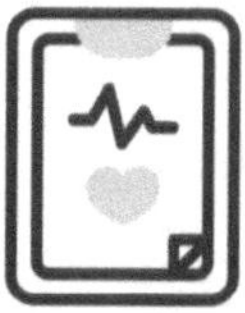

La dekontamination rapida rimuovendo i vestiti contaminati e pulendo le aree della pelle colpite è cruciale. Le ferite devono essere trattate e stabilizzate per evitare ulteriori contaminazioni. [s110] Durante l'evacuazione delle persone colpite, è importante garantire un'operazione sicura e delicata. Un primo soccorso medico dovrebbe avvenire il più rapidamente possibile. Un piano di emergenza preparato, che include formazione e istruzioni chiare, migliora la reattività e riduce le conseguenze di un incidente radiologico. [s110] La cura continua di sé e la prevenzione della salute contribuiscono ad aumentare la resilienza in situazioni di crisi. Una dieta equilibrata, esercizio regolare e un sonno adeguato rafforzano il sistema immunitario e migliorano la resistenza fisica e psicologica. La gestione attiva dell'assunzione di farmaci, in particolare per le malattie croniche, è essenziale. [s108] Ad esempio, l'adattamento della dose di diuretici in caso di insufficienza cardiaca, in consultazione con un medico, può aiutare a controllare i sintomi e mantenere la qualità della vita. [s108] Anche la pianificazione dei viaggi dovrebbe tenere conto delle esigenze sanitarie individuali. È consigliabile avere un'assicurazione di viaggio e portare con sé farmaci importanti. [s108]

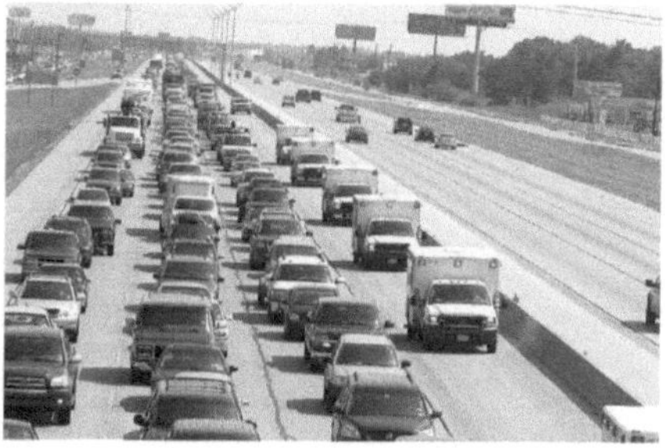

Evacuazione [i98]

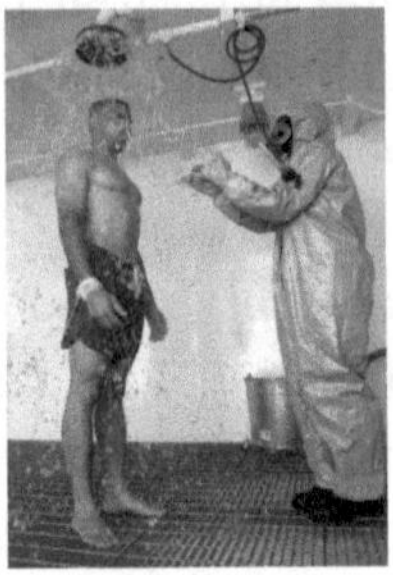

Decontaminazione [i99]

Utile sapere

De-escalation

Nel contesto della sopravvivenza e della medicina d'emergenza, la de-escalation significa attenuare una situazione per garantire la sicurezza di tutti i coinvolti, ad esempio durante l'incontro con animali o persone aggressive.

Esposizione alle Radiazioni

La quantità di radiazione a cui un corpo è esposto. Minimizzare l'esposizione alle radiazioni è fondamentale per ridurre gli effetti negativi sulla salute.

Funzioni Vitali

Il monitoraggio regolare della respirazione, del polso e della coscienza è cruciale per valutare le condizioni di un ferito e avviare misure salvavita.

Lesioni Spinali

Movimenti inappropriati possono causare danni permanenti. In caso di dubbio, la persona ferita dovrebbe essere spostata il meno possibile fino all'arrivo di aiuto professionale.

Posizione Laterale Stabile

Una misura salvavita per mantenere le vie aeree libere e prevenire l'annegamento in caso di incoscienza, particolarmente importante in caso di lesioni alla testa.

Importanza delle regole di sicurezza

Priorità delle misure di sicurezza nelle situazioni di sopravvivenza.

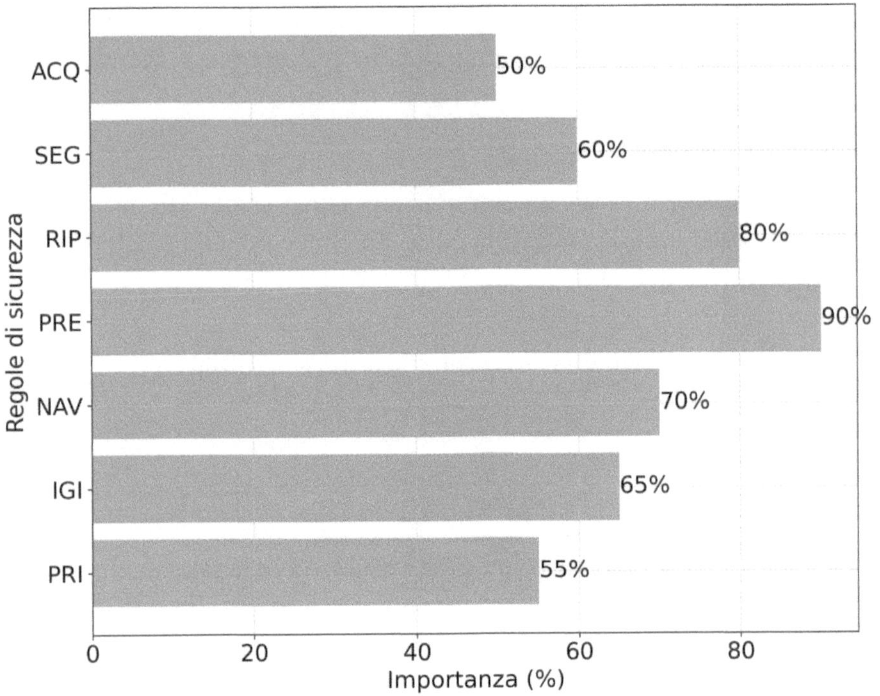

ACQ: Sicurezza dell'acqua

NAV: Navigazione

PRI: Accensione del fuoco

SEG: Segnalazione

IGI: Igiene

PRE: Preparazione

RIP: Riparo

Il grafico evidenzia il ruolo cruciale della preparazione e delle misure proattive. Dare priorità alla conoscenza del pronto soccorso e alle capacità di navigazione contribuisce in modo significativo alla sopravvivenza. Mentre il riparo e la segnalazione sono importanti, l'enfasi sulla prevenzione e sull'autosufficienza sottolinea l'importanza della preparazione individuale.

Consigli concreti

- Allena la tua capacità di equilibrio bilanciando regolarmente su terreni irregolari.
- Impara tecniche di autodifesa semplici per proteggerti in caso di attacchi da parte di animali o persone.
- Esercitati a calarti in sicurezza in luoghi di prova, per superare pendii ripidi senza farti male.
- Informati sulle piante e gli animali velenosi nella tua area di destinazione e impara a identificarli.
- Porta con te un fischietto di emergenza e uno specchio di segnalazione per attirare l'attenzione in caso di necessità.
- Indossa scarpe robuste, alte alla caviglia e con un buon battistrada, per ridurre il rischio di infortuni in terreno accidentato.
- Comunica a una persona fidata il tuo percorso previsto e la data di ritorno stimata.
- Porta con te acqua e cibo a sufficienza per essere preparato a eventuali ritardi imprevisti.
- Sviluppa una strategia per affrontare animali aggressivi basata su rumore, odore o luce.
- Rifletti sulle tue esperienze dopo ogni escursione e ottimizza continuamente le tue misure di autodifesa.
- Fidati dei tuoi istinti e interrompi un'escursione se ti senti insicuro o a disagio.

Revisione - 5. Medicina Outdoor e Prevenzione

La medicina outdoor e la prevenzione non sono concetti teorici, ma abilità essenziali che, in caso di emergenza, possono influenzare il vostro benessere e persino la vostra sopravvivenza. Il percorso verso una preparazione ottimale inizia molto prima del soggiorno effettivo nella natura. Costruite gradualmente la vostra forma fisica, rafforzando il sistema cardiovascolare attraverso l'allenamento aerobico e potenziando la muscolatura con l'allenamento di forza. Prestate sempre attenzione a un aumento progressivo del carico e considerate i vostri limiti individuali. Una dieta equilibrata e un'adeguata idratazione sono anch'essi componenti importanti di una prevenzione sanitaria olistica. Informatevi in anticipo sui potenziali rischi della vostra attività outdoor pianificata, che si tratti di pericoli legati al meteo, animali velenosi o malattie infettive regionali. In questo modo, potrete adottare misure preventive mirate, come vaccinazioni necessarie o l'adattamento della vostra cassetta di pronto soccorso.

L'attrezzatura giusta è il vostro prolungamento nel campo outdoor. Investite in materiali di alta qualità e familiarizzate con il loro utilizzo. Un kit di pronto soccorso ben fornito, un coltello funzionante e abbigliamento impermeabile sono solo alcuni esempi. Allo stesso modo, è fondamentale prendersi cura e mantenere l'attrezzatura. Controllate regolarmente lo stato dei vostri utensili medici, verificate le date di scadenza dei farmaci e assicuratevi che tutti i componenti siano pronti all'uso. Create liste di controllo per la vostra attrezzatura e esercitatevi nell'uso di garze emostatiche o altri strumenti medici, per poter reagire rapidamente ed efficacemente in caso di emergenza. Ricordate che anche la migliore attrezzatura è inutile se non sapete come usarla.

In una situazione di emergenza, oltre alla preparazione fisica, è richiesta anche la vostra forza mentale. Mantenere la calma, stabilire priorità e agire con ponderazione sono le regole comportamentali più importanti nei momenti di crisi. Esercitatevi nella posizione laterale stabile e imparate a controllare le funzioni vitali. Una solida conoscenza delle misure di primo soccorso può salvare la vita a voi e agli altri. Non dimenticate l'importanza della comunicazione: informazioni chiare ai soccorritori sono essenziali per un intervento rapido ed efficace. Preparatevi anche a possibili incontri con animali selvatici. Informatevi sul loro comportamento e imparate come potete agire in modo de-escalante in tali situazioni.

Affrontare la medicina outdoor e la prevenzione può sembrare inizialmente una sfida. Tuttavia, con ogni passo che fate verso una migliore preparazione, guadagnate sicurezza e fiducia in voi stessi. Non considerate l'approccio a questi temi come un peso, ma come un investimento nella vostra salute e nel vostro benessere. Una preparazione completa vi consente di godere appieno della natura, rimanendo al contempo pronti per situazioni impreviste. Iniziate oggi stesso la vostra preparazione personale e vivete la libertà della natura con un senso di sicurezza.

Offerte aggiuntive gratuite in programma

Siamo lieti di potervi offrire in futuro materiali supplementari gratuiti per questo libro:

- Un capitolo bonus esclusivo con contenuti aggiuntivi
- Un riassunto compatto dell'intero libro in formato PDF
- Una versione radiodrammatica (In Programma)

La pubblicazione di questi materiali è prevista per 2025.
Vi invitiamo a visitare il nostro sito web già da oggi. Non appena il nostro servizio newsletter sarà attivo (previsto per 2025), potrete registrarvi per ricevere aggiornamenti e non perdere alcuna novità sulle offerte aggiuntive gratuite.

www.SaageBooks.com/it/
medicina_di_sopravvivenza-bonus-H8TT1F

Cari lettori,

Siamo profondamente onorati che abbiate dedicato del tempo a leggere il nostro libro dall'inizio alla fine. Il nostro più grande desiderio è fornirvi preziose intuizioni e una guida pratica. La vostra fiducia nel nostro lavoro significa molto per noi. Speriamo che la lettura sia stata arricchente per voi. Se avete domande o suggerimenti, non esitate a contattarci attraverso il nostro sito web.

Se avete apprezzato questo libro, gradiremmo molto una recensione onesta. Potete facilmente lasciare la vostra valutazione onesta sulla piattaforma di vendita dove avete acquistato il libro.
Grazie per il vostro supporto!

Bendis Saage

Saage Media GmbH - Squadra

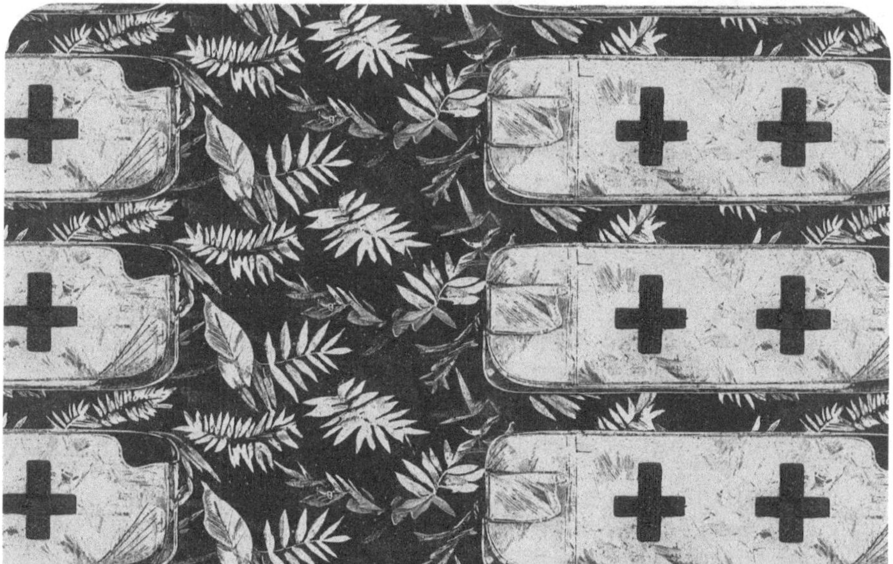

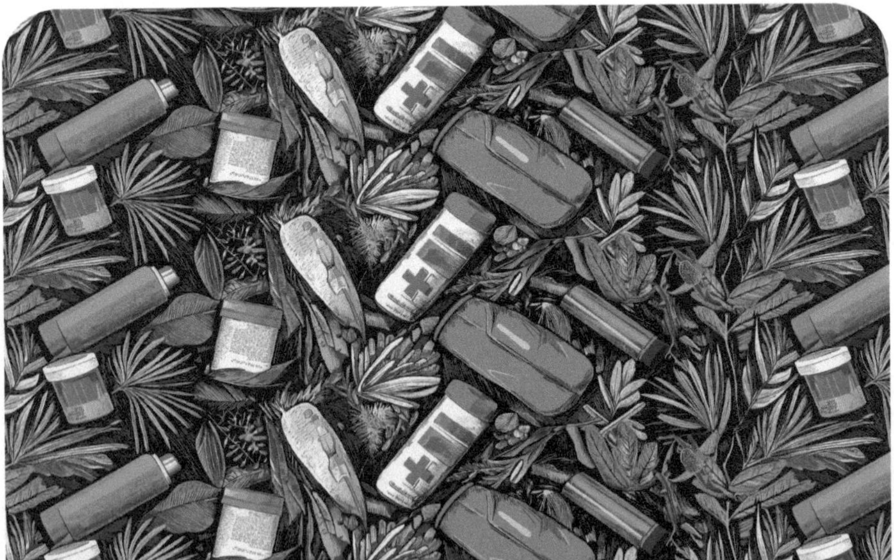

Fonti

I nostri sinceri ringraziamenti vanno a tutti gli autori delle fonti scientifiche e non scientifiche citate, ai gestori dei siti web referenziati e ai creatori delle immagini, grafiche e studi utilizzati, il cui prezioso lavoro ha contribuito alla creazione di questo libro.

Per ulteriori informazioni, ti consigliamo di visitare i siti web delle fonti. Se riscontri errori di mappatura o altre incongruenze, ti preghiamo di contattarci.

Tutte le fonti sono state consultate l'ultima volta il: 2025-02-17

[s1] - https://www.nlm.nih.gov/medlineplus/ency/article/000022.htm

Titolo:	Unconsciousness - first aid: MedlinePlus Medical Encyclopedia	**di:**	National Library of Medicine
Sito web:	MedlinePlus	**Editore:**	National Institutes of Health

[s2] - https://pmc.ncbi.nlm.nih.gov/articles/PMC9065878/

Autore:	Matthew J Douma, Anthony J Handley, Ella MacKenzie, James Raitt, Aaron Orkin, David Berry, Jason Bendall, Domhnall O' Dochartaigh, Christopher Picard, Jestin N Carlson, Therese Djärv, David A Zideman, Eunice M Singletary	**Titolo:**	The recovery position for maintenance of adequate ventilation and the prevention of cardiac arrest: A systematic review
DOI:	10.1016/j.resplu.2022.100236	**Data:**	2022 Apr 29
Sito web:	PubMed Central (PMC)		

[s3] - https://pubmed.ncbi.nlm.nih.gov/39129725/

Autore:	Stodola M, Lantz M, Chen T, Marelich A, Philip I	**Titolo:**	First Aid Curriculum for Second Year Medical Students
DOI:	10.21980/J8FH2J	**Data:**	07/31/2024
Sito web:	PubMed	**Editore:**	J Educ Teach Emerg Med

[s4] - https://pmc.ncbi.nlm.nih.gov/articles/PMC11312873/

Autore:	Megan Stodola, Megan Lantz, Tina Chen, Alexander Marelich, Isaac Philip	**Titolo:**	First Aid Curriculum for Second Year Medical Students
di:	Saint Louis University School of Medicine, St. Louis, MO; Saint Louis University Hospital, Department of Emergency Medicine, St. Louis, MO	**DOI:**	10.21980/J8FH2J
Data:	2024 Jul 31	**Sito web:**	PubMed Central (PMC)
Editore:	Journal of Education & Teaching in Emergency Medicine		

[s5] - https://pmc.ncbi.nlm.nih.gov/articles/PMC5537527/

Autore:	Balint Banfai, Emese Pek, Attila Pandur, Henrietta Csonka, Jozsef Betlehem	**Titolo:**	'The year of first aid': effectiveness of a 3-day first aid programme for 7-14-year-old primary school children
di:	University of Pécs	**DOI:**	10.1136/emermed-2016-206284
Data:	2017 Apr 18	**Sito web:**	PubMed Central (PMC)
Editore:	Emergency Medicine Journal : EMJ		

[s6] - https://dx.doi.org/10.1186/1757-7241-19-13

Autore:	Georg Bollig, Anne G Myklebust, Kristin Østringen	**Titolo:**	Effects of first aid training in the kindergarten - a pilot study
di:	BioMed Central	**DOI:**	10.1186/1757-7241-19-13
Data:	2011-02-28	**Sito web:**	Scandinavian Journal of Trauma, Resuscitation and Emergency Medicine
Editore:	BioMed Central		

[s7] - https://pmc.ncbi.nlm.nih.gov/articles/PMC4166986/

Autore:	Dr Abdulrahman Almesned, Dr Ahmad Almeman, Ali Mohammad Alakhtar, Abdulmajeed Abdulkarim AlAboudi, Ahmed Zabin Alotaibi, Yazeed Abdullah Al-Ghasham, Mohammed Saleh Aldamegh	**Titolo:**	Basic life support knowledge of healthcare students and professionals in the Qassim University
di:	Qassim University	**DOI:**	10.12816/0006080
Data:	2014 Apr	**Sito web:**	PMC (PubMed Central)
Editore:	International Journal of Health Sciences		

[s8] - https://pmc.ncbi.nlm.nih.gov/articles/PMC2600120/

Autore:	Wanis H Ibrahim	**Titolo:**	Recent advances and controversies in adult cardiopulmonary resuscitation
DOI:	10.1136/pgmj.2007.057133	**Data:**	2007 Oct
Sito web:	PubMed Central (PMC)	**Editore:**	Postgraduate Medical Journal

[s9] - https://www.ncbi.nlm.nih.gov/pmc/articles/PMC8703423/

Autore:	Andrea Scapigliati, Drieda Zace, Tasuku Matsuyama, Luca Pisapia, Michela Saviani, Federico Semeraro, Giuseppe Ristagno, Patrizia Laurenti, Janet E Bray, Robert Greif, on behalf of the International Liaison Committee on Resuscitation Education, Implementation and Teams Task Force	**Titolo:**	Community Initiatives to Promote Basic Life Support Implementation—A Scoping Review
DOI:	10.3390/jcm10245719	**Data:**	2021 Dec 7
Sito web:	PubMed Central (PMC)	**Editore:**	Journal of Clinical Medicine

[s10] - https://www.ncbi.nlm.nih.gov/books/NBK535393/

Autore:	Eric R. Donley, Sunil Munakomi, Joshua W. Loyd	**Titolo:**	Hemorrhage Control
di:	StatPearls Publishing	**Data:**	2023/08/13
Sito web:	NCBI Bookshelf	**Editore:**	StatPearls Publishing

[s11] - https://pmc.ncbi.nlm.nih.gov/articles/PMC10662576/

Autore:	John B Holcomb, Warren C Dorlac, Brendon G Drew, Frank K Butler, Jennifer M Gurney, Harold R Montgomery, et al.	**Titolo:**	Rethinking limb tourniquet conversion in the prehospital environment
Sito web:	PMC (PubMed Central)		

[s12] - https://www.ncbi.nlm.nih.gov/books/NBK597371/

Autore:	Sarah Spiegel, Annalee M. Baker	**Titolo:**	EMS Junctional Hemorrhage Control
di:	StatPearls Publishing	**Data:**	2023/11/14
Sito web:	NCBI Bookshelf	**Editore:**	StatPearls Publishing

[s13] - https://pmc.ncbi.nlm.nih.gov/articles/PMC9611563/

Autore:	Matthew J Levy, Jon Krohmer, Eric Goralnick, Nathan Charlton, Ira Nemeth, Lenworth Jacobs, Craig A Goolsby	**Titolo:**	A framework for the design and implementation of Stop the Bleed and public access trauma equipment programs
DOI:	10.1002/emp2.12833	**Data:**	2022 Oct 27
Sito web:	PubMed Central (PMC)	**Editore:**	Journal of the American College of Emergency Physicians Open

[s14] - https://pmc.ncbi.nlm.nih.gov/articles/PMC9526472/

Autore:	Alvaro Aguilar-Setién, Nidia Aré chiga-Ceballos, Gary A Balsamo, Amy J Behrman, Hannah K Frank, Gary R Fujimoto, Elizabeth Gilman Duane, Thomas Warner Hudson, III, Shelley M Jones, Luis A Ochoa Carrera, Gregory L Powell, Carrie A Smith, Joni Triantis Van Sickle, Susan E Vleck	**Titolo:**	Biosafety Practices When Working with Bats: A Guide to Field Research Considerations
DOI:	10.1089/apb.2022.0019	**Data:**	2022 Sep 14
Sito web:	PubMed Central (PMC)	**Editore:**	Applied Biosafety: Journal of the American Biological Safety Association

[s15] - https://pmc.ncbi.nlm.nih.gov/articles/PMC10342972/

Autore:	Sossio Serra, Michele Domenico Spampinato, Alessandro Riccardi, Mario Guarino, Andrea Fabbri, Luciano Orsi, Fabio De Iaco	**Titolo:**	Pain Management at the End of Life in the Emergency Department: A Narrative Review of the Literature and a Practical Clinical Approach
DOI:	10.3390/jcm12134357	**Data:**	2023 Jun 28
Sito web:	PubMed Central (PMC)	**Editore:**	Journal of Clinical Medicine

[s16] - https://www.ncbi.nlm.nih.gov/books/NBK493154/

Autore:	Amy Givler, Harshil Bhatt, Patricia A. Maani-Fogelman	**Titolo:**	The Importance of Cultural Competence in Pain and Palliative Care
di:	National Center for Biotechnology Information (NCBI)	**Data:**	2023/05/22
Sito web:	NCBI Bookshelf	**Editore:**	StatPearls Publishing

[s17] - https://pmc.ncbi.nlm.nih.gov/articles/PMC10531819/

Autore:	Pietro Emiliano Doneddu, Umberto Pensato, Alessandra Iorfida, Claudia Alberti, Eduardo Nobile-Orazio, Andrea Fabbri, Antonio Voza	**Titolo:**	Neuropathic Pain in the Emergency Setting: Diagnosis and Management
DOI:	10.3390/jcm12186028	**Data:**	2023 Sep 18
Sito web:	PubMed Central (PMC)	**Editore:**	Journal of Clinical Medicine

[s18] - https://pmc.ncbi.nlm.nih.gov/articles/PMC10342972/

Autore:	Sossio Serra, Michele Domenico Spampinato, Alessandro Riccardi, Mario Guarino, Andrea Fabbri, Luciano Orsi, Fabio De Iaco	**Titolo:**	Pain Management at the End of Life in the Emergency Department: A Narrative Review of the Literature and a Practical Clinical Approach
DOI:	10.3390/jcm12134357	**Data:**	2023 Jun 28
Sito web:	PubMed Central (PMC)	**Editore:**	MDPI

[s19] - https://pmc.ncbi.nlm.nih.gov/articles/PMC3011108/

Autore:	Joseph C Maroon, Jeffrey W Bost, Adara Maroon	**Titolo:**	Natural anti-inflammatory agents for pain relief
di:	University of Pittsburgh Medical Center, Vanderbilt University	**DOI:**	10.4103/2152-7806.73804
Data:	2010 Dec 13	**Sito web:**	PubMed Central (PMC)
Editore:	Surgical Neurology International		

[s20] - https://pmc.ncbi.nlm.nih.gov/articles/PMC5628357/

Autore:	Seungyeop Lee, Dong-Kwon Rhee	**Titolo:**	Effects of ginseng on stress-related depression, anxiety, and the hypothalamic–pituitary–adrenal axis
di:	Sungkyunkwan University	**DOI:**	10.1016/j.jgr.2017.01.010
Data:	2017 Jan 24	**Sito web:**	PubMed Central (PMC)
Editore:	Journal of Ginseng Research		

[s21] - https://www.healthline.com/health/pain-relief/surprising-natural-pain-killers

Autore:	James Roland	**Titolo:**	Natural Pain Relief: Boswellia, Turmeric, and More
di:	Healthline	**Data:**	2017-08-03T10:25:00.000Z
Sito web:	Healthline	**Editore:**	Healthline Media

[s22] - https://pmc.ncbi.nlm.nih.gov/articles/PMC3011108/

Autore:	Joseph C Maroon, Jeffrey W Bost, Adara Maroon	**Titolo:**	Natural anti-inflammatory agents for pain relief
di:	Department of Neurosurgery, University of Pittsburgh Medical Center, Pittsburgh, PA, USA; Vanderbilt University, Nashville, TN, USA	**DOI:**	10.4103/2152-7806.73804
Data:	2010 Dec 13	**Sito web:**	PubMed Central (PMC)
Editore:	Surgical Neurology International		

[s23] - https://www.healthline.com/health/willow-bark-natures-aspirin

Autore:	Rena Goldman, Alina Sharon	**Titolo:**	Willow Bark: Nature's Aspirin
di:	Healthline	**Data:**	2014-11-17T08:00:00.000Z
Sito web:	Healthline	**Editore:**	Healthline Media

[s24] - https://www.mdpi.com/2223-7747/9/6/759

Autore:	Gabriele Ambu, Ram Prasad Chaudhary, Mauro Mariotti, Laura Cornara	**Titolo:**	Traditional Uses of Medicinal Plants by Ethnic People in the Kavrepalanchok District, Central Nepal
di:	Multidisciplinary Digital Publishing Institute	**DOI:**	10.3390/plants9060759
Data:	2020-06-17	**Sito web:**	mdpi.com
Editore:	Multidisciplinary Digital Publishing Institute		

[s25] - https://pmc.ncbi.nlm.nih.gov/articles/PMC3011108/

Autore:	Joseph C Maroon, Jeffrey W Bost, Adara Maroon	**Titolo:**	Natural anti-inflammatory agents for pain relief
di:	University of Pittsburgh Medical Center, Vanderbilt University	**DOI:**	10.4103/2152-7806.73804
Data:	2010 Dec 13	**Sito web:**	PMC (PubMed Central)
Editore:	Surgical Neurology International		

[s26] - https://www.mdpi.com/2076-2607/11/1/150

Autore:	Shekooh Behroozian, James E. A. Zlosnik, Wanjing Xu, Loretta Y. Li, Julian E. Davies	**Titolo:**	Antibacterial Activity of a Natural Clay Mineral against Burkholderia cepacia Complex and Other Bacterial Pathogens Isolated from People with Cystic Fibrosis
di:	Multidisciplinary Digital Publishing Institute	**DOI:**	10.3390/microorganisms11010150
Data:	2023-01-06	**Sito web:**	mdpi.com
Editore:	Multidisciplinary Digital Publishing Institute		

[s27] - https://www.mdpi.com/1999-4923/15/5/1368

Autore:	Cristian Nomicisio, Marco Ruggeri, Eleonora Bianchi, Barbara Vigani, Caterina Valentino, Carola Aguzzi, Cesar Viseras, Silvia Rossi, Giuseppina Sandri	**Titolo:**	Natural and Synthetic Clay Minerals in the Pharmaceutical and Biomedical Fields
di:	Multidisciplinary Digital Publishing Institute	**DOI:**	10.3390/pharmaceutics15051368
Data:	2023-04-29	**Sito web:**	MDPI
Editore:	Multidisciplinary Digital Publishing Institute		

[s28] - https://pmc.ncbi.nlm.nih.gov/articles/PMC7824034/

Autore:	Mohammed S M Saleh, Yusof Kamisah	**Titolo:**	Potential Medicinal Plants for the Treatment of Dengue Fever and Severe Acute Respiratory Syndrome-Coronavirus
di:	Universiti Kebangsaan Malaysia Medical Center	**DOI:**	10.3390/biom11010042
Data:	2020 Dec 30	**Sito web:**	PMC (PubMed Central)
Editore:	MDPI		

[s29] - https://pmc.ncbi.nlm.nih.gov/articles/PMC7951395/

Autore:	Piyush Durani, David Leaper	**Titolo:**	Povidone–iodine: use in hand disinfection, skin preparation and antiseptic irrigation
DOI:	10.1111/j.1742-481X.2007.00405.x	**Data:**	2008 Jun 28
Sito web:	PubMed Central (PMC)	**Editore:**	International Wound Journal

[s30] - https://www.ncbi.nlm.nih.gov/books/NBK556054/

Autore:	Rosemary J. Oaks, Renford Cindass	**Titolo:**	Silver Sulfadiazine
di:	StatPearls Publishing	**Data:**	2023/01/22
Sito web:	NCBI Bookshelf	**Editore:**	StatPearls Publishing

[s31] - https://pmc.ncbi.nlm.nih.gov/articles/PMC6465080/

Autore:	Clare F Heal, Jennifer L Banks, Phoebe D Lepper, Evangelos Kontopantelis, Mieke L van Driel	**Titolo:**	Topical antibiotics for preventing surgical site infection in wounds healing by primary intention
DOI:	10.1002/14651858.CD011426.pub2	**Data:**	2016 Nov 7
Sito web:	PubMed Central (PMC)	**Editore:**	The Cochrane Database of Systematic Reviews

[s32] - https://pmc.ncbi.nlm.nih.gov/articles/PMC6073535/

Autore:	Jennifer Parker-Cote, William J Meggs	**Titolo:**	First Aid and Pre-Hospital Management of Venomous Snakebites
di:	Brody School of Medicine at East Carolina University	**DOI:**	10.3390/tropicalmed3020045
Data:	2018 Apr 24	**Sito web:**	PMC (PubMed Central)
Editore:	MDPI		

[s33] - https://dx.doi.org/10.15441/ceem.21.086?utm_medium=email&utm_source=transaction

Autore:	Sergio Villegas-Belman, Thania Carolina Esparza-Gallegos, José Alfredo Lizalde-Moreno, Juan Manuel Marquez-Romero	**Titolo:**	Fatal arrhythmia following ingestion of hawthorn root (Crataegus pubescens) extract: a case report
di:	Department of Emergency Medicine, Hospital MAC Aguascalientes, Aguascalientes, Mexico; Department of Internal Medicine, Instituto Mexicano del Seguro Social, Aguascalientes, Mexico	**DOI:**	10.15441/ceem.21.086
Data:	2022/7/22	**Sito web:**	Clinical and Experimental Emergency Medicine
Editore:	The Korean Society of Emergency Medicine		

[s34] - https://pubmed.ncbi.nlm.nih.gov/39217296/

Autore:	Wang H, Laram Y, Hu L, Hu Y, Chen M	**Titolo:**	Exploring the potential mechanisms of Rehmannia glutinosa in treating sepsis based on network pharmacology
DOI:	10.1186/s12879-024-09796-x	**Data:**	08/31/2024
Sito web:	PubMed	**Editore:**	BMC Infect Dis

[s35] - https://pmc.ncbi.nlm.nih.gov/articles/PMC8904885/

Autore:	Lars J Bjertnæs, Torvind O Næsheim, Eirik Reierth, Evgeny V Suborov, Mikhail Y Kirov, Konstantin M Lebedinskii, Torkjel Tveita	**Titolo:**	Physiological Changes in Subjects Exposed to Accidental Hypothermia: An Update
DOI:	10.3389/fmed.2022.824395	**Data:**	2022 Feb 23
Sito web:	PubMed Central (PMC)	**Editore:**	Frontiers in Medicine

[s36] - https://pmc.ncbi.nlm.nih.gov/articles/PMC9467591/

Autore:	François Haman, Sara C S Souza, John W Castellani, Maria-P Dupuis, Karl E Friedl, Wendy Sullivan-Kwantes, Boris R M Kingma	**Titolo:**	Human vulnerability and variability in the cold: Establishing individual risks for cold weather injuries
DOI:	10.1080/23328940.2022.2044740	**Data:**	2022 May 29
Sito web:	PubMed Central (PMC)		

[s37] - https://pmc.ncbi.nlm.nih.gov/articles/PMC4129861/

Autore:	Douglas G Sward, Brad L Bennett	**Titolo:**	Wilderness medicine
di:	University of Maryland School of Medicine; Uniformed Services University of the Health Sciences	**DOI:**	10.5847/wjem.j.issn.1920-8642.2014.01.001
Data:	2014	**Sito web:**	PMC (PubMed Central)
Editore:	World Journal of Emergency Medicine		

[s38] - https://www.ncbi.nlm.nih.gov/pmc/articles/PMC4340833/

Autore:	Hui-Shan Wang, Jin-Song Han	**Titolo:**	Research progress on combat trauma treatment in cold regions
di:	General Hospital of Shenyang Military Command	**DOI:**	10.1186/2054-9369-1-8
Data:	2014 May 1	**Sito web:**	PubMed Central (PMC)
Editore:	Military Medical Research		

[s39] - https://www.ncbi.nlm.nih.gov/books/NBK545239/

Autore:	Hieu Duong, Gaurav Patel	**Titolo:**	Hypothermia
di:	National Center for Biotechnology Information (NCBI)	**Data:**	2024/01/19
Sito web:	NCBI Bookshelf	**Editore:**	StatPearls Publishing

[s40] - https://pmc.ncbi.nlm.nih.gov/articles/PMC4789935/

Autore:	Jessie Fudge	**Titolo:**	Exercise in the Cold: Preventing and Managing Hypothermia and Frostbite Injury
di:	Activity, Sports and Exercise Medicine Department, Group Health Cooperative, Everett, Washington	**DOI:**	10.1177/1941738116630542
Data:	2016 Feb 8	**Sito web:**	PubMed Central (PMC)
Editore:	Sports Health		

[s41] - https://pmc.ncbi.nlm.nih.gov/articles/PMC8744717/

Autore:	Peter Paal, Mathieu Pasquier, Tomasz Darocha, Raimund Lechner, Sylweriusz Kosinski, Bernd Wallner, Ken Zafren, Hermann Brugger	**Titolo:**	Accidental Hypothermia: 2021 Update
DOI:	10.3390/ijerph19010501	**Data:**	2022 Jan 3
Sito web:	PubMed Central (PMC)	**Editore:**	International Journal of Environmental Research and Public Health

[s42] - https://pmc.ncbi.nlm.nih.gov/articles/PMC2582557/

Autore:	Thomas A Cappaert, Jennifer A Stone, John W Castellani, Bentley Andrew Krause, Daniel Smith, Bradford A Stephens	**Titolo:**	National Athletic Trainers' Association Position Statement: Environmental Cold Injuries
DOI:	10.4085/1062-6050-43.6.640	**Data:**	2008 Nov-Dec
Sito web:	PubMed Central (PMC)	**Editore:**	Journal of Athletic Training

[s43] - https://www.nia.nih.gov/health/safety/cold-weather-safety-older-adults

Titolo:	Cold Weather Safety for Older Adults	**di:**	National Institute on Aging
Sito web:	National Institute on Aging		

[s44] - https://www.ncbi.nlm.nih.gov/books/NBK536914/

Autore:	Hajira Basit, Tanner J. Wallen, Christopher Dudley	**Titolo:**	Frostbite
di:	StatPearls Publishing	**Data:**	2023/06/26
Sito web:	NCBI Bookshelf	**Editore:**	StatPearls Publishing

[s45] - https://pmc.ncbi.nlm.nih.gov/articles/PMC4789935/

Autore:	Jessie Fudge	**Titolo:**	Exercise in the Cold: Preventing and Managing Hypothermia and Frostbite Injury
di:	Activity, Sports and Exercise Medicine Department, Group Health Cooperative, Everett, Washington	**DOI:**	10.1177/1941738116630542
Data:	2016 Feb 8	**Sito web:**	PubMed Central (PMC)
Editore:	Sports Health		

[s46] - https://pmc.ncbi.nlm.nih.gov/articles/PMC9467591/

Autore:	François Haman, Sara C S Souza, John W Castellani, Maria-P Dupuis, Karl E Friedl, Wendy Sullivan-Kwantes, Boris R M Kingma	**Titolo:**	Human vulnerability and variability in the cold: Establishing individual risks for cold weather injuries
DOI:	10.1080/23328940.2022.2044740	**Data:**	2022 May 29
Sito web:	PubMed Central (PMC)		

[s47] - https://pmc.ncbi.nlm.nih.gov/articles/PMC3994495/

Autore:	Charles Handford, Pauline Buxton, Katie Russell, Caitlin EA Imray, Scott E McIntosh, Luanne Freer, Amalia Cochran, Christopher HE Imray	**Titolo:**	Frostbite: a practical approach to hospital management
DOI:	10.1186/2046-7648-3-7	**Data:**	2014 Apr 22
Sito web:	PubMed Central (PMC)	**Editore:**	Extreme Physiology & Medicine

[s48] - https://pmc.ncbi.nlm.nih.gov/articles/PMC7972371/

Autore:	Caitlin Rublee, Caleb Dresser, Catharina Giudice, Jay Lemery, Cecilia Sorensen	**Titolo:**	Evidence-Based Heatstroke Management in the Emergency Department
di:	University of Colorado School of Medicine; Harvard Medical School; Los Angeles County and University of Southern California	**DOI:**	10.5811/westjem.2020.11.49007
Data:	2021 Feb 26	**Sito web:**	PubMed Central (PMC)
Editore:	Western Journal of Emergency Medicine		

[s49] - https://pmc.ncbi.nlm.nih.gov/articles/PMC9599879/

Autore:	Gabriele Savioli, Christian Zanza, Yaroslava Longhitano, Alba Nardone, Angelica Varesi, Iride Francesca Ceresa, Alice Chiara Manetti, Gianpietro Volonnino, Aniello Maiese, Raffaele La Russa	**Titolo:**	Heat-Related Illness in Emergency and Critical Care: Recommendations for Recognition and Management with Medico-Legal Considerations
di:	PMC (PubMed Central)	**DOI:**	10.3390/biomedicines10102542
Data:	2022 Oct 12	**Sito web:**	PMC (PubMed Central)
Editore:	MDPI		

[s50] - https://www.ncbi.nlm.nih.gov/books/NBK537135/

Autore:	Andrew Morris, Gaurav Patel	**Titolo:**	Heat Stroke
di:	StatPearls Publishing	**Data:**	2023/02/13
Sito web:	NCBI Bookshelf	**Editore:**	StatPearls Publishing

[s51] - https://www.nia.nih.gov/health/safety/hot-weather-safety-older-adults

Titolo:	Hot Weather Safety for Older Adults	**di:**	National Institute on Aging (NIA)
Sito web:	National Institute on Aging	**Editore:**	National Institute of Health (NIH)

[s52] - https://pmc.ncbi.nlm.nih.gov/articles/PMC9599879/

Autore:	Gabriele Savioli, Christian Zanza, Yaroslava Longhitano, Alba Nardone, Angelica Varesi, Iride Francesca Ceresa, Alice Chiara Manetti, Gianpietro Volonnino, Aniello Maiese, Raffaele La Russa	**Titolo:**	Heat-Related Illness in Emergency and Critical Care: Recommendations for Recognition and Management with Medico-Legal Considerations
DOI:	10.3390/biomedicines10102542	**Data:**	2022 Oct 12
Sito web:	PubMed Central (PMC)	**Editore:**	Biomedicines

[s53] - https://www.nia.nih.gov/health/safety/hot-weather-safety-older-adults

Titolo:	Hot Weather Safety for Older Adults	**di:**	National Institute on Aging (NIA)
Sito web:	National Institute on Aging	**Editore:**	National Institute of Health (NIH)

[s54] - https://pmc.ncbi.nlm.nih.gov/articles/PMC2908954/

Autore:	Barry M Popkin, Kristen E D'Anci, Irwin H Rosenberg	**Titolo:**	Water, Hydration and Health
di:	University of North Carolina, Tufts University, Jean Mayer USDA Human Nutrition Research Center on Aging at Tufts University	**DOI:**	10.1111/j.1753-4887.2010.00304.x
Data:	2010 Aug	**Sito web:**	PubMed Central (PMC)
Editore:	Nutrition reviews		

[s55] - https://pmc.ncbi.nlm.nih.gov/articles/PMC4596225/

Autore:	Andrew W Nichols	**Titolo:**	Heat-related illness in sports and exercise
di:	University of Hawaii at Mānoa, University Health Services Mānoa	**DOI:**	10.1007/s12178-014-9240-0
Data:	2014 Sep 21	**Sito web:**	PubMed Central (PMC)
Editore:	Current Reviews in Musculoskeletal Medicine		

[s56] - https://www.ncbi.nlm.nih.gov/books/NBK574526/

Autore:	Shannon Binckley, Farah Zahra	**Titolo:**	Euphorbia Tirucalli
di:	StatPearls Publishing	**Data:**	2023/04/27
Sito web:	NCBI Bookshelf	**Editore:**	StatPearls Publishing

[s57] - https://pmc.ncbi.nlm.nih.gov/articles/PMC6598532/

Autore:	Nadezda Petejova, Arnost Martinek, Josef Zadrazil, Vladimir Teplan	**Titolo:**	Acute toxic kidney injury
di:	National Center for Biotechnology Information (NCBI)	**DOI:**	10.1080/0886022X.2019.1628780
Data:	2019 Jun 25	**Sito web:**	PubMed Central (PMC)
Editore:	Renal Failure		

[s58] - https://pmc.ncbi.nlm.nih.gov/articles/PMC4427717/

Autore:	Monisha Jaishankar, Tenzin Tseten, Naresh Anbalagan, Blessy B Mathew, Krishnamurthy N Beeregowda	**Titolo:**	Toxicity, mechanism and health effects of some heavy metals
di:	Sapthagiri College of Engineering	**DOI:**	10.2478/intox-2014-0009
Data:	2014 Nov 15	**Sito web:**	PubMed Central (PMC)
Editore:	Interdisciplinary Toxicology		

[s59] - https://pmc.ncbi.nlm.nih.gov/articles/PMC3633385/

Autore:	Andon Chibishev, Zanina Pereska, Vesna Chibisheva, Natasa Simonovska	**Titolo:**	Corrosive Poisonings in Adults
DOI:	10.5455/msm.2012.24.125-130	**Data:**	2012
Sito web:	PubMed Central (PMC)	**Editore:**	Materia Socio-Medica

[s60] - https://www.ncbi.nlm.nih.gov/books/NBK537213/

Autore:	Ashkan Morim, Gregory T. Guldner	**Titolo:**	Chlorine Gas Toxicity
di:	StatPearls Publishing	**Data:**	2023/06/26
Sito web:	NCBI Bookshelf	**Editore:**	StatPearls Publishing

[s61] - https://www.ncbi.nlm.nih.gov/books/NBK507842/

Autore:	Donald D. Davis, Jacob G. Ginglen, Yong Hwan Kwon, Chadi I. Kahwaji	**Titolo:**	EMS Traction Splint
di:	StatPearls Publishing	**Data:**	2023/07/24
Sito web:	NCBI Bookshelf	**Editore:**	StatPearls Publishing

[s62] - https://pmc.ncbi.nlm.nih.gov/articles/PMC2740354/

Autore:	William W Cross, III, Marc F Swiontkowski	**Titolo:**	Treatment principles in the management of open fractures
di:	Department of Orthopaedic Surgery, University of Minnesota Medical School	**DOI:**	10.4103/0019-5413.43373
Data:	2008 Oct-Dec	**Sito web:**	PubMed Central (PMC)
Editore:	Indian Journal of Orthopaedics		

[s63] - https://www.ncbi.nlm.nih.gov/books/NBK499972/

Autore:	Hunter Hsu, Matthew P. Fahrenkopf, Shivajee V. Nallamothu	**Titolo:**	Wrist Fracture
di:	StatPearls Publishing	**Data:**	2023/08/08
Sito web:	NCBI Bookshelf	**Editore:**	StatPearls Publishing

[s64] - https://pmc.ncbi.nlm.nih.gov/articles/PMC8732374/

Autore:	Olivia Mair, Patrick Pflüger, Kai Hoffeld, Karl F Braun, Chlodwig Kirchhoff, Peter Biberthaler, Moritz Crönlein	**Titolo:**	Management of Pilon Fractures—Current Concepts
DOI:	10.3389/fsurg.2021.764232	**Data:**	2021 Dec 23
Sito web:	PubMed Central (PMC)	**Editore:**	Frontiers in Surgery

[s65] - https://pmc.ncbi.nlm.nih.gov/articles/PMC7223697/

Autore:	Michelle Kim, James E Moore	**Titolo:**	Chest Trauma: Current Recommendations for Rib Fractures, Pneumothorax, and Other Injuries
di:	University of Maryland School of Medicine, R. Adams Cowley Shock Trauma Center; Wellington Hospital	**DOI:**	10.1007/s40140-020-00374-w
Data:	2020 Jan 15	**Sito web:**	PMC (PubMed Central)
Editore:	Springer		

[s66] - https://pmc.ncbi.nlm.nih.gov/articles/PMC9546973/

Autore:	M S LeBoff, S L Greenspan, K L Insogna, E M Lewiecki, K G Saag, A J Singer, E S Siris	**Titolo:**	The clinician's guide to prevention and treatment of osteoporosis
di:	PubMed Central (PMC)	**DOI:**	10.1007/s00198-021-05900-y
Data:	2022 Apr 28	**Sito web:**	pmc.ncbi.nlm.nih.gov
Editore:	Osteoporosis International		

[s67] - https://www.ncbi.nlm.nih.gov/books/NBK430741/

Autore:	Timothy J. Schaefer, Karen D. Szymanski	**Titolo:**	Burn Evaluation and Management
di:	StatPearls Publishing	**Data:**	2023/08/08
Sito web:	NCBI Bookshelf	**Editore:**	StatPearls Publishing

[s68] - https://www.ncbi.nlm.nih.gov/books/NBK430795/

Autore:	Timothy J. Schaefer; Omar Nunez Lopez	**Titolo:**	Burn Resuscitation and Management
di:	National Center for Biotechnology Information (NCBI)	**Data:**	2023/01/23
Sito web:	NCBI Bookshelf	**Editore:**	StatPearls Publishing

[s69] - https://pubmed.ncbi.nlm.nih.gov/18594259/

Autore:	White CE; Renz EM	**Titolo:**	Advances in surgical care: management of severe burn injury
DOI:	10.1097/CCM.0b013e31817e2d64	**Data:**	2008 Jul
Sito web:	PubMed	**Editore:**	Crit Care Med

[s70] - https://pubmed.ncbi.nlm.nih.gov/24093225/

Autore:	Snell JA;Loh NH;Mahambrey T; Shokrollahi K	**Titolo:**	Clinical review: the critical care management of the burn patient
di:	PubMed	**DOI:**	10.1186/cc12706
Data:	10/07/2013	**Sito web:**	PubMed
Editore:	Crit Care		

[s71] - https://pubmed.ncbi.nlm.nih.gov/32054846/

Autore:	Jeschke MG; van Baar ME; Choudhry MA; Chung KK; Gibran NS; Logsetty S	**Titolo:**	Burn injury
di:	PubMed	**DOI:**	10.1038/s41572-020-0145-5
Data:	02/13/2020	**Sito web:**	PubMed
Editore:	Nat Rev Dis Primers		

[s72] - https://www.ncbi.nlm.nih.gov/books/NBK459123/

Autore:	Saran Lotfollahzadeh, Bracken Burns	**Titolo:**	Penetrating Abdominal Trauma
di:	StatPearls Publishing	**Data:**	2023/06/03
Sito web:	NCBI Bookshelf	**Editore:**	StatPearls Publishing

[s73] - https://pubmed.ncbi.nlm.nih.gov/25026608/

Autore:	Ellingson K;Haas JP;Aiello AE;Kusek L;Maragakis LL;Olmsted RN; Perencevich E;Polgreen PM; Schweizer ML;Trexler P;VanAmringe M;Yokoe DS	**Titolo:**	Strategies to prevent healthcare-associated infections through hand hygiene
di:	National Center for Biotechnology Information	**DOI:**	10.1086/677145
Data:	2014 Aug	**Sito web:**	PubMed
Editore:	Infect Control Hosp Epidemiol		

[s74] - https://pubmed.ncbi.nlm.nih.gov/12418624/

Autore:	Boyce JM, Pittet D	**Titolo:**	Guideline for Hand Hygiene in Health-Care Settings. Recommendations of the Healthcare Infection Control Practices Advisory Committee and the HICPAC/SHEA/APIC/IDSA Hand Hygiene Task Force. Society for Healthcare Epidemiology of America/Association for Professionals in Infection Control/Infectious Diseases Society of America
Data:	10/25/2002	**Sito web:**	PubMed
Editore:	MMWR Recomm Rep		

[s75] - https://pubmed.ncbi.nlm.nih.gov/10524977/

Autore:	Larson E	**Titolo:**	Skin hygiene and infection prevention: more of the same or different approaches?
DOI:	10.1086/313468	**Data:**	1999 Nov
Sito web:	PubMed	**Editore:**	Clin Infect Dis

[s76] - https://pubmed.ncbi.nlm.nih.gov/22227983/

Autore:	Aboumatar H, Ristaino P, Davis RO, Thompson CB, Maragakis L, Cosgrove S, Rosenstein B, Perl TM	**Titolo:**	Infection prevention promotion program based on the PRECEDE model: improving hand hygiene behaviors among healthcare personnel
DOI:	10.1086/663707	**Data:**	2012 Feb
Sito web:	PubMed	**Editore:**	Infect Control Hosp Epidemiol

[s77] - https://pubmed.ncbi.nlm.nih.gov/24458513/

Autore:	De Angelis G; Cataldo MA; De Waure C; Venturiello S; La Torre G; Cauda R; Carmeli Y; Tacconelli E	**Titolo:**	Infection control and prevention measures to reduce the spread of vancomycin-resistant enterococci in hospitalized patients: a systematic review and meta-analysis
di:	National Center for Biotechnology Information (NCBI)	**DOI:**	10.1093/jac/dkt525
Data:	2014 May	**Sito web:**	PubMed
Editore:	J Antimicrob Chemother		

[s78] - https://www.ncbi.nlm.nih.gov/books/NBK430852/

Autore:	Kenneth Maniscalco, Mary Ann Edens	**Titolo:**	Animal Bites
di:	StatPearls Publishing	**Data:**	2022/09/26
Sito web:	NCBI Bookshelf	**Editore:**	StatPearls Publishing

[s79] - https://pmc.ncbi.nlm.nih.gov/articles/PMC2706344/

Autore:	M M Manring, Alan Hawk, Jason H Calhoun, Romney C Andersen	**Titolo:**	Treatment of War Wounds: A Historical Review
DOI:	10.1007/s11999-009-0738-5	**Data:**	2009 Feb 14
Sito web:	PubMed Central (PMC)	**Editore:**	Clinical Orthopaedics and Related Research

[s80] - https://pmc.ncbi.nlm.nih.gov/articles/PMC5497372/

Autore:	Tetsuya Kawakita, Helain J Landy	**Titolo:**	Surgical site infections after cesarean delivery: epidemiology, prevention and treatment
di:	MedStar Washington Hospital Center, MedStar Georgetown University Hospital	**DOI:**	10.1186/s40748-017-0051-3
Data:	2017 Jul 5	**Sito web:**	PubMed Central (PMC)

[s81] - https://pmc.ncbi.nlm.nih.gov/articles/PMC3021207/

Autore:	Emily R M Sydnor	**Titolo:**	Hospital Epidemiology and Infection Control in Acute-Care Settings
di:	Johns Hopkins University School of Medicine	**DOI:**	10.1128/CMR.00027-10
Data:	2011 Jan	**Sito web:**	PubMed Central (PMC)
Editore:	Clinical Microbiology Reviews		

[s82] - https://pmc.ncbi.nlm.nih.gov/articles/PMC7099662/

Autore:	William A Rutala, David J Weber	**Titolo:**	Disinfection, Sterilization, and Control of Hospital Waste
DOI:	10.1016/B978-1-4557-4801-3.00301-5	**Data:**	2014 Oct 31
Sito web:	PubMed Central (PMC)		

[s83] - https://pmc.ncbi.nlm.nih.gov/articles/PMC3106269/

Autore:	Naomi P O'Grady, Mary Alexander, Lillian A Burns, E Patchen Dellinger, Jeffrey Garland, Stephen O Heard, Pamela A Lipsett, Henry Masur, Leonard A Mermel, Michele L Pearson, Issam I Raad, Adrienne G Randolph, Mark E Rupp, Sanjay Saint, the Healthcare Infection Control Practices Advisory Committee (HICPAC) (Appendix 1)	**Titolo:**	Guidelines for the Prevention of Intravascular Catheter-related Infections
di:	National Institutes of Health (NIH); Infusion Nurses Society; Staten Island University Hospital; University of Washington; Wheaton Franciscan Healthcare-St. Joseph; University of Massachusetts Medical School; Johns Hopkins University School of Medicine; Warren Alpert Medical School of Brown University and Rhode Island Hospital; CDC; MD Anderson Cancer Center; The Children's Hospital, Boston; University of Nebraska Medical Center; Ann Arbor VA Medical Center and University of Michigan	**DOI:**	10.1093/cid/cir257
Data:	2011 May 1	**Sito web:**	PubMed Central (PMC)
Editore:	Clinical Infectious Diseases: An Official Publication of the Infectious Diseases Society of America		

[s84] - https://www.nlm.nih.gov/medlineplus/ency/article/001958.htm

Titolo:	First aid kit: MedlinePlus Medical Encyclopedia	**di:**	National Library of Medicine
Sito web:	MedlinePlus	**Editore:**	National Institutes of Health

[s85] - https://www.nia.nih.gov/health/safety/disaster-preparedness-and-recovery-older-adults

Titolo:	Disaster Preparedness and Recovery for Older Adults	**di:**	National Institute on Aging
Sito web:	National Institute on Aging		

[s86] - https://www.ncbi.nlm.nih.gov/books/NBK11744/

Autore:	Olive C. Kobusingye, Adnan A. Hyder, David Bishai, Manjul Joshipura, Eduardo Romero Hicks, Charles Mock	**Titolo:**	Emergency Medical Services
di:	The International Bank for Reconstruction and Development / The World Bank	**Data:**	2006
Sito web:	NCBI Bookshelf	**Editore:**	The International Bank for Reconstruction and Development / The World Bank

[s87] - https://pmc.ncbi.nlm.nih.gov/articles/PMC4169391/

Autore:	Sae Ochi, Susan Hodgson, Owen Landeg, Lidia Mayner, Virginia Murray	**Titolo:**	Disaster-Driven Evacuation and Medication Loss: a Systematic Literature Review
DOI:	10.1371/currents.dis.fa417630b566a0c7dfdbf945910edd96	**Data:**	2014 Jul 18
Sito web:	PubMed Central (PMC)	**Editore:**	PLoS Currents

[s88] - https://pmc.ncbi.nlm.nih.gov/articles/PMC7094478/

Autore:	Lewis Rubinson, John L Hick, J Randall Curtis, Richard D Branson, Suzi Burns, Michael D Christian, Asha V Devereaux, Jeffrey R Dichter, Daniel Talmor, Brian Erstad, Justine Medina, James A Geiling	**Titolo:**	Definitive Care for the Critically Ill During a Disaster: Medical Resources for Surge Capacity: From a Task Force for Mass Critical Care Summit Meeting, January 26–27, 2007, Chicago, IL
DOI:	10.1378/chest.07-2691	**Data:**	2015 Dec 16
Sito web:	PubMed Central (PMC)	**Editore:**	Chest

[s89] - https://pmc.ncbi.nlm.nih.gov/articles/PMC9383156/

Autore:	LT Christopher J Scheiber, HM1 Lemar M Simmons, CPO Richard D Neading, HM1 Casey F Becker, SCPO Tyler R Scarborough, CPO David G Lenn, CPO Peter Moreno, SCPO Dixon S Brown, LT Dylan M Griffiths, LT Jeffrey A Pearson, LCDR Andrew R Hamm, CAPT Anthony A Tucker, LCDR Michael J E Monson	**Titolo:**	Combating the Current Pandemic and Preparing for the Next: Lessons Learned From the COVID-19 Pandemic From the Perspective of Deployed Special Operations Forces
di:	2d Marine Raider Battalion, Marine Forces Special Operations Command, Camp Lejeune, NC 28547, USA; 3d Marine Raider Battalion, Marine Forces Special Operations Command, Camp Lejeune, NC 28547, USA; 1st Marine Raider Battalion, Marine Forces Special Operations Command, Camp Lejeune, NC 28547, USA; Marine Raider Regiment, Marine Forces Special Operations Command, Camp Lejeune, NC 28547, USA; Force Surgeon, Marine Forces Special Operations Command, Camp Lejeune, NC 28547, USA; Pulmonary and Critical Care Medicine, Naval Medical Center Camp Lejeune, Camp Lejeune, NC 28547, USA	**DOI:**	10.1093/milmed/usab544
Data:	2022 Jan 11	**Sito web:**	PMC
Editore:	Military Medicine		

[s90] - https://pubmed.ncbi.nlm.nih.gov/2155551/

Autore:	Kelen GD	**Titolo:**	Human immunodeficiency virus and the emergency department: risks and risk protection for health care providers
DOI:	10.1016/s0196-0644(05)82037-2	**Data:**	1990 Mar
Sito web:	PubMed	**Editore:**	Ann Emerg Med

[s91] - https://hivinfo.nih.gov/understanding-hiv/fact-sheets/post-exposure-prophylaxis-pep

Titolo:	Post-Exposure Prophylaxis (PEP) | NIH	**di:**	NIH
Sito web:	hivinfo.nih.gov		

[s92] - https://pmc.ncbi.nlm.nih.gov/articles/PMC6203442/

Autore:	Stephen Y Liang, Madison Riethman, Josephine Fox	**Titolo:**	Infection Prevention for the Emergency Department: Out of Reach or Standard of Care?
DOI:	10.1016/j.emc.2018.06.013	**Data:**	2018 Sep 6
Sito web:	PubMed Central (PMC)	**Editore:**	Emergency Medicine Clinics of North America

[s93] - https://pubmed.ncbi.nlm.nih.gov/12045073/

Autore:	Jacobs DH;Tovar JM;Hung OL;Kim M;Ye P;Chiang WK;Goldfrank LR.	**Titolo:**	Behavioral risk factor and preventive health care practice survey of immigrants in the emergency department
DOI:	10.1111/j.1553-2712.2002.tb02297.x	**Data:**	2002 Jun
Sito web:	PubMed	**Editore:**	Acad Emerg Med

[s94] - https://pmc.ncbi.nlm.nih.gov/articles/PMC5296930/

Autore:	Shirley Musich, Shaohung Wang, Kevin Hawkins, Andrea Klemes	**Titolo:**	The Impact of Personalized Preventive Care on Health Care Quality, Utilization, and Expenditures
di:	Optum; MDVIP	**DOI:**	10.1089/pop.2015.0171
Data:	2016 Dec 1	**Sito web:**	PubMed Central (PMC)
Editore:	Population Health Management		

[s95] - https://pmc.ncbi.nlm.nih.gov/articles/PMC7363573/

Autore:	Karen L Troy, Megan E Mancuso, Joshua E Johnson, Zheyang Wu, Thomas J Schnitzer, Tiffiny A Butler	**Titolo:**	Bone Adaptation in Adult Women Is Related to Loading Dose: A 12-Month Randomized Controlled Trial
di:	Worcester Polytechnic Institute, University of Iowa, Northwestern University	**DOI:**	10.1002/jbmr.3999
Data:	2020 Mar 30	**Sito web:**	PubMed Central (PMC)
Editore:	Journal of Bone and Mineral Research		

[s96] - https://pmc.ncbi.nlm.nih.gov/articles/PMC5871243/

Autore:	Austin J Lucas, Jacqueline L Olin, Megan D Coleman	**Titolo:**	Management and Preventive Measures for Febrile Neutropenia
di:	National Center for Biotechnology Information (NCBI)	**Data:**	2018 Apr
Sito web:	PubMed Central (PMC)	**Editore:**	Pharmacy and Therapeutics

[s97] - https://pmc.ncbi.nlm.nih.gov/articles/PMC10350749/

Autore:	Yousif AbdulRaheem	**Titolo:**	Unveiling the Significance and Challenges of Integrating Prevention Levels in Healthcare Practice
di:	University of Baghdad, Baghdad, Iraq	**DOI:**	10.1177/21501319231186500
Data:	2023 Jul 14	**Sito web:**	PubMed Central (PMC)
Editore:	Journal of Primary Care & Community Health		

[s98] - https://pmc.ncbi.nlm.nih.gov/articles/PMC6195322/

Autore:	Stephen Y Liang, Nicole Messenger	**Titolo:**	Infectious diseases after hydrologic disasters
di:	Washington University School of Medicine	**DOI:**	10.1016/j.emc.2018.07.002
Data:	2018 Sep 6	**Sito web:**	PubMed Central (PMC)
Editore:	Emergency medicine clinics of North America		

[s99] - https://pmc.ncbi.nlm.nih.gov/articles/PMC4614586/

Autore:	Farzad Rahmani, Seyed Mahdi Banan Khojasteh, Hanieh Ebrahimi Bakhtavar, Farnaz Rahmani, Kavous Shahsavari Nia, Gholamreza Faridaalaee	**Titolo:**	Poisonous Spiders: Bites, Symptoms, and Treatment; an Educational Review
di:	Tabriz University of Medical Sciences; University of Tabriz; Ardabil University of Medical Sciences; Road Traffic Injury Research Center, Tabriz University of Medical Sciences; Urmia University of Medical Sciences	**Data:**	2014 Spring
Sito web:	PubMed Central (PMC)		

[s100] - https://pmc.ncbi.nlm.nih.gov/articles/PMC10176841/

Autore:	Nathaniel S Nye, Tyler Grubic, Michael Kim, Francis O'Connor, Patricia A Deuster	**Titolo:**	Universal Training Precautions: A Review of Evidence and Recommendations for Prevention of Exercise-Related Injury, Illness, and Death in Warfighters and Athletes
di:	Sports Medicine Clinic, Fort Belvoir Community Hospital, VA; Aviation Survival Training Center, NAS Patuxent River, MD; Sports Medicine Clinic, Fort Belvoir Community Hospital, VA; Uniformed Services University, Bethesda, MD; USU/MEM Consortium for Health and Military Performance, Uniformed Services University of the Health Sciences, Silver Spring, MD	**DOI:**	10.4085/1062-6050-0400.21
Data:	2022 Jun 20	**Sito web:**	PubMed Central (PMC)
Editore:	Journal of Athletic Training		

[s101] - https://pmc.ncbi.nlm.nih.gov/articles/PMC8503610/

Autore: Aizat Hilmi Zamzam, Ahmad Khairi Abdul Wahab, Muhammad Mokhzaini Azizan, Suresh Chandra Satapathy, Khin Wee Lai, Khairunnisa Hasikin
Titolo: A Systematic Review of Medical Equipment Reliability Assessment in Improving the Quality of Healthcare Services
di: Universiti Malaya, Ministry of Health Malaysia, Universiti Sains Islam Malaysia, Kalinga Institute of Industrial Technology
DOI: 10.3389/fpubh.2021.753951
Data: 2021 Sep 27
Sito web: PubMed Central (PMC)
Editore: Frontiers in Public Health

[s102] - https://pmc.ncbi.nlm.nih.gov/articles/PMC5613092/

Autore: Alexis Descatha, Susanne Schunder-Tatzber, Jefferey Burgess, Pascal Cassan, Tatsuhiko Kubo, Sylvie Rotthier, Koji Wada, Michel Baer, EPROH Scientific Committee
Titolo: Emergency Preparedness and Response in Occupational Setting: A Position Statement
di: National Center for Biotechnology Information (NCBI)
DOI: 10.3389/fpubh.2017.00251
Data: 2017 Sep 21
Sito web: PubMed Central (PMC)
Editore: Frontiers in Public Health

[s103] - https://pmc.ncbi.nlm.nih.gov/articles/PMC9872316/

Autore: Homayoun Sadeghi-Bazargani, Mehrdad Amir-Behghadami, Ali Janati, Farzad Rahmani
Titolo: Non-hospital healthcare center's preparedness assessment toolbar for providing basic emergency care: a sequential exploratory mixed-method study
di: Tabriz University of Medical Sciences
DOI: 10.1186/s12913-023-09053-y
Data: 2023 Jan 23
Sito web: PubMed Central (PMC)
Editore: BMC Health Services Research

[s104] - https://pmc.ncbi.nlm.nih.gov/articles/PMC11542215/

Autore: Mattia Bixio, Luca Carenzo, Giuseppe Accurso, Roberto Balagna, Simone Bazurro, Giovanni Chiarini, Andrea Cortegiani, Loredana Faraldi, Costantino Fontana, Emilio Giannarzia, Antonino Giarratano, Enrico Molineris, Santi Maurizio Raineri, Paolo Marin
Titolo: Management of critically ill patients in austere environments: good clinical practice by the Italian Society of Anesthesia, Analgesia, Resuscitation and Intensive Care (SIAARTI)
di: Italian Society of Anesthesia, Analgesia, Resuscitation and Intensive Care (SIAARTI)
DOI: 10.1186/s44158-024-00209-8
Data: 2024 Nov 6
Sito web: PubMed Central (PMC)

[s105] - https://pmc.ncbi.nlm.nih.gov/articles/PMC9584678/

Autore: Jiansheng Li, Yajie Mao, Jin Zhang
Titolo: Maintenance and Quality Control of Medical Equipment Based on Information Fusion Technology
DOI: 10.1155/2022/9333328
Data: 2022 Oct 13
Sito web: PubMed Central (PMC)
Editore: Computational Intelligence and Neuroscience

[s106] - https://pmc.ncbi.nlm.nih.gov/articles/PMC9611563/

Autore:	Matthew J Levy, Jon Krohmer, Eric Goralnick, Nathan Charlton, Ira Nemeth, Lenworth Jacobs, Craig A Goolsby	**Titolo:**	A framework for the design and implementation of Stop the Bleed and public access trauma equipment programs
DOI:	10.1002/emp2.12833	**Data:**	2022 Oct 27
Sito web:	PubMed Central (PMC)	**Editore:**	Journal of the American College of Emergency Physicians Open

[s107] - https://www.nlm.nih.gov/medlineplus/ency/article/000028.htm

Titolo:	Head injury - first aid: MedlinePlus Medical Encyclopedia	**di:**	National Library of Medicine
Sito web:	MedlinePlus		

[s108] - https://pmc.ncbi.nlm.nih.gov/articles/PMC8048442/

Autore:	Tiny Jaarsma, Loreena Hill, Antoni Bayes-Genis, Hans-Peter Brunner La Rocca, Teresa Castiello, Jelena Č elutkienė, Elena Marques-Sule, Carla M Plymen, Susan E Piper, Barbara Riegel, Frans H Rutten, Tuvia Ben Gal, Johann Bauersachs, Andrew JS Coats, Ovidiu Chioncel, Yuri Lopatin, Lars H Lund, Mitja Lainscak, Brenda Moura, Wilfried Mullens, Massimo F Piepoli, Giuseppe Rosano, Petar Seferovic, Anna Strömberg	**Titolo:**	Self-care of heart failure patients: practical management recommendations from the Heart Failure Association of the European Society of Cardiology
DOI:	10.1002/ejhf.2008	**Data:**	2020 Oct 20
Sito web:	PubMed Central (PMC)	**Editore:**	European Journal of Heart Failure

[s109] - https://pmc.ncbi.nlm.nih.gov/articles/PMC4724471/

Autore:	Marian E Betz, Edwin D Boudreaux	**Titolo:**	Managing Suicidal Patients in the Emergency Department
di:	PubMed Central (PMC)	**DOI:**	10.1016/j.annemergmed.2015.09.001
Data:	2015 Oct 9	**Sito web:**	PMC
Editore:	Annals of emergency medicine		

[s110] - https://pmc.ncbi.nlm.nih.gov/articles/PMC11222772/

Autore:	Akram Al-Ibraheem, Serin Moghrabi, Ahmed Abdlkadir, Heba Safi, Ziad Kazzi, Batool Al-Balooshi, Khaled Salman, Aysar Khalaf, Majdi Zein, Huda Al Naemi, Hanan Aldousari, Layth Mula-Hussain, Malik Juweid, Jun Hatazawa, Feras Hawwari, Asem Mansour	**Titolo:**	An Overview of Appropriate Medical Practice and Preparedness in Radiation Emergency Response
DOI:	10.7759/cureus.61627	**Data:**	2024 Jun 3
Sito web:	PubMed Central (PMC)	**Editore:**	Cureus

Fonti delle immagini

Le immagini non elencate sono state create internamente o acquisite con licenza appropriata. Tutti i diritti sono riservati per queste immagini.

Per tutte le altre immagini elencate qui:
Nessuna delle immagini è stata modificata, è stata adattata solo la risoluzione. Nella versione eBook, le immagini sono state compilate in collage numerati. Tutte le immagini rimangono soggette alla loro licenza originale e vengono utilizzate secondo i rispettivi termini di licenza. Se riscontri errori di attribuzione o altre discrepanze, contattaci.

Data della revisione finale dell'immagine: 2025-02-17.

Licenza utilizzata

CC0	http://creativecommons.org/publicdomain/zero/1.0/deed.en

Crediti immagini

[i1] - 001_001_001_image_erstehilfeausbildung.jpeg
https://upload.wikimedia.org/wikipedia/commons/2/2d/First_Aid_Training_in_Singapore.jpg

Date:	2017-04-16	**di:**	Ronggy
License:	Public domain		

[i2] - 001_001_001_image_herzstillstand.jpeg
https://upload.wikimedia.org/wikipedia/commons/2/20/US_Navy_040421-N-8090G-001_Hospital_Corpsman_3rd_Class_Flowers_administers_chest_compressions_to_a_simulated_cardiac_arrest_victim.jpg

Date:	2004-04-21	**di:**	Doc James
Artista:	U.S. Navy photo by Photographer's Mate Airman Apprentice Nicholas Garrett.	**License:**	Public domain

[i3] - 001_001_001_image_atemwegsobstruktion.jpeg
https://upload.wikimedia.org/wikipedia/commons/7/7d/U_S_Army_Civil_Affairs_and_Bulgarian_Civil-Military_Cooperation_Red_Cross_Training_%287192546%29.jpg

Date:	Taken	**di:**	OptimusPrimeBot
Artista:	Angelo Mejia	**License:**	Public domain

[i4] - 001_001_002_image_beatmung.jpeg
https://upload.wikimedia.org/wikipedia/commons/9/9f/US_Navy_040824-N-3770P-005_Photographer%27s_Mate_1st_Class_Bruce_McVicar_from_Seattle%2C_Wash.%2C_performs_mouth_to_mouth_breathing_during_Cardio_Pulmonary_Resuscitation_%28CPR%29_training.jpg

Date:	2004-08-24	**di:**	BotMultichillT
Artista:	U.S. Navy photo by Photographer's Mate 3rd Class Jesse Praino	**License:**	Public domain

[i5] - 001_001_002_image_herzdruckmassage.jpeg
https://upload.wikimedia.org/wikipedia/commons/2/2f/Afghanistan_-_cardiopulmonary_resuscitation.jpg

Date:	2010-02-09	**di:**	High Contrast
Artista:	Jeromy K. Cross, U.S. Air Force	**License:**	Public domain

[i6] - 001_001_002_image_automated_external_defibrillator.jpeg
https://upload.wikimedia.org/wikipedia/commons/a/a0/Defibrillator-809447_1920.jpg

Date:	2015-06-14	**di:**	Doc James
Artista:	Tanja-Denise Schantz	**License:**	CC0

[i7] - 001_001_003_image_tourniquet.jpeg
https://upload.wikimedia.org/wikipedia/commons/8/8e/U.S._Air_Force_Tech._Sgt._Scott_Palelei%2C_137th_Special_Operations_Wing%2C_Oklahoma_Air_National_Guard%2C_applies_a_tourniquet_to_a_member_of_the_Guyana_Defense_Force.jpg

Date:	2023-07-16	**di:**	2pattywhack27
Artista:	Senior Airman Richie Thammavongsa	**License:**	Public domain

[i8] - 001_001_003_image_druckverband.jpeg
https://upload.wikimedia.org/wikipedia/commons/3/33/377th_Kabul_Airwing_partnership_flight_medics_receive_bleeding_management_training_130508-A-IA071-428.jpg

Date:	Taken	**di:**	Fæ
Artista:	Capt. Christina Wright	**License:**	Public domain

[i9] - 001_001_003_image_haemostatisches_mittel.jpeg
https://upload.wikimedia.org/wikipedia/commons/7/7e/Rasierstift.jpg

Date:	Taken	**di:**	Priwo
License:	Public domain		

[i10] - 001_002_001_image_kochsalzloesung.jpeg
https://upload.wikimedia.org/wikipedia/commons/b/b1/%D0%9D%D0%B0%D1%82%D1%80%D0%B8%D1%8F_%D1%85%D0%BB%D0%BE%D1%80%D0%B8%D0%B4_%D0%B2_%D0%B0%D0%BC%D0%BF%D1%83%D0%BB%D0%B0%D1%85.jpg

Date:	2019-09-16	**di:**	BarbariSka88
License:	CC0		

[i11] - 001_002_001_image_spritze.jpeg
https://upload.wikimedia.org/wikipedia/commons/d/dc/Two_hypos.jpg

Date:	2025-02-06	**di:**	Doug butler
License:	CC0		

[i12] - 001_002_002_image_wundauflage.jpeg
https://upload.wikimedia.org/wikipedia/commons/4/40/Adhesive_dressing-20100202.jpg

Date:	2010-02-02	**di:**	File Upload Bot (Magnus Manske)
Artista:	Keithf2008	**License:**	Public domain

[i13] - 001_002_003_image_armschlinge.jpeg
https://upload.wikimedia.org/wikipedia/commons/1/18/Joos_van_Craesbeeck_-_A_peasant_grimacing_with_his_arm_in_a_sling.jpg

Date:	first	**di:**	Jane023
Artista:	Adriaen Brouwer	**License:**	Public domain

[i14] - 001_002_003_image_verstauchung.jpeg
https://upload.wikimedia.org/wikipedia/commons/1/1b/Sprained_foot.jpg

Date:	2008-02-17	**di:**	DrJunge
Artista:	Boldie	**License:**	Public domain

[i15] - 001_003_001_image_aromatherapie.jpeg
https://upload.wikimedia.org/wikipedia/commons/9/93/Reed_diffuser.jpg

Date:	2017-02-12	**di:**	Tangx528
Artista:	Alex Tang	**License:**	CC0

[i16] - 001_003_001_image_moxibustion.jpeg
https://upload.wikimedia.org/wikipedia/commons/f/f8/Bansho-myohoshu-1853-Moxibustion.jpg

Date:	1853	**di:**	WolfgangMichel
Artista:	Keisai Eiju	**License:**	CC0

[i17] - 001_003_001_image_kraeuterheilkunde.jpeg
https://upload.wikimedia.org/wikipedia/commons/d/d4/20120726Lythrum_salicaria2.jpg

Date:	Taken	**di:**	AnRo0002
License:	CC0		

[i18] - 001_003_002_image_prellung.jpeg
https://upload.wikimedia.org/wikipedia/commons/b/b7/Bruise_-_ring_resolution.jpg

Date:	2024-02-18	**di:**	Clarinetguy097
License:	CC0		

[i19] - 002_001_001_image_apoptose.jpeg
https://upload.wikimedia.org/wikipedia/commons/5/5f/Apoptosis_stained.jpg

Date:	2007-04-06	**di:**	Serephine
Artista:	Laboratory of Experimental Pathology, Division of Intramural Research, NIEHS (NIH)	**License:**	Public domain

[i20] - 002_001_001_image_salicin.jpeg
https://upload.wikimedia.org/wikipedia/commons/0/06/Salicin-3D-balls.png

Date:	2007-08-13	**di:**	Benjah-bmm27
Artista:	Ben Mills	**License:**	Public domain

[i21] - 002_001_002_image_chilischoten.jpeg
https://upload.wikimedia.org/wikipedia/commons/b/bb/Peppers_in_Vientiane.jpg

Date:	2020-02-14	**di:**	Mx. Granger
License:	CC0		

[i22] - 002_001_002_image_gewuerznelke.jpeg
https://upload.wikimedia.org/wikipedia/commons/c/c1/Syzygium_aromaticum_on_tree.jpg

Date:	2005-08-25	**di:**	BlueBreezeWiki
Artista:	tinofrey	**License:**	Public domain

[i23] - 002_001_002_image_ingwer.jpeg
https://upload.wikimedia.org/wikipedia/commons/a/a2/Ginger-cross-section.jpg

Date:	31 March 2007	**di:**	Snarkmaster
License:	Public domain		

[i24] - 002_001_002_image_lavendeloel.jpeg
https://upload.wikimedia.org/wikipedia/commons/5/5c/LavenderEssentialOil.png

Date:	2009-01-13	**di:**	Itineranttrader
License:	Public domain		

[i25] - 002_001_003_image_weidenrinde.jpeg
https://upload.wikimedia.org/wikipedia/commons/7/75/Bark_willow_diff_8k_%28Dario_Barresi_and_Dimitrios_Savva_via_Poly_Haven%29.png

Date:	2022-11-10	**di:**	PantheraLeo1359531
Artista:	Dario Barresi (Processing)Dimitrios Savva (Photography)	**License:**	CC0

[i26] - 002_001_003_image_zingiberaceae.jpeg
https://upload.wikimedia.org/wikipedia/commons/b/bf/Common_name-_Malacca_Ginger.jpg

Date:	2023-11-16	**di:**	Knowyourland
License:	CC0		

[i27] - 002_002_001_image_insektenstich.jpeg
https://upload.wikimedia.org/wikipedia/commons/a/ad/Pustule_insect_bite.jpg

Date:	2008-10-19	**di:**	Shoryuken~enwiki
License:	Public domain		

[i28] - 002_002_001_image_muskelverspannung.jpeg
https://upload.wikimedia.org/wikipedia/commons/5/55/Severebruise.jpg

Date:	20 April 2006	**di:**	File Upload Bot (Magnus Manske)
Artista:	Nherdboi	**License:**	Public domain

[i29] - 002_002_002_image_montmorillonit.jpeg
https://upload.wikimedia.org/wikipedia/commons/b/b9/Erionite%2C_Offretite_-_Malpais_Hill%2C_Dudleyville%2C_Pinal_Co%2C_Arizona%2C_USA.jpg

Date:	2008-12-18	**di:**	Ra'ike
Artista:	Modris Baum	**License:**	Public domain

[i30] - 002_002_002_image_sepiolit.jpeg
https://upload.wikimedia.org/wikipedia/commons/a/af/Sepiolite-469730.jpg

Date:	2012-06-08	**di:**	Ra'ike
Artista:	John Krygier	**License:**	Public domain

[i31] - 002_002_002_image_halloysit.jpeg
https://upload.wikimedia.org/wikipedia/commons/6/6d/Halloysite_variety_Indianaite_Hydrous_Aluminum_silicate_Bedford%2C_Lawrence_County%2C_Indiana_2770.jpg

Date:	2007-04-15	**di:**	Materialscientist
Artista:	http://www.shutterstone.com	**License:**	Public domain

[i32] - 002_002_002_image_palygorskite.jpeg
https://upload.wikimedia.org/wikipedia/commons/c/c6/Palygorskite-553318.jpg

Date:	2013-08-14	**di:**	Ra'ike
Artista:	John Krygier	**License:**	Public domain

[i33] - 002_002_003_image_brombeerblaetter.jpeg
https://upload.wikimedia.org/wikipedia/commons/b/be/Rubus_parvifolius_fruit.jpg

Date:	2006-12-27	**di:**	JohnnyMrNinja
Artista:	Nadiatalent	**License:**	Public domain

[i34] - 002_002_003_image_himbeerblaetter.jpeg
https://upload.wikimedia.org/wikipedia/commons/0/0b/Raspberry_leaf.jpg

Date:	2013-04	**di:**	Свифт
License:	Public domain		

[i35] - 002_002_003_image_rinde.jpeg
https://upload.wikimedia.org/wikipedia/commons/0/02/Bark_of_Emblica_Officinalis.jpg

Date:	2006-06	**di:**	S.K. Gawali
Artista:	S. K. Gawali	**License:**	Public domain

[i36] - 002_002_003_image_wurzel.jpeg
https://upload.wikimedia.org/wikipedia/commons/3/3a/Vue_du_batiment_principal_de_l%27herboristerie_La_F%C3%A9e_des_bois_%C3%A0_Clarendon_%28Qu%C3%A9bec%29-2024-05-12.jpg

Date:	2024-05-12	**di:**	Veillg1
License:	CC0		

[i37] - 002_003_001_image_pflanze.jpeg
https://upload.wikimedia.org/wikipedia/commons/e/e8/Medicinal_Plant%2C_Patal_Garur.jpg

Date:	2023-11-21	**di:**	Maina Tudu
License:	CC0		

[i38] - 002_003_001_image_glasflasche.jpeg
https://upload.wikimedia.org/wikipedia/commons/1/11/Beer_bottles_2018_G1.jpg

Date:	2018-03-22	**di:**	George Chernilevsky
License:	Public domain		

[i39] - 002_003_001_image_sieb.jpeg
https://upload.wikimedia.org/wikipedia/commons/2/23/Cup-strainer_Athens_Louvre_A508.jpg

Date:	2006-01-06	**di:**	Jastrow
Artista:	class="fn value"> Unknown artistUnknown artist	**License:**	Public domain

[i40] - 002_003_002_image_invasive_eingriffe.jpeg
https://upload.wikimedia.org/wikipedia/commons/f/f7/Interventional_radiology_A.jpg

Date:	2020-11-11	**di:**	Martino Gian
Artista:	Navy Medicine	**License:**	Public domain

[i41] - 002_003_002_image_tonerde.jpeg
https://upload.wikimedia.org/wikipedia/commons/d/df/Luvos_Heilerde.jpg

Date:	2010-09-10	**di:**	Morn
License:	Public domain		

[i42] - 002_003_002_image_kontaktdermatitis.jpeg
https://upload.wikimedia.org/wikipedia/commons/a/a8/Contact_dermatitis_around_wound.jpg

Date:	22 July 2007	**di:**	File Upload Bot (Magnus Manske)
Artista:	Digitalgadget	**License:**	Public domain

[i43] - 002_003_003_image_aufguss.jpeg
https://upload.wikimedia.org/wikipedia/commons/2/2f/Amaro_del_Carabiniere_-_regione_Puglia.jpg

Date:	2023-12-25	**di:**	Saggittarius A
License:	CC0		

[i44] - 002_003_003_image_kamillenblueten.jpeg
https://upload.wikimedia.org/wikipedia/commons/9/9b/Fragrant_chamomile_%28Unsplash%29.jpg

Date:	2016-10-23	**di:**	Fæ
Artista:	chaithanya_krishnan	**License:**	CC0

[i45] - 002_003_003_image_ringelblumenblueten.jpeg
https://upload.wikimedia.org/wikipedia/commons/0/04/Calendula_Flowers-_May_2024.jpg

Date:	2020-05-20	**di:**	JosanLeal
Artista:	MDNAciccone	**License:**	CC0

[i46] - 002_003_003_image_abkochung.jpeg
https://upload.wikimedia.org/wikipedia/commons/0/0b/Asthma_plant_1.jpg

Date:	2025-01-10	**di:**	Bim24
License:	CC0		

[i47] - 002_003_003_image_mazerat.jpeg
https://upload.wikimedia.org/wikipedia/commons/7/74/Prunus_dulcis_%28Buds%29.jpg

Date:	2007-09-30	**di:**	Abalg
License:	Public domain		

[i48] - 003_001_001_image_hypothermie.jpeg
https://upload.wikimedia.org/wikipedia/commons/a/a7/Freezing_rain.jpg

Date:	2008-09-08	**di:**	TimVickers
License:	Public domain		

[i49] - 003_001_001_image_isolation.jpeg
https://upload.wikimedia.org/wikipedia/commons/2/23/USN_710493-_Naval_Balloonists_To_Test_New_Cold_Winter_Space_Suits.jpg

Date:	circa	**di:**	Gildir
Artista:	U.S. Navy	**License:**	Public domain

[i50] - 003_001_002_image_extrakorporale_membranoxygenierung.jpeg
https://upload.wikimedia.org/wikipedia/commons/6/62/ECMO_in_H1N1_patient_in_Santa_Cruz_Hospital_-_Lisbon.jpg

Date:	06-01-2010	**di:**	Cmenesesoliveira
License:	Public domain		

[i51] - 003_001_002_image_haemodialyse.jpeg
https://upload.wikimedia.org/wikipedia/commons/c/c2/Patient_receiving_dialysis_03.jpg

Date:	2012-05-02	**di:**	Anna Frodesiak
License:	CC0		

[i52] - 003_001_002_image_rettungsdecke.jpeg
https://upload.wikimedia.org/wikipedia/commons/3/31/Emergency_blanket_20110709.jpg

Date:	2011-07-25	**di:**	Tobosha
License:	Public domain		

[i53] - 003_001_003_image_fleecejacke.jpeg
https://upload.wikimedia.org/wikipedia/commons/e/e6/Fleecejacke_3.jpg

Date:	2014-08-27	**di:**	Ryj
License:	Public domain		

[i54] - 003_002_001_image_achselhoehlen.jpeg
https://upload.wikimedia.org/wikipedia/commons/6/69/USMC-12802.jpg

Date:	2008-04-20	**di:**	Slick-o-bot
License:	Public domain		

[i55] - 003_002_002_image_elektrolytgetraenk.jpeg
https://upload.wikimedia.org/wikipedia/commons/d/db/Electrolytes_150322-A-OD395-074.jpg

Date:	Taken	**di:**	Fæ
Artista:	Spc. Lalita Hazelett	**License:**	Public domain

[i56] - 003_002_002_image_schwitzen.jpeg
https://upload.wikimedia.org/wikipedia/commons/9/99/Man_Sweating_MIN.jpg

Date:	2010-02-17	**di:**	Tallguy1982
License:	Public domain		

[i57] - 003_002_003_image_blutgerinnung.jpeg
https://upload.wikimedia.org/wikipedia/commons/d/d7/Blood_clot_in_scanning_electron_microscopy.jpg

Date:	2005	**di:**	Jean-madeleine de sainte agathe
Artista:	Janice Carr	**License:**	Public domain

[i58] - 003_002_003_image_intravenoese_fluessigkeitszufuhr.jpeg
https://upload.wikimedia.org/wikipedia/commons/a/a1/Sepsis_treatment.jpg

Date:	2020-03-05	**di:**	Numbersinstitute
Artista:	US government	**License:**	Public domain

[i59] - 003_003_001_image_doldenbluetler.jpeg
https://upload.wikimedia.org/wikipedia/commons/0/0c/Angelica_atropurpurea_Purple-stemmed_Angelica3_Stem.jpg

Date:	2023-05-27	**di:**	MariahKRogers
License:	CC0		

[i60] - 003_003_001_image_fruchtform.jpeg
https://upload.wikimedia.org/wikipedia/commons/0/0f/A_bilobed_variation_of_fruit_of_Chlorophytum_comosum.jpg

Date:	2016-06-06	**di:**	Роман Рябенко
License:	CC0		

[i61] - 003_003_002_image_endoskopische_untersuchung.jpeg
https://upload.wikimedia.org/wikipedia/commons/2/29/Santiagodechile2007.jpg

Date:	2007-09	**di:**	Asclepiades~commonswiki
Artista:	edgar carrasco	**License:**	Public domain

[i62] - 003_003_003_image_antidot.jpeg
https://upload.wikimedia.org/wikipedia/commons/c/c6/AutoinjectorMarkI.jpg

Date:	29 July 2006	**di:**	File Upload Bot (Magnus Manske)
Artista:	SilentGuy	**License:**	Public domain

[i63] - 003_003_003_image_veraetzung.jpeg
https://upload.wikimedia.org/wikipedia/commons/5/5e/Mustard_gas_chemical_burns_on_combat_soldier_of_the_First_World_War_in_France_about_1918.jpg

Date:	circa	**di:**	Lamiot
Artista:	unknown member of the US army	**License:**	Public domain

[i64] - 004_001_001_image_debridement.jpeg
https://upload.wikimedia.org/wikipedia/commons/0/0f/U.S._Medical_Team_and_Iraqi_Surgeon_Perform_Joint_Procedures_DVIDS273738.jpg

Date:	Taken	**di:**	Fæ
Artista:	Master Sgt. Linda Miller	**License:**	Public domain

[i65] - 004_001_001_image_externer_fixateur.jpeg
https://upload.wikimedia.org/wikipedia/commons/6/6c/Taylor_spatial_frame_pin_site_with_weeping_exudate.jpg

Date:	2015-11-15	**di:**	SOwhoisntme
License:	CC0		

[i66] - 004_001_001_image_tibiale_pilonfraktur.jpeg
https://upload.wikimedia.org/wikipedia/commons/2/26/Calcaneal_fragment_-_lateral.jpg

Date:	2017-08-01	**di:**	Mikael Häggström
License:	CC0		

[i67] - 004_001_002_image_parklandformel.jpeg
https://upload.wikimedia.org/wikipedia/commons/f/f4/Infuuszakjes.jpg

Date:	2008-08-29	**di:**	Harmid
License:	Public domain		

[i68] - 004_001_003_image_computertomographie.jpeg
https://upload.wikimedia.org/wikipedia/commons/6/64/Abdominal_CT_with_scan_range_and_field_of_view%2C_with_box.jpg

Date:	2019-03-16	**di:**	Mikael Häggström
License:	CC0		

[i69] - 004_001_003_image_bauchraum.jpeg
https://upload.wikimedia.org/wikipedia/commons/9/9a/Endometriosis%2C_abdominal_wall_2.jpg

Date:	2006-06-04	**di:**	Patho
License:	Public domain		

[i70] - 004_001_003_image_organ.jpeg
https://upload.wikimedia.org/wikipedia/commons/b/b3/SPMAGTF-CR-AF_medical_personnel_use_FRSS-STP_to_conduct_FAST_exams_160721-M-QM580-012.jpg

Date:	Taken	**di:**	Fæ
Artista:	Sgt. Kassie McDole	**License:**	Public domain

[i71] - 004_002_001_image_alkoholbasiertes_haendedesinfektionsmittel.jpeg
https://upload.wikimedia.org/wikipedia/commons/9/9c/Alcohol-based_hand_sanitizer_in_a_French_train.jpg

Date:	26 December 2024	**di:**	Rc1959
License:	CC0		

[i72] - 004_002_001_image_krankheitserreger.jpeg
https://upload.wikimedia.org/wikipedia/commons/2/29/Shigella_stool.jpg

Date:	2006-03-04	**di:**	Dwaipayanc
Artista:	Centers for Disease Control and Prevention Publich Health Image Library	**License:**	Public domain

[i73] - 004_002_001_image_multiresistente_erreger.jpeg
https://upload.wikimedia.org/wikipedia/commons/8/80/Staphylococcus_aureus_VISA.jpg

Date:	2001	**di:**	Raeky
Artista:	Content Providers(s): CDC/ Matthew J. Arduino, DRPH Photo Credit: Janice Haney Carr	**License:**	Public domain

[i74] - 004_002_001_image_persoenliche_schutzausruestung.jpeg
https://upload.wikimedia.org/wikipedia/commons/f/fe/A_doctor_wearing_personal_protective_equipment_for_treating_patients_with_COVID-19.jpg

Date:	2020-04-19	**di:**	Netha Hussain
Artista:	Dr. Javed Anees	**License:**	CC0

[i75] - 004_002_002_image_antiseptikum.jpeg
https://upload.wikimedia.org/wikipedia/commons/3/3f/ExAntiseptic.jpg

Date:	2006-05-21	**di:**	GeeJo
License:	Public domain		

[i76] - 004_002_002_image_chirurgische_intervention.jpeg
https://upload.wikimedia.org/wikipedia/commons/b/b8/Surgical_suture.jpg

Date:	2020	**di:**	26RIJNA2020
Artista:	Own work	**License:**	CC0

[i77] - 004_002_003_image_autoklav.jpeg
https://upload.wikimedia.org/wikipedia/commons/c/c2/Simple_autoclave.jpg

Date:	2009-08-22	**di:**	Microrao
License:	Public domain		

[i78] - 004_002_003_image_chlorhexidin.jpeg
https://upload.wikimedia.org/wikipedia/commons/9/96/Chlorhexidine_2%25.jpg

Date:	2023-11-14	**di:**	Whispyhistory
License:	CC0		

[i79] - 004_003_001_image_stabile_seitenlage.jpeg
https://upload.wikimedia.org/wikipedia/commons/6/62/Carotidian_pulse_and_recovery_position.jpg

Date:	2008-09-12	**di:**	Snek01
Artista:	Michal Maňas	**License:**	Public domain

[i80] - 004_003_002_image_erstehilfeset.jpeg
https://upload.wikimedia.org/wikipedia/commons/e/ea/Plastic_First-aid_box.jpg

Date:	2024-04-13	**di:**	Beendy234
License:	CC0		

[i81] - 004_003_002_image_darreichungsform.jpeg
https://upload.wikimedia.org/wikipedia/commons/b/b0/US_Navy_030106-N-4142G-003_A_syringe_is_being_filled_with_Bacillusanthracis_which_will_be_used_for_the_first_injection_to_help_build_the_crew%27s_immune_system_to_Anthrax.jpg

Date:	Taken	**di:**	BotMultichillT
Artista:	U.S. Navy photo by Photographer's Mate 2nd Class Felix Garza Jr.	**License:**	Public domain

[i82] - 004_003_002_image_hausapotheke.jpeg
https://upload.wikimedia.org/wikipedia/commons/c/c3/Deutsches_Museum_Verkehrszentrum_-_Haus-_und_Reiseapotheke_um_1800.jpg

Date:	Taken	**di:**	Mattes
License:	Public domain		

[i83] - 004_003_002_image_medikamentenverpackung.jpeg
https://upload.wikimedia.org/wikipedia/commons/b/ba/Robenacoxib_blister_package.jpg

Date:	2024-07-12	**di:**	Marbletan
License:	CC0		

[i84] - 005_001_001_image_handschuhe.jpeg
https://upload.wikimedia.org/wikipedia/commons/8/8d/Disposable_nitrile_glove.jpg

Date:	2005-05-18	**di:**	LadyInGrey
License:	Public domain		

[i85] - 005_001_001_image_impfung.jpeg
https://upload.wikimedia.org/wikipedia/commons/4/47/Anti_vaccination_league_postcards.jpg

Date:	ca 1896	**di:**	Jasper Hulshoff Pol
Artista:	Unknown authorUnknown author	**License:**	Public domain

[i86] - 005_001_001_image_schutzkleidung.jpeg
https://upload.wikimedia.org/wikipedia/commons/6/67/959th_Medical_Group.jpg

Date:	2017-02-10	**di:**	FastilyClone
Artista:	Master Sgt. Jeffrey Allen	**License:**	Public domain

[i87] - 005_001_001_image_vorsorgeuntersuchung.jpeg
https://upload.wikimedia.org/wikipedia/commons/1/11/Detainee_Health_Checkup_DVIDS338227.jpg

Date:	2010-11-03	**di:**	Fæ
Artista:	Petty Officer 2nd Class Elisha Dawkins	**License:**	Public domain

[i88] - 005_001_002_image_knochendichte.jpeg
https://upload.wikimedia.org/wikipedia/commons/5/55/US_Navy_071010-N-7157V-001_Hospital_Corpsman_3rd_Class_Katelyn_Wisnoski%2C_assigned_to_Naval_Hospital_Bremerton%2C_performs_a_bone_density_test_at_a_Breast_Cancer_Awareness_Event_at_Bangor_Fitness_Center.jpg

Date:	2007-10-10	**di:**	BotMultichillT
Artista:	U.S. Navy photo by Mass Communication Specialist 3rd Class Henry Vorderbruggen	**License:**	Public domain

[i89] - 005_001_002_image_krafttraining.jpeg
https://upload.wikimedia.org/wikipedia/commons/2/2b/Strength_Training_During_Albany_Waterfront_Loop_Run.jpg

Date:	2009-08-31	**di:**	Jstrishak
License:	Public domain		

[i90] - 005_002_001_image_hepatitis_a.jpeg
https://upload.wikimedia.org/wikipedia/commons/f/fc/Hepatitis_A_virus_01.jpg

Date:	1976	**di:**	Optigan13
Artista:	Photo Credit: Content Providers(s): CDC/Betty Partin	**License:**	Public domain

[i91] - 005_002_001_image_denguefieber.jpeg
https://upload.wikimedia.org/wikipedia/commons/b/b0/Dengue.jpg

Date:	2011-01-16	**di:**	Doc James
Artista:	CDC	**License:**	Public domain

[i92] - 005_002_001_image_hurrikan.jpeg
https://upload.wikimedia.org/wikipedia/commons/8/80/Hurricane_Camille_Damage_Mississippi_Trailer_FBI.png

Date:	1969-08	**di:**	Infrogmation
Artista:	Uncredited for US FBI	**License:**	Public domain

[i93] - 005_002_002_image_trichternetzspinne.jpeg
https://upload.wikimedia.org/wikipedia/commons/3/38/Funnel_Web_Spider-27527-1.jpg

Date:	22 September 2011, 08:17 –05:00	**di:**	Ken Thomas
License:	Public domain		

[i94] - 005_002_002_image_wildschwein.jpeg
https://upload.wikimedia.org/wikipedia/commons/7/73/Frans_Snijders_-_A_Greyhound_Catching_a_Young_Wild_Boar_-_1920-L_-_Museum_of_Fine_Arts_Ghent_%28MSK%29.jpg

Date:	1620	**di:**	BotMultichill
Artista:	Frans Snyders	**License:**	Public domain

[i95] - 005_003_001_image_dynamisches_aufwaermen.jpeg
https://upload.wikimedia.org/wikipedia/commons/f/f7/Flickr_-_Official_U.S._Navy_Imagery_-_A_chief_selectee_assigned_to_Seal_Team_One_leads_a_group_of_chief_petty_officer_selctees_in_dynamic_stretching..jpg

Date:	2012-09-04	**di:**	Matanya
Artista:	Official Navy Page	**License:**	Public domain

[i96] - 005_003_001_image_hochintensives_intervalltraining.jpeg
https://upload.wikimedia.org/wikipedia/commons/5/51/Oscar_Company_%E2%80%93_Incentive_Training_%E2%80%93_Jan._26%2C_2016_160126-M-RK242-075.jpg

Date:	Taken	**di:**	Fæ
Artista:	Lance Cpl. Aaron Bolser	**License:**	Public domain

[i97] - 005_003_002_image_checkliste.jpeg
https://upload.wikimedia.org/wikipedia/commons/0/0d/Evaluator_reviews_medical_checklist_130925-Z-SF323-001.jpg

Date:	2013-03-25	**di:**	Fæ
Artista:	Tech. Sgt. Mark Wyatt	**License:**	Public domain

[i98] - 005_003_003_image_evakuierung.jpeg
https://upload.wikimedia.org/wikipedia/commons/1/13/Rita_evacuees_from_Houston_Texas_September_21_2005.jpg

Date:	2005-09-21	**di:**	Tom
Artista:	Ed Edahl / FEMA	**License:**	Public domain

[i99] - 005_003_003_image_dekontamination.jpeg
https://upload.wikimedia.org/wikipedia/commons/3/38/US_Navy_020709-M-4213L-001_Decontamination_exercise.jpg

Date:	2002-07-09	**di:**	BotMultichillT
Artista:	U.S. Marine Corps photo by Sgt J.A. Lee II.	**License:**	Public domain

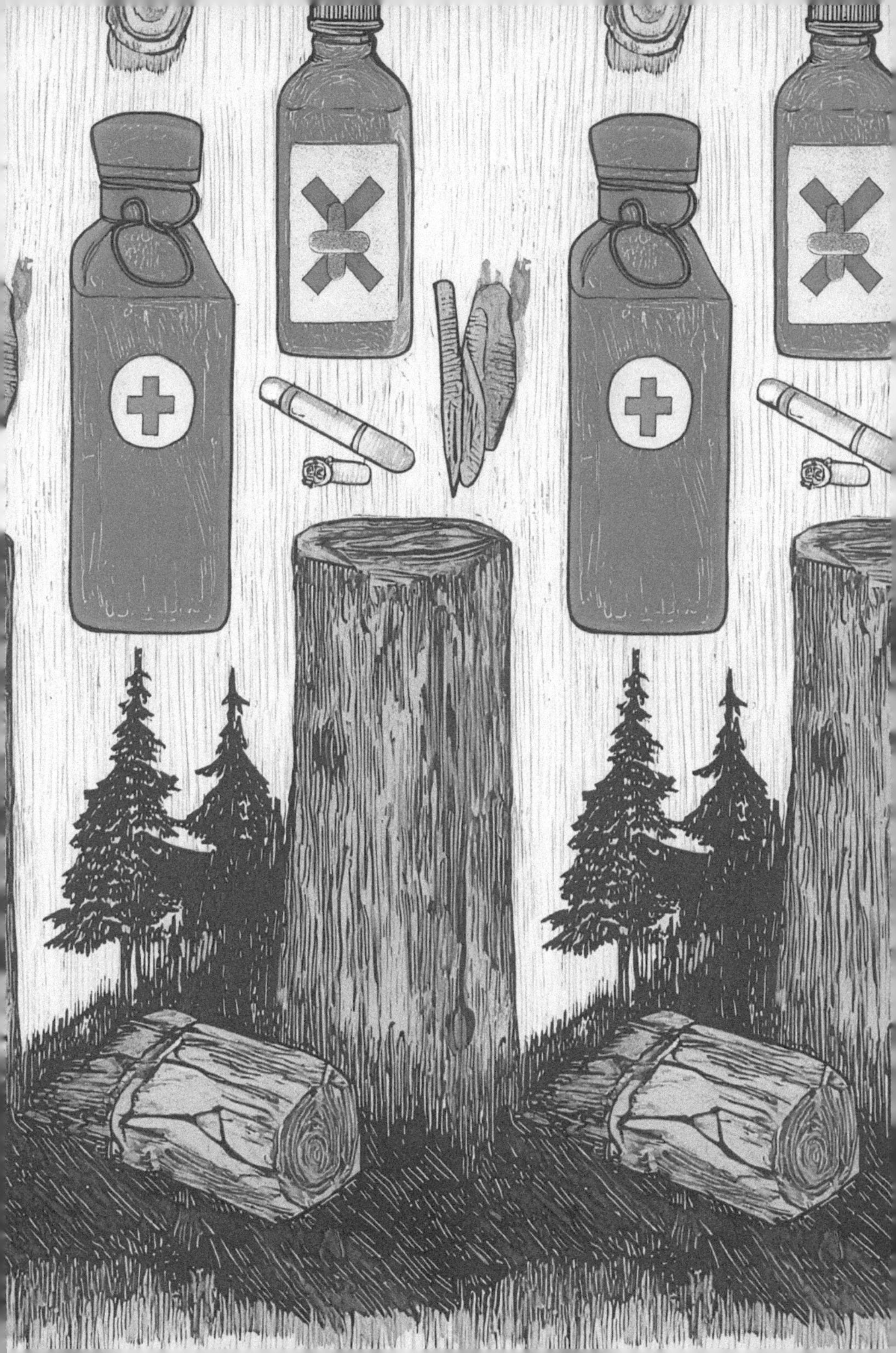

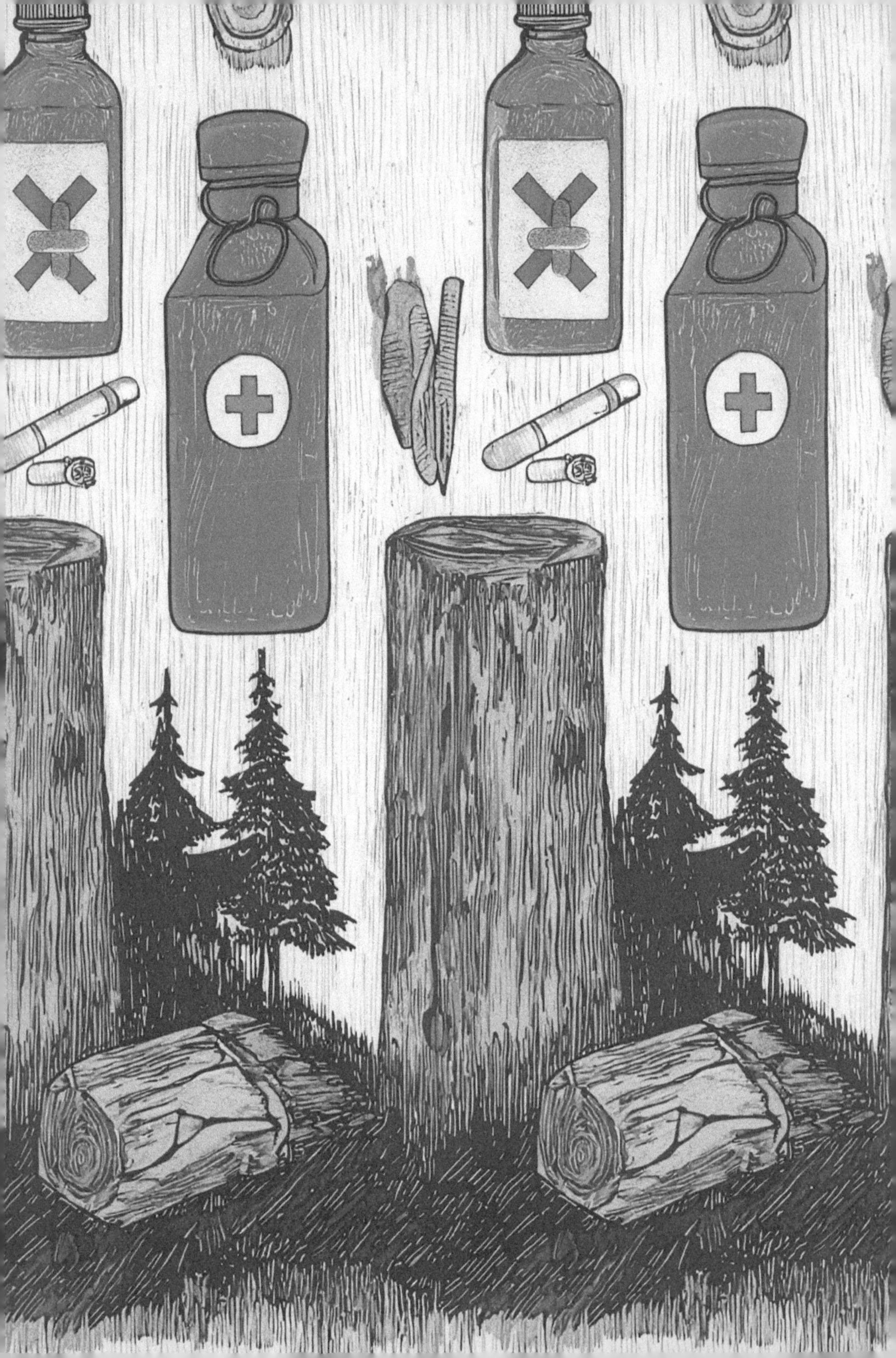

FSC
www.fsc.org
MIX
Papier | Fördert gute Waldnutzung
FSC® C083411

Kolibri 360 GmbH
Ferdinand-Jühlke-Straße 7
99095 Erfurt, Deutschland
produktsicherheit@kolibri360.de